新・MINERVA社会福祉士養成テキストブック

14

岩崎晋也・白澤政和・和気純子 監修

保健医療と福祉

第2版

小原眞知子・今野広紀・竹本与志人 編著

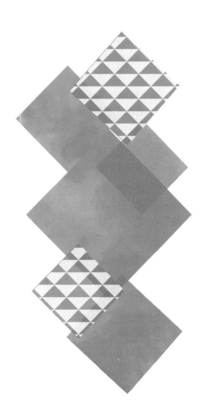

ミネルヴァ書房

はじめに

　本書は，2020（令和2年）年の社会福祉士養成課程の改正に伴って変更された「保健医療と福祉」カリキュラムに対応しており，①ソーシャルワーク実践において必要となる保健医療の動向を理解する，②保健医療に関わる政策，制度，サービスについて理解する，③保健医療における社会福祉士の役割と連携・協働について理解する，④保健医療の課題を持つ人に対する社会福祉士としての適切な支援のあり方について理解する，ことに対応する内容となっている。読者は本書での学びを通して，社会福祉の動向，保健医療の動向を理解し，それぞれの課題の対応に必要な制度や福祉サービス，さらに多職種連携や社会福祉士の役割と実際が理解できるだろう。本書は社会福祉士に必要な基礎知識を習得し，国家資格を取得し，現場で活躍できることを念頭に作成されている。

　本書の特徴と概要は次の通りである。序章では，テキスト全体の導入部分として，保健医療の動向を理解し，社会福祉との関連性を解説している。第1章から第6章は，保健医療に関わる制度・政策の動向など，マクロ的視点で解説している。この第2版では，最新の資料を盛り込んでいるので確認いただきたい。第7章から終章では，医療ソーシャルワーク業務に必要な知識が網羅的に解説されている。すなわち，保健医療にかかる倫理，保健医療サービスにおける各専門職の役割と機能，医療ソーシャルワークの歴史や業務指針，疾病から生じる生活課題の捉え方や医療ソーシャルワーカーの役割と機能，保健医療分野における多職種連携などであり，全体を通して具体的な医療ソーシャルワークの実践事例が織り交ぜられてわかりやすく解説されている。

　近年，新型コロナウイルス感染症（COVID-19）が蔓延したことで，社会は一変した。あらためて人の命を守るための医療のあり方，人々の生活を守る社会福祉のあり方が問われることになった。具体的には，行動制限から生じるストレスの増大，家庭内で子どもや高齢者虐待，ひきこもりや自殺などが大きな課題となっている。特に医療崩壊といわれる現象は，病床削減や在宅医療の充実など，日本の医療提供体制のあり方を再検討する機会となった。地域医療構想や地域包括ケアシステムの構築を目指す取り組みから，効率的かつ質の高い医療提供の

ための医療の機能に見合った資源配置の促進，地域での在宅を含む療養生活を支える「地域完結型」の医療提供体制の構築を目指す取り組みへの転換が求められている。さらに，国民に対しては，適時・適切な医療を受けるために感染症やがんなどの疾患や治療に関する情報について，情報リテラシーの向上が求められている。また，現場の社会福祉士（医療ソーシャルワーカー）には，患者やその家族の生活の質に関わる支援，意思決定支援，地域医療に関連して，病院内での連携・協働だけでなく，地域の保健・医療・福祉サービスとの連携・協働など，社会の様々な方面からその具体的成果を生み出すことが期待されている。

　保健医療領域の特性は2つに整理することができる。1つは，生命を守ることであり，その対象はあらゆる人々となる。もう1つは，保健医療の立場から福祉に対応することであり，その対象は子ども，家族，障がい者，高齢者などとなる。これらの「保健医療」と「福祉」の双方から，その共通目標であるウェルビーイング達成のために，相互補完的関係性を理解し，社会福祉士の専門性を提示することが求められる。

　本書の学びを通して，多くの方々が社会福祉の「実践の知」を獲得し，利用者と地域，社会に役立つ社会福祉士として貢献できることを期待する。

　　2023年3月　　　　　　　　　　　　　　　　　　　編著者

目　次

■ 第 7 章 ■　保健医療にかかる倫理

■ 第 8 章 ■　保健医療サービスにおける専門職の役割

■ 第9章 ■　疾病にともなう生活課題と医療ソーシャルワーカー

■ 第10章 ■　医療ソーシャルワーカーの歴史

■ 第11章 ■　医療ソーシャルワーカー業務指針とソーシャルワーク実践

■ 第12章 ■　保健医療関係者との連携と実際

■ 終　章 ■　保健医療における福祉の未来と展望

■序　章■
保健医療の動向と社会福祉

① 人口構造と疾病構造の変化

　保健医療の動向を概観する上で，人口構造の変化，産業構造の変化，疾病構造の変化などの動向を理解し，これらが医療保険制度や社会福祉制度にも影響を与えていることを理解することは重要である。

　人口構造の変化は，日本では少子化と高齢化に特徴づけられる。医療技術の発展や保健衛生状態の改善などにより生存率が高まった。出生率は戦後から急速に低下して，1950年代に「人口転換」を迎えた。これはすなわち，「多産多死」社会から「多産少死」を経て，「少産少死」へ移行したことを意味する。

　平均寿命をみると，日本は1960年代では欧米諸国よりも短かったが，現在では「人生100年時代」を見据える必要があるほど，日本は高齢化が進んだ国となった。総人口に占める高齢者の人口割合の推移をみると，2005年には20％を超え，2040年には35％，2050年には40％になることが見込まれている。一方，生産年齢人口（15〜64歳）の減少は，経済を支える側よりも支えられる側が多くなることから，日本の経済発展や産業構造の変化にも影響を与えることになる。これらのことから，社会保障制度や公的年金制度なども含めて，新たな対応や施策の検討を迫られている。

　医療技術が発展し高齢化が進む中で，疾病構造も変化している。昭和20年代以降，結核による死亡は，公衆衛生の向上や医学の発展により大きく減少した。日本の死因の構造の中心は，感染症から糖尿病，高血圧などの生活習慣病に大きく変化した。高血圧対策により，脳血管疾患は減少してきたが，その一方で，がん，心疾患，肺炎，気管支などの呼吸器系疾患は増加している。また，HIV（ヒト免疫不全ウイルス）／AIDS（後天性免疫不全症候群）などの従来あまりみられなかった疾病がみられるようになった。現代では疾病治療とともに，人権にかかわる課題や職業生活の課題など，生活ニーズに対しても配慮する必要がでてきた。さらに，グローバル化にともない，昨今の新型コロナウィルス感染症にみられるように，さまざまな感染症が国を越えて拡大することから，保健システムの強化を促す国際協力の必要性が問われはじめている。

　このように，人口構造の変化から派生する疾病構造の変化に対して，医学・医療は確実に進歩しており，救命率や治癒率が上がった。その

一方では，国民医療費の高騰に対する対応や保健医療と福祉ニーズが絡んだサービス供給体制の構築が急がれている。

 医療施設から在宅医療へ

　日本では，医学的には入院治療の必要性が低く，在宅でも療養が可能であるにもかかわらず病院で生活している「社会的入院」が，社会的問題としてとらえられてきた。その流れは，1940年代に病院が結核療養中の生活保護受給者の患者の療養の場とされてきたこと，さらに1960年代に精神病院が多く建設されたことから，精神障害の患者の療養場所が精神病院に移行されたことにはじまる。

　そして，老人医療費の無料化（1973〔昭和48〕年）を受けて老人病院が数多く開設されたことなどから，高齢者医療の領域でも社会的入院の現象がみられるようになった。(2)これらの背景には，社会的環境から派生するニーズに対する受け皿としての社会福祉施設やサービスの整備の遅れに対し，医療中心に対応してきたことがある。

　このような現象は，昨今の日本の高齢化の進展とともに，国民医療費の増大を招くことにもなった。また，医療の必要な人が入院できないことや，救急医療にも影響が出ており「救急難民」の発生が一部でみられている。このような状況に対して政府は，医療の費用対効果や医療費適正化を視野に入れた，持続可能な医療制度の再構築を迫られている。

　また，日本の医療費の高騰の要因の一つにあげられているものに，平均在院日数の長さがある。(3)国は診療報酬制度と連動する形で，平均在院日数の短縮化を推進してきたが，一日の入院患者や退院患者の数は年々増加してきた。

　昨今の医療法改正では，医療機能の分化と医療連携体制の強化により地域医療提供体制の再構築が進められている。これは医療につながりをもたせながら急性期，回復期，療養期，在宅医療と機能分化させることを意味している。しかし，患者家族に十分な説明がないまま，転院や在宅療養に移行することにならないように，転院や退院後も考慮された適切な医療が提供されることが必要である。そのためには地域の保健医療と福祉の連携が必要となる。具体的には，地域ごとのかかりつけ医による**プライマリ・ケア**の充実，病診連携の促進，地域包括ケアシステムの整備が必要である。

➡ **プライマリ・ケア**
一般的には，身近にあって何でも相談にのってくれる総合的な医療をさす。1996年の米国国立科学アカデミーは，患者の抱える問題の大部分に対処でき，かつ継続的なパートナーシップを築き，家族及び地域という枠組みの中で責任をもって診療する臨床医によって提供される，総合性と受診のしやすさを特徴とするヘルスケアサービスであると定義している。

③ 保健医療における福祉的課題

　超高齢化，貧困や格差社会，社会的孤立が進む中で，保健医療における福祉的課題は多様化しているだけではなく，多重化・複雑化している。たとえば要介護高齢者の介護問題に限らず，貧困問題にともなう生活困窮，ひとり親家庭の増加，児童虐待だけではなく，年齢，性別にかかわらずさまざまな虐待問題など，現代社会が抱える課題は健康にも大きな影響を及ぼしている。すなわち健康は，保健医療だけではなく，我々の生活を取り巻く政治的，社会的，経済的要因にも左右され，人々の健康格差が生じるとされている[4]。

　また医療は，医学（Medical）を基盤としたメディカルケアの範囲を超えるものも含まれると考えるべきである。狭義の医療は，医師が行う診断，治療，与薬，検査，手術，処置や，これらに付随する看護や各種の療法を含み，健康を支えるためにある。しかし広義の医療は，予防から看取りまで，まさにその人の「生」そのものを支えていく健康（health）を基盤としたヘルスケアである。人々を支えるための医療の概念は拡大し，保健・医療・福祉を含む広い意味でとらえられている。

　昨今の保健医療における福祉的課題は，社会の複雑性と相まって多岐にわたっている。ここでは，以下の4つをあげる。

　第1に，高齢者領域では，認知症高齢者の増加があげられる[5]。認知症の有病率は今後も上昇するといわれている。また，日常生活に制限のない期間（健康寿命）と平均寿命の差，すなわち何らかのケアの必要な期間が生まれることになり，生活の場の確保を目的とした福祉施設の質量の拡充を図ることや，地域で保健医療ニーズが充足でき，生活のための福祉ニーズに対応できるネットワークづくりが必要になる。

　第2に，近年，社会的問題になっている依存症の問題があげられる。依存症の態様は，アルコール・薬物からギャンブル，買い物，インターネット，ゲーム，クレプトマニア（盗癖）など，多様な形態をとっている[6]。依存症患者数は精神科医療受診者の数だけではとらえきれず，社会全体において表面化していない潜在患者は数多く存在していると思われる。また，病気と認識されていないことから受診につながらないケースもあり，本人・家族の日常生活，社会生活に支障を生じさせている。こうしたケースでは，多重債務，貧困，虐待，犯罪など二次

的課題が発生する場合も少なくない。依存症に対する社会の認識を高めることや，早期に精神科受診や相談機関へのアクセスを促すことができる体制づくりが求められる。

第3に，人口動態統計に基づく自殺死亡率（人口10万人当たりの自殺者数）の増加があげられる。自殺死亡率は1998（平成10）年から急上昇し，以降，2003（平成15）年の25.5人をピークとして，高い水準が続いていた。2020（令和2）年には16.7人となり，再び上昇傾向に転じた[7]。実数では21,081人，1日当たり57人の計算になる。また15歳から39歳の死因は，自殺が1位である[8]ことも問題である。自殺は，病気などの健康問題や，経済問題，生活問題，人間関係などが動機となり得る。ストレス，自殺企図歴，喪失体験，精神疾患などの危険因子を把握し，かかりつけ医や精神科の受診を促すことや，継続的支援を行える地域機関につなげる必要があり，保健医療と福祉システムの構築が求められている。

第4に，日本の児童虐待相談対応件数が年々上昇傾向にあり[9]，特に虐待による死亡事例の半数近くが乳児であることがあげられる。特に児童虐待は，家庭と地域社会との接触がほとんどない事例が多い[10]。これらの虐待に対応するために，医療現場には，児童相談所や関係自治体の関係職員を含めたチーム形成による支援や，地域サポート体制への参画が求められる。

このように医療機関は，病気以外にもさまざまな問題を抱える人たちと接触する可能性の高い場所である。しかし，社会的困難を抱えている人は，たとえ医療ニーズを抱えていても，医療機関へのアクセスすら困難になる場合も少なくない。保健医療の範囲は健康増進から看取りまでを含む幅広いものであり，単に対象者の治療のみではなく，QOLを追求することが求められる。一方，福祉においても，社会生活の安定と福利を追求するためには，子ども，高齢者，障害者などの医療の要素は欠かせない。このように人間の生（Life）を支える上で，保健医療と福祉は相補的な関係としてとらえることができる。

4　保健医療の政策の動向

☐ 保健医療政策の大きな流れ

日本では，日本国憲法第25条において「すべて国民は，健康で文化的な最低限度の生活を営む権利を有する」と定められている。国の医

療保険制度の根幹をなす国民健康保険法は1958（昭和33）年に制定され，これによって，全国民が医療保障の対象とされた。さらに翌年の1959（昭和34）年には国民年金法が制定され，1961（昭和36）年にはこの両者が施行された。ここに「国民皆年金・皆保険制度」が確立し，社会保険の一つとして，**➡️セーフティネット**としての機能を発揮することになる。この制度により，日本では国民はいつどこでも医療が受けられるシステムが確立したのである。

　また1948（昭和23）年に医師法が定められ，医師全般の職務・資格などが規定された。医師[11]は保健医療のすべての領域において，その責務を負うものとして中核的な存在として位置づけられ，医師を中心とするヒエラルキー構造が形成された。看護師をはじめ医療職は，一部を除き，「医師の指示のもとに」業務を行うものとされた。同年に，医療供給体制の基本にかかわる医療法が定められ，病院，診療所，助産所の開設，管理，整備の方法などが規定された。当時は，医師による自由開業制による民間医療施設の整備が進められ，民間中心の医療供給体制が形づくられた。

　医療政策の大きな転機は，高度成長期を迎える1970年代に高齢者に対して「老人医療費の無料化」が1973（昭和48）年に実現され，公費を前提とした医療保障がなされたことにある。その他にも高額療養費制度の創設など，福祉国家へ向けた歩みがなされた。そしてオイルショック後の経済の低成長期に入り，社会保障制度や社会福祉制度の見直しや再編が図られることになった。

　前述した「老人医療費の無料化」政策も，老人医療費の増大から見直しの対象となった。一方，将来的な高齢化社会への対応や疾病構造の変化を踏まえて，1982（昭和57）年に老人保健法が創設された。これにより高齢者本人の一部負担の導入や，各医療保険の保険者から老人医療の財源へ拠出金の導入がなされた。また，老人保健事業や老人保健施設[12]（現・介護老人保健施設）を医療と福祉の中間の保健領域として設置した。このように，介護が必要な高齢者を，医療の場から在宅ケアに転換させる動きは，ゴールドプラン策定，その後の新ゴールドプラン策定，そして1997（平成9）年の介護保険法成立として結実する。

☐ 医療法の変遷

　ここでは日本の医療政策を理解するために，医療法の変遷と特徴を述べる（くわしくは第6章参照）。前述した医療法は30年以上も改正がなかった。しかし，1985（昭和60）年の第一次改正から，2021（令和

３）年までに複数回の改正が行われている。医療法の改正の動向を概観すると，その後，疾病構造の変化，人口の高齢化，医療技術の進歩と質的担保，そして何よりも国民医療費の高騰の抑制などに鑑み，その時期のニーズに合わせる形で変更されていることがわかる。

　第一次改正の目的は，戦後拡大していった医療施設の量的規制を図り，地域的偏在の解消を図ることにあった。1992（平成４）年の第二次改正では医療施設機能の体系化，1997（平成９）年の第三次改正では，各医療機関に明確な役割と機能をもたせることによって適切な医療を受けられるしくみをつくることがねらいであった。

　2006（平成18）年の第五次改正は，医療機能の分化・連携推進により，患者に切れ目のない医療を提供しQOL（生活の質）向上を図ること，患者の視点に立った見直しと国民の医療に対する安心・信頼を確保し，少子・高齢化に対応した質の高い医療サービスが適切に受けられる体制を構築することが目的であった。

　2014（平成26）年の第六次改正では，「社会保障・税一体改革」に基づく，患者の状態に適した良質かつ適切な医療を効果的に提供する体制の構築を目指すとし，2015（平成27）年の第七次改正では，地域医療・地域包括ケアの充実の推進による地方創生，および医療法人経営の透明性担保とガバナンス強化による非営利性の確保を目指すとした。

　2017（平成29）年の第八次改正では，医療に関する広告規制の強化，持分なし医療法人移行計画認定制度の要件緩和，監督規定整備と検体検査の品質制度管理の整備，2018（平成30）年の第九次医療法改正では，地域間の医師偏在の解消等を通じ，地域における医療提供体制を確保することに焦点化された。2021（令和３）年には，コロナ禍の経験から，５事業に新興感染症対策医療を追加し６事業にした。また同年に，良質かつ適切な医療を効率的に提供する体制の確保を推進する観点から，医療法等の一部を改正する法律（令和３年法律第49号）が公布された。医師の働き方改革，各医療関係職種の専門性の活用，地域の実情に応じた医療提供体制の確保を進めるため，長時間労働の医師に対し医療機関が講ずべき健康確保措置等の整備や地域医療構想の実現に向けた医療機関の取組に対する支援の強化等の措置が示されている。さらに，2022（令和４）年より外来機能報告制度を創設した。

　今後は，医療介護総合確保推進法にみられるように，医療保障を将来も維持していくために，医療・介護提供体制の構築や，医療・介護を対象とした新たな税制支援制度の確立，地域包括ケアシステムの構築などを行い，地域における医療と介護の総合的な確保が推進されている。

⑤ 保健医療サービスと医療ソーシャルワーカー

日本における保健医療サービスに関連したシステムには，これまで医療機関を中心として発展してきた医療システムと，経済的問題の救済を中心としてきた福祉システムがある。2つのシステムはそれぞれのベクトルで存在し，保健福祉ニーズに対応してきた。しかしながら，保健福祉のニーズは，経済成長の一方で，急速な少子高齢化の進展があり，医療技術の進歩の一方で疾病構造の変化，また個々の価値観の多様化や権利意識の向上など，実にさまざまな要因が作用しあい，多様化・複雑化してきている。このようなニーズに対応するためには，既存の多元的システムを，相互により機能させるしかけが必要となる。

医療，健康，そして社会福祉も，目指すところはウェルビーイング（well-being），すなわち，身体的，精神的，社会的に良好な状態を維持，向上させることである。その中でも社会福祉は，日本国憲法第25条の**生存権**➡にあるように，人が人としての尊厳をもち，その人らしい生活や自己実現ができるように，社会保障や社会福祉サービスの提供を行うのである。

次に，社会福祉と保健医療の関係について考えていく。社会福祉では，対象者を年齢やライフサイクル，支援の領域別，歴史的な観点から分けている。しかし，保健医療では，生命を守ることが最も重要な目標となるため，医療サービスが必要な対象者はすべての年齢の者となる。すなわち保健医療は，社会福祉における児童福祉，障害者福祉，高齢者福祉，母子父子寡婦福祉，公的扶助などの領域や制度を越えて，対象者の課題に医療と福祉の双方から対応することが求められる第二次分野なのである。その意味では，保健医療と社会福祉は，共通の目的の達成のための相互補完的関係にある。

保健医療サービスの提供には，医師，歯科医師，看護師，薬剤師，放射線技師，臨床検査技師，栄養士，理学療法士，作業療法士など各種の専門性をもつ医療従事者がチームとなって支援する。そして同時に，日々の暮らしの中で派生する課題を解決するために，医療ソーシャルワーカーが支援するのである。

病院で働くソーシャルワーカーは社会福祉士と精神保健福祉士を合わせると2万人以上に達している。医療機関において，医療ソーシャルワーカーは心理的社会的側面から患者をバックアップできる専門職

➡ **生存権**

日本国憲法にある第25条は「すべて国民は，健康で文化的な最低限度の生活を営む権利を有する」「国は，すべての生活部面について，社会福祉，社会保障及び公衆衛生の向上及び増進に努めなければならない」とし，国民が生存するための必要な諸条件の確保をする権利を保障している。これは社会保障制度と最も関係の深い法律としてとらえられている。

として認識されるようになった。患者は，そのすべてが傷病の治療後に，元の生活に戻れるというわけではない。障害を抱えて，これからの生活や介護に不安を抱くこともあり，また，病気や障害を抱えて新たな生活を余儀なくされることや，それによるストレスに直面することもある。このような患者の抱える課題に対して，医療ソーシャルワーカーは専門家としての見立て（アセスメント）を行い，それを根拠として必要な援助計画，介入を行い，患者を支援する。特に，退院支援は DPC ➡（診療群分類包括評価）／PDPS（第4章第1節参照）の普及や診療報酬の関係から，組織内でも短期間で行うことが要請されている。そのため，チームで取り組む場面が増えているのである。

　昨今の医療政策の動向は，医療ソーシャルワークの業務にも大きな影響を与えている。2008（平成20）年の診療報酬改定で「退院調整加算」が創設され，医療ソーシャルワーカー（社会福祉士）の退院支援業務が評価された。2014（平成26）年には「地域連携計画加算」，2018（平成28）年には，「入退院支援加算」として，入院から退院まで一連の流れの中での支援が評価されるようになった。このように院内において医療ソーシャルワーカーには医師や看護師など他の専門職や職員との協働が求められている。

　2020（令和2）年には，医療従事者の負担軽減，医師等の働き方改革の推進，患者・国民にとって身近で安心・安全で質の高い医療の実現，医療機能の分化・強化，連携と地域包括ケアシステムの推進，効率化・適正化を通じた制度の安定性・持続可能性の向上の4点を主軸に診療報酬の改定が行われた。

　さらに，2022（令和4）年には①新型コロナウイルス感染症にも対応できる効率的・効果的で質の高い医療提供体制の構築，②安心・安全で質の高い医療の実現のための医師等の働き方改革等の推進，③患者・国民にとって身近で安心・安全で質の高い医療の実現，④効率化・適正化を通じた制度の安定性・持続可能性の向上の4つの基本方針に基づく診療報酬改定が行われた。

　また，2014（平成26）年に成立した医療介護総合確保推進法を受けて，医療ソーシャルワーカーには，個にかかわるレベルだけではなく地域レベルを見据えた支援が求められている。医療ソーシャルワーカーが個人や家族に対しての支援を行えば診療報酬に評価され，病院の経営にも貢献できる。また地域ケアシステムの中に病院の位置づけを明確化し，病院組織を促進させる役割も担っている。医療ソーシャルワーカーには，地域の医療機関や自治体や行政機関，社会福祉サービス機関との連携を強化するための役割が期待されているといえる。患

➡ DPC
従来の診療行為ごとの点数をもとに計算する「出来高払い方式」とは異なり，厚生労働省が定めた1日あたりの定額の点数からなる包括評価部分（入院基本料，検査，投薬など）と従来どおりの出来高評価部分（手術，胃カメラ，リハビリなど）を組み合わせて計算する方式である。1日あたりの定額の点数は「診断群分類」とよばれる区分ごとに，入院期間に応じて定められている。

者の状態に応じた入院医療の評価が重視され，病院機能の分化で分断された資源を，連携と統合により誰にでも対応できるよう，地域の保健医療福祉のネットワークとして構築を図る技術が確実に必要になってきている。さらに，質の高い入退院を推進する観点から，ヤングケアラーの実態などを含めた入退院支援も重視されるようになり，退院困難な要因を有する患者の支援において医療ソーシャルワーカーの役割が注目されている。

　これからの医療ソーシャルワーカーには，医療制度や社会福祉制度の改正などが及ぼす地域，医療機関への影響，また，利用者の生活に及ぼす影響を分析しつつ，患者のニーズに応えられる質の高い支援が求められている。

○注────────

(1)　わが国の産業構造の変化は，高度経済成長期の1960年代から1980年代の第1次産業の激減と第2次・第3次産業の急増は，人々の所得増加にともなう生活スタイルの変化に影響を与えた。また，近年では，第4次産業として情報通信・医療・教育サービスなどの知識集約産業がある。製造業などのデジタル化やコンピュータ化が進むことや，我々の生活にコンピュータが用いられ，あらゆるものがインターネットとつながることが可能となり，情報化社会の中で，医療においても正しい情報を得るためのリテラシーが求められるようになった。

(2)　印南一路（2009）『「社会的入院」の研究──高齢者医療最大の病理にいかに対処すべきか』東洋経済新報社。

(3)　2018（平成30年）年度の「医療施設（動態）調査・病院報告の概況」によると，27.8日である。これは諸外国の動向と比較しても長い傾向にある。一般病床だけでは16.1日であるが，介護療養病床が311.9日，療養病床が141.5日，精神病病床では265.8日である。

(4)　10の因子として，①社会格差，②ストレス，③幼少期，④社会的排除，⑤労働，⑥失業，⑦ソーシャルサポート，⑧薬物依存，⑨食品，⑩交通がある。Wilkinson, R. and Marmot, M. 編／高野健人監修・監訳／WHO健康都市研究協力センター・日本健康都市学会訳（2004）『健康の社会的決定要因──確かな事実の探求（第2版）』NPO法人健康都市推進会議。

(5)　65歳以上の認知症高齢者数と有病率の将来推計では，2025年には約5人に1人と推計されている。

(6)　2016（平成28）年にアルコール健康障害対策推進基本計画，2018（平成30）年に第五次薬物乱用防止五か年戦略，2019（平成31）年にはギャンブル等依存症対策推進基本計画が策定され，国としても依存症対策を推進している。

(7)　厚生労働省自殺対策推進室（2021）「令和2年中における自殺の状況」。

(8)　2006（平成18）年に，自殺防止と自死遺族などへの支援の充実を図るため，自殺対策基本法が制定され，2007（平成19）年には，国が推進すべき自殺対策の基本的，総合的大綱として自殺総合対策大綱が閣議決定され，その後改正されている。

(9)　2021（令和3）年度中に，全国225か所の児童相談所が児童虐待相談とし

て対応した件数は20万7,659件（速報値）で，これまでで最多の件数となっている。

⑽　厚生労働省（2020）「子ども虐待による死亡事例等の検証結果等について（第16次報告）及び児童相談所での児童虐待相談対応件数」。

⑾　医師法の第17条には「医師でなければ，医業をなしてはならない」という業務独占規定，第18条には「医師でなければ，医師又はこれに紛らわしい名称を用いてはならない」という名称独占規定が設けられており，第19条には「診療に従事する医師は，診察治療の求があつた場合には，正当な事由がなければ，これを拒んではならない」という応招義務の規定がある。

⑿　これにより，生活習慣病対策として，40歳以上を対象とした健康増進活動や健康教育，検診活動などが実施された。

⒀　厚生労働省（2017）「平成29年医療施設（静態・動態）調査・病院報告の概況（4. 従事者数の動向）」（https://www.mhlw.go.jp/toukei/saikin/hw/iryosd/17/dl/02sisetu29-4.pdf）（2020. 3. 17）。

■第1章■
医療保険制度

① 医療保険制度のしくみ

➡️社会保障制度

一般に，疾病，負傷，分娩，廃疾，死亡，老齢，失業，多子，その他困窮の原因に対して，保険や公費によって経済保障を行い，生活困窮者に対しては，国家扶助によって最低限度の生活を保障し，すべての国民が文化的社会の成員たるに値する生活を営むことができるようにする制度を指す。社会保障の機能としては，主に，①生活の安定・向上機能，②所得の再分配機能，③経済的安定の機能の３つがあげられる。

➡️保険者

保険加入者から保険料を徴収し，保険事故の発生に対して給付を行う主体を指す。医療保険者については健康保険法，国民健康保険法で定められている（表1-2参照）。

➡️被保険者

保険者に保険料を納付し，保険事故の発生に対して給付を受ける保険加入者を指す。被保険者の資格等については健康保険法，国民健康保険法で定められている。公的医療保険では，保険料を納付する者は「本人」として給付を受ける資格を得るが，同時に「本人」が扶養する家族についても「家族」として給付を受ける資格を得ることができる。

　日本の医療保険制度は，**社会保障制度**➡️の４つの柱（社会保険，社会福祉，公的扶助，公衆衛生）のうち，「社会保険」に位置づけられ，日本国憲法第25条（生存権）を公的に保障するものである。元来，保険のしくみは，加入者の保険事故のリスクに応じて保険料が設定され，**保険者**➡️が加入者から保険料を徴収する代わりに保険事故に対する保障を約束する。これに対して，公的な社会保険は，社会保障の観点から加入者のリスクを厳格に調整することを避け，保険者が加入者の支払い能力に応じた保険料の設定や免除の規定をしている。

　社会保険のうち，医療保険は傷病に対する給付と収入の低下に対する保障を目的にしている（図1-1）。このため，予防，健診，美容，正常分娩などのように傷病の治療を目的としない行為は保障の対象とはならない。保険者は保険事業の主体として**被保険者**➡️から保険料を徴収し（図中①），保険事故の発生（保険診療）に対して保険給付（療養の給付）を行う（②）。また，保険給付は，直接的には保険料を徴収されていない被保険者の被扶養者（被保険者と生計を同じくする者）に対しても行われる（②）。

　保険医療機関（病院，診療所），保険薬局等は，保険診療を行った上で被保険者，あるいは被扶養者に診療報酬の一部を請求する（②）。残りの診療報酬は，審査支払機関（社会保険診療報酬支払基金，あるいは国民健康保険団体連合会）に請求し（③），診療内容の審査を受けた上で保険者へ診療報酬が請求され（④），約２か月後に受け取る（⑤，⑥）。診療内容と請求額に誤記載などの疑義が生じた場合は，審査支払機関が保険医療機関等へ問い合わせを行い，修正を求めることがある。

　国民は，保険診療を受けた際の費用について感覚的に自身が医療機関で支払った自己負担額（②）を医療費としてみる傾向があり，その認識には注意が必要である。一般に，患者は法的に保険診療の費用の一部を一部負担金として支払っているに過ぎず，残りは社会保険料と税によって賄われている。なお，患者の負担割合は75歳以上が１割（一定以上所得者は２割，現役並み所得者は３割），70歳〜74歳は２割（現役並み所得者は３割），６歳４月〜69歳は３割，６歳３月末までは２割となっている（2022年４月１日現在）。日本の医療保険は，高齢者の受診のリスクが相対的に高いにもかかわらず，自己負担割合が低い制度

図1-1　日本の医療保険のしくみ

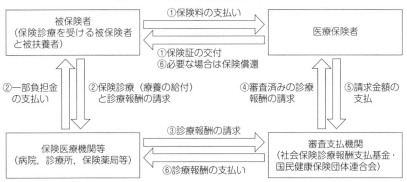

出所：厚生労働省『厚生労働白書 令和 4 年版（資料編）』をもとに筆者作成。

設計となっており，保険原理を満たしていない。このため，高齢者の加入者比率が高まる現状は，将来的な制度の維持を難しくさせる構造といえる。医療保険制度は，多くの加入者本人や国民による費用負担の支え合いによって維持されていることを忘れてはならない。

　また，近年は高額の医療費が生ずる場合があることを声高に唱える民間医療保険の広告が多く，医療保険制度のしくみに誤解を与えていることにも注意が必要である。日本の医療保険制度には医療費の支払いによって生活が破綻することのないように**高額療養費制度**が設けられている。一部に保険診療の対象外となる医療はあるが，原則，保険診療では高額療養費制度によって月額の医療費の支払額が一定以上とならないしくみとなっている。社会福祉士は，この制度の存在を周知させることによって，利用者が医療費負担への不安を扇動（せんどう）されることのないように助言する必要がある。

② 医療保険制度の沿革

☐ 国民皆保険制度が構築されるまでの日本

　日本の医療保険制度は1922（大正11）年に制定され，1927（昭和 2 ）年に施行された健康保険法によって創設された（関東大震災の発生により施行までに時間を要した）。ただし，この健康保険は加入対象者が工場労働者や鉱山労働者を中心とする被用者に限られた，労働災害を含む**職域保険**であった。これに対して，1938（昭和13）年に制定，施行された国民健康保険法によって創設された国民健康保険は，市町村と職業を単位として加入者と被扶養者を対象としたため，**国民皆保険**

➡ **保険医療機関**

健康保険法において，厚生労働大臣の指定を受けて公的医療保険に加入する被保険者とその家族に対して保険診療を行う病院，診療所を保険医療機関と呼び，薬局は保険薬局と呼ぶのが正式な名称である。

➡ **高額療養費制度**

健康保険法，国民健康保険法において，高額な費用が生ずる場合に国民生活に支障をきたすことのないように保障することが定められている制度のことをいう（25頁参照）。

➡ **職域保険**

雇用される者が職業ごとに加入する保険を指す（表1-2参照）。

制度の礎となったとみることができる。しかし，この国民健康保険は，加入対象者が農業や漁業，建設業のような生産活動の多くを労働力に依存する労働集約型産業の従事者であったことに加え，任意設立，任意加入であったことから十分なものとはいえなかった。

そこで，1939（昭和14）年に制定された職員健康保険法によって創設された健康保険は，加入対象者を会社や商店等のサービス業に従事する者と家族（**任意給付**）とした（1942〔昭和17〕年の健康保険法改正で統合され，この時点で家族給付が法制化された）。また，同じく1939（昭和14）年に制定，1941（昭和16）年に施行された船員保険法によって船員保険が創設された。この結果，1940（昭和15）年時点で医療保険の加入者人口は13.6％まで増加し，国民皆保険制度の構築への道程が見え始めることとなった。

しかし，医療保険を設立，運営していない市町村の居住者や健康保険が整備されていない中小企業の労働者とその家族は，第二次世界大戦後の生活困窮の中で，依然として医療保険に加入できない状況にあった。医療保険の未加入者は1956（昭和31）年時点で約3,000万人にも達し，社会問題となったのである。この状況を踏まえ，1958（昭和33）年に国民健康保険法が改正，1961（昭和36）年に施行され，全市町村での地域保険制度の設立が義務付けられることになった。また，医療保険に未加入の被用者も国民健康保険への加入が義務付けられ，これによって，初めて国民皆保険制度の確立をみたのである。

☐ 国民皆保険制度の開始

国民皆保険制度の創設当初の患者の自己負担割合は，国民健康保険では5割（給付5割），被用者保険では本人0割（給付10割），家族5割（給付5割）であった。制度として，費用の負担と収入の低下に対する保障の役割は果たしたものの，一部の者にとってはその負担が重く，特に高額な医療費が生じた場合には家計の維持が困難となった。このため，1968（昭和43）年に国民健康保険の自己負担割合は3割（給付7割）に引き下げられ，被用者保険の家族も3割（給付7割）に引き下げられた。さらに，1973（昭和48）年には高額療養費制度が創設され，月額3万円を超える自己負担額は医療保険から給付を受けられるしくみが導入された。

こうして次第に医療保険制度の充実は図られたものの，受診機会の多い高齢者の中には，医療費の支払いによって生活に支障をきたす者が少なくなかった。このため，1972（昭和47）年，老人福祉法が改正（1973〔昭和48〕年施行）され，70歳以上の高齢者（寝たきり等の場合は

65歳以上の者）の自己負担額について国と地方自治体が付加給付を行う老人医療費支給制度（老人医療費無料化政策と呼称されるが，医療費が無料となったわけではなく，自己負担額がゼロになったので適切な呼称とはいえない）が導入された。

☐ 老人医療費支給制度の登場

　高齢者の自己負担額をゼロとする**老人医療費支給制度**は，受診機会の多い高齢者に大きな影響を与えた。治療を必要とする患者の受診に対する安心感は高まったが，必ずしも治療の必要のない者の受診が誘発されたのである。このため，70歳以上の高齢者の受療率は1975（昭和50）年に5年前の1.8倍まで急増した。こうした現象は，高齢者に対して，健康に対する注意を怠る行動や過剰な受診行動への誘因を与える，**モラルハザード**をもたらした。いまとなっては，**社会的弱者**に優しすぎる制度はモラルハザードを惹起させることを実証する社会実験であったようにも思えるが，この老人医療費支給制度は1983（昭和58）年に老人保健法が施行されるまで続けられた。

　老人医療費支給制度は，高齢者医療費の増大と高齢化率の上昇を受けて1982（昭和57）年の老人保健法が制定（1983〔昭和58〕年施行）によって見直されることとなった。ただし，高齢者の医療費の自己負担は，給付割合ではなく定額負担の形式が採用され，2000年まで継続された。この間，高齢者医療費の増大と高齢化率の上昇はさらに進み，高齢者にも応分の医療費の自己負担を求めるべきだとの声が高まり，2001（平成13）年からは定率負担となった（自己負担割合1割〔給付9割〕）。

　さらに，年金受給のみで生計を立てる高齢者と，所得を得ている高齢者との不公平性の解消が課題となり，2002（平成14）年からは現役並み所得の高齢者とそれ以外の高齢者との自己負担割合の差別化が図られるようになった。

　これは支払能力に応じた自己負担割合を設定することが目的であるが，現在でもその実効性には疑問が残る。なぜなら，現在は年金受給のみで所得のない高齢者の中には，退職時に多額の退職金を受領している者や，多額の動産，不動産等の資産を有する者がおり，彼らは支払能力があるにもかかわらず相応の自己負担割合となってはいないからである。真に支払能力に応じた自己負担割合を設定するためには，退職者，自営業者を問わず，厳格な資産調査が必要となるだろう。

☐ 度重なる自己負担割合の変更

　日本の医療保険制度は，成人については自営業者，無職者を中心と

➡ 老人医療費支給制度

老人福祉法の改正によって，1973年から1983年まで実施された付加給付制度。これにより，70歳以上の高齢者（寝たきり等の場合は65歳以上の者）の自己負担額がゼロとなった。

➡ モラルハザード

道徳的危険と訳される経済学の用語。安全対策が逆に引き起こすリスクのことで，危険回避のためのしくみを整備することによって，かえって加入者の注意が散漫になり，危険や事故の発生確率が高まって規律が失われることを指す。医療保険の場合，保険加入により治療に際して自己負担額が低く抑えられるため，日常の健康管理を怠る，あるいは軽症と自覚しながらも救急外来を受診するという行動を招くことが事例としてあげられる。

➡ 社会的弱者

雇用・就学の機会や人種，宗教，国籍，性別の違い，あるいは疾患や障害などにより所得，身体能力，発言力などが制限され，社会的に不利な立場にある者を指す。高齢者，障害者，児童，女性，失業者，少数民族，難民，経済的困窮者などがなり得る。

表1-1 医療保険制度における患者一部負担の推移

区分	～1972 (昭和47)年12月	1973 (昭和48)年1月～	1983 (昭和58)年2月～	1997 (平成9)年9月～	2001 (平成13)年1月～	2002 (平成14)年10月～	2003 (平成15)年4月～	2006 (平成18)年10月～	2008 (平成20)年4月～	2022 (令和4)年4月～
（制度）	老人医療費支給制度前	老人医療費支給制度	老人保健制度						後期高齢者医療制度	
国民健康保険〔65歳以上高齢者〕	3割	なし	入院300円／日 外来400円／月	入院1,000円／日 外来500円／日（月4回まで）＋薬剤一部負担	定率1割負担（月額上限付） ※診療所は定額制選択可 ※薬剤一部負担の廃止 高額医療費創設	1割負担 ※現役並み所得者2割		1割負担 ※現役並み所得者3割	〔75歳以上〕1割負担 ※現役並み所得者3割	1割負担 ※一定以上所得者2割 ※現役並み所得者3割
被用者保険・本人	定額負担								〔70～74歳〕2割負担 ※現役並み所得者3割	2割負担 ※現役並み所得者3割
国民健康保険〔若年〕		国民健康保険 3割① 高額療養費創設（1973〔昭和48〕年～）		入院3割，外来3割＋薬剤一部負担②（3歳未満の乳幼児2割（2002〔平成14〕年10月～））			3割 ③⑥⑦ ※薬剤一部負担の廃止	3割	〔70歳未満〕3割	3割 ※義務教育就学前の被扶養者2割
被用者保険・本人〔若年〕	若年	被用者保険・本人 定額→1割（1984〔昭和59〕年～）④ 高額療養費創設（1973〔昭和48〕年～）		入院2割⑤ 外来2割＋薬剤一部負担						
被用者保険・家族〔若年〕	5割	被用者保険・家族 3割（1973〔昭和48〕年～）→入院2割（1981〔昭和56〕年～），外来3割（1973〔昭和48〕年～） 高額療養費創設		入院2割 外来3割＋薬剤一部負担（3歳未満の乳幼児2割（2002〔平成14〕年10月～））⑧						

出所：厚生労働省「社会保障の給付と負担等について（医療保険制度の患者一部負担の推移）」より筆者作成。

する「国民健康保険」とサラリーマン（被用者）を中心とする「被用者保険（本人）」，サラリーマン世帯の家族を中心とする「被用者保険（家族）」に分かれ，複雑に制度が組み合わされる形でその自己負担は変更されてきた（表1-1）。その背景には，景気の変動や政治情勢の変化，医療の技術革新，慢性疾患の増加，高齢化率の上昇，医療費の増大などの要因がある。

国民健康保険の自己負担割合は，1983（昭和58）年まで一律に3割（給付7割）であったが（表中①），1997（平成9）年から2002（平成14）年まではこれに薬剤一部負担金が加えられ（②），2003（平成15）年以降は3割（給付7割）に戻されている。国民健康保険の加入者の自己負担割合は，被用者保険の加入者のそれに比べて高いことに批判があったが，2003（平成15）年になるまで同率の自己負担割合にはされな

かった（③）。

　被用者保険の自己負担割合は，本人について定額負担であったが1984（昭和59）年から本人1割（給付9割）の定率負担に変更され（④），1997（平成9）年に2割（給付8割）＋薬剤一部負担金（⑤），2003（平成15）年に3割（給付7割）（⑥）と段階的に引き上げられた。家族の自己負担割合も本人に対する変更と同時に行われ，2003（平成15）年に3割（給付7割）となった（⑦）。非高齢者の自己負担割合が3割（給付7割）に統一されたことの意義は大きい。従来，職業別の色合いの強かった保険の垣根を越えて，わかりやすい自己負担割合となったからである。

　また，3歳未満の子どもの自己負担割合は2002（平成14）年以降，2割（給付8割）となった（⑧）。なお，子ども（乳児，幼児，小児）の自己負担割合は，地方自治体によっては付加給付（公的保険による給付に加えて居住者に対する地方自治体による追加的な給付）を行い，一定の年齢となるまで患者の自己負担額がゼロになる場合がある。その対象は，乳児に限る場合や義務教育就学児までの場合など，様々である。これは地方自治体による住民サービスと少子化対策の一つであるが，給付内容は各地方自治体の財政事情や小児人口割合等によって異なる。

□ 介護保険制度の創設

　政府は，高齢化率の上昇，慢性疾患の増加，医療費の増大，医療の技術革新という複合的な要因によって医療保険財政が危機的な状況になると判断し，2000（平成12）年に施行された介護保険法による介護保険制度の創設と，2008（平成20）年に施行された高齢者の医療の確保に関する法律（従来の老人保健制度は廃止）により後期高齢者医療制度を創設した。

　介護保険制度は，65歳以上の高齢者で認定を受けた者（第1号被保険者）と40歳以上65歳未満の医療保険加入者（第2号被保険者）を対象とするもので，自己負担割合は現在，利用者の負担能力に応じて費用の1〜3割（給付7〜9割）となっている。

　介護保険制度の目的は，自立支援，利用者選択権の拡大によって高齢者の介護を社会全体で支え合うしくみの構築であるが，その設立背景としては3つが挙げられる。1つは，高齢化，長寿化の進展に伴う要介護高齢者の増加や介護の長期化が進み，介護需要の増大が見込まれたこと，2つ目には，核家族化が進み，老々介護も増加するといった家族状況に変化が出ていたこと，3つ目には，従来の老人医療と老人福祉制度による対応に限界が見られたことである。特に，3つ目に

ついては，老人医療と老人福祉では本来的に提供するサービスが異なることに加え，費用負担の差異や負担の公平性が問題視され，統合的な介護的ケアを提供する制度の創設が求められたのである。

❏ 後期高齢者医療制度の創設

　後期高齢者医療制度は，75歳以上（65歳以上の一定以上の障害がある者を含む）の高齢者を対象とする保険制度で，自己負担割合は本人1割（給付9割）である（ただし自己負担割合は一定以上所得者2割，現役並み所得者3割：2022年度4月以降）。後期高齢者医療制度は持続可能な保険制度の構築と医療費適正化の推進を目的として創設されており，従来の老人保健制度との大きな違いは運営主体が市町村から都道府県単位の広域連合に変更されたことと，加入者に保険料負担が発生したことである。

　後期高齢者医療制度の設立背景としては2つの要因が挙げられる。1つは，従来の老人保健制度は独立した医療保険制度ではなく，制度の運営にかかる費用は患者負担を除いて公費と医療保険者からの拠出金（高齢者と若年者の保険料）で賄われ，高齢者自身と現役世代の負担の関係が不明確であったこと，2つ目には，医療の給付主体が区市町村であるのに対して，保険料の決定と徴収の業務主体は医療保険者となっており，制度運営の責任主体が不明確であったことである。

　社会保障給付費全体からみれば，介護保険は高齢者医療費の一部と高齢者福祉の費用を医療保険から載せ替えたに過ぎないという批判や，後期高齢者医療制度は後期高齢者で別建ての保険制度を創設しているだけでリスクの高い加入者中心の保険制度は持続可能性を担保できないという批判もある。しかし，保険制度を切り分けて個別の制度で運営管理を厳格化すれば，社会保障給付費全体の抑制に寄与することも期待できる。こうして日本の医療保険制度は，制度の持続可能性を探りながら，見直しを重ねる歴史を作り出している状況にある。

③　医療保険制度の特徴と種類

❏ 日本の医療保険制度の特徴

　日本の医療保険制の特徴は，①国民皆保険制度であること，②医療機関選択の自由，③現物給付の3点が挙げられる。①は，職業や居住地によって規定される保険者への強制加入の形式を採用している。

1961（昭和36）年以降は原則，全国民が加入し，健康と健康回復のための医療を受ける権利が保障されている。②は，国民に対して受診する医療機関の選択権をほぼ制限なく与えている。③は，保険診療において一部の自己負担額によって低度から高度に至る医療を受けることができ，高額な費用が生ずる場合には高額療養費制度によって生活に支障をきたすことのないように保障されている。

☐ 医療保険の種類

医療保険の種類としては，年齢，および職業によって主に，①職域保険，②**地域保険**➡，③後期高齢者医療制度の3つに分けられている（**表1-2**）。

➡ **地域保険**
地域に居住する者を対象とする保険を指し，職域保険と後期高齢者医療制度に加入する者以外のすべてを指す。

①　職域保険（被用者保険）

75歳未満で事業者に雇用される者を被用者と呼び，被保険者となる。被用者の家族についても，被扶養者である限り同一の職域保険の加入者となる。職域保険の内訳は，(1)健康保険，(2)船員保険，(3)共済組合，(4)日雇特例健康保険となっており，職種や企業，雇用形態によって分けられる。

(1)健康保険は，健康保険法に定められる，健康保険組合（組合健保）と全国健康保険協会（協会けんぽ）の2つの保険者に分けられる。健康保険組合（組合健保）は従業員が700人以上の企業の場合，国の認可を受けて単一の組合を設立することができる。また，同種同業で3,000人以上の従業員があれば共同で設立することもできる。このため，加入者は一般に大企業か大規模同業種に属する者が多い。これに対して，全国健康保険協会（協会けんぽ）の加入者は健康保険組合（組合健保）以外の被保険者となっており，中小企業に属する者が中心となっている。

(2)船員保険は，船員保険法に定められ，全国健康保険協会（協会けんぽ）が保険者となっている。船員保険の加入者は，船舶保有者に雇用される船員とその家族である。船員は航海中の傷病や事故に対応するため，歴史的に他の職種とは異なる保険制度が構築されてきた。特に，航海中の疾病は保険診療，航海中の怪我は労働災害，航海中の解雇は失業となるため，船員保険では2009（平成21）年まで医療保険，労災保険，雇用保険の保障内容を組み合わせた保険制度となっていた。しかし，加入者数が大きく減少したことを受けて，2010（平成22）年から医療保険については全国健康保険協会（協会けんぽ）が運営し，労働災害については労働者災害補償保険，失業については雇用保険へ移行することとなった。

表1-2　医療保険の種類

年　　齢	保険種別	保険区分	保険者（数）		被保険者（加入者）	財　源
75歳未満	職域保険 （被用者保険） 7,765万人	健康保険 6,898万人	全国健康保険協会 （協会けんぽ）（1）	一般被用者等		保険料（本人・使用者） 国庫負担・補助
			健康保険組合 （組合健保）（1,388）			
		船員保険 11.6万人	全国健康保険協会 （協会けんぽ）（1）	船　　員		保険料（本人・使用者）
		共済組合（85） 855万人	国家公務員共済組合（20） 地方公務員等共済組合（64） 私立学校教職員共済（1）	国家公務員 地方公務員 私立学校教職員		
		日雇特例 健康保険 1.6万人	全国健康保険協会 （協会けんぽ）（1）	臨時に日々使用される者 （健康保険法第3条2項）		
	地域保険 3,026万人	国民健康保険 2,890万人	市区町村国保（1,716）	自営業者，農業従事者等		保険料（世帯あたり） 国庫負担・補助
				被用者保険の退職者		保険料（世帯あたり）
			国民健康保険組合 （国保組合）（162）	自営業者，農業従事者等		保険料（世帯あたり） 国庫負担・補助
75歳以上	後期高齢者医療制度 　　　　　　　1,806万人		後期高齢者医療 広域連合（47）	75歳以上の者および65～ 74歳で障害の認定を受け た者		保険料 支援金 公　費

出所：厚生労働省（2022）『厚生労働白書（令和4年度版）資料編』（数字は令和3年3月末時点）をもとに筆者作成。

　(3)共済組合は，各種の共済組合法に定められる，国家公務員共済組合や地方公務員等共済組合が保険者となっている。共済組合の加入者は，国家公務員や地方公務員，公私学校職員といった職域によって構成されている。

　(4)日雇特例健康保険は健康保険法に定められる，全国健康保険協会（協会けんぽ）が保険者となっている。加入者は，健康保険法第3条2項に規定される「臨時に使用される者」である。加入するためには，日雇特例被保険者となった日から5日以内に日雇特例被保険者手帳の交付を申請しなければならない。

②　地域保険

　国民健康保険法に定められる，市町村の国民健康保険（市町村国保）と国民健康保険組合（国保組合）の2つの保険者に分けられる。加入者は，職域保険（被用者保険）の加入者と生活保護受給者以外のすべての国民となる。被用者保険との大きな違いは，被扶養者（家族）の適用がなく，すべて被保険者（本人）扱いとなることである。一般に，市町村の国民健康保険（市町村国保）には自営業者や農業従事者等が多く含まれる。また，国民健康保険組合（国保組合）には医師，歯科医師，薬剤師といった専門職従事者のほか，食品販売や青果卸売，理容，芸能といった同業同種の従事者が設立した組合が含まれる。

③　後期高齢者医療制度

くわしくは，本章第 5 節を参照。

☐ 医療保険の財源と保険料負担

医療保険の財源は，主に，保険料を加入者本人と使用者で負担する形式でさらに公費補助を受ける場合と，保険料を加入者で負担する形式でさらに公費補助を受ける場合に大別できる。

職域保険は，原則，保険料を加入者本人と使用者で負担する形式であり，保険料率は標準報酬に保険料率を乗ずる月々の保険料と，標準賞与に保険料率を乗ずる賞与の保険料を組み合わせて徴収される。標準報酬は被保険者の毎年 4 〜 6 月の 3 か月の平均給与を，50等級に分類される標準報酬等級表に当てはめて決定される（定時決定）。

給与の大きな変動があった場合には，その都度，等級は改定される（随時決定）。標準賞与（いわゆるボーナス）については年間総額で一定以下の金額に対して保険料徴収の対象とされる。こうして算定された保険料は加入者本人と使用者で半分ずつ負担する（労使折半）こととなっている。

日雇特例健康保険の保険料は，11等級に分類される標準賃金日額に平均保険料率10.0％を乗ずる（介護保険 2 号被保険者の場合は平均保険料率に介護保険料率を加えた11.73％）こととなり，賞与がある場合には，標準賞与額（対象上限40万円）に平均保険料率を乗ずることで算定される。こうして算定された保険料は加入者本人 4 割，使用者 6 割で負担する（労使負担）こととなっている。

地域保険は，保険料を加入者で負担する形式であり，国民健康保険税として市町村が徴収することが一般的である。保険料は，市町村民税の課税対象所得に基づき，世帯単位で算定される。保険料率は，受益者の均等負担分（応益割）と所得再分配機能としての負担分（応能割）を合算して決定される地方自治体が多い。こうして算定された保険料は加入者本人のみが負担することになっているものの，間接的に国庫から支出の 5 割が負担されており，加入者本人と国庫で半分ずつ負担しているのが実情である。

近年の高齢化率の上昇に鑑みると，保険料を中心とする財源の確保は今後，厳しさを増すことが予想される。健康保険組合連合会によると，健康保険組合の経常収支は2022（令和 4 ）年度に組合全体の 7 割以上が赤字になる見通しであることが公表され（「令和 4 年度　健康保険組合の予算早期集計結果（概要）について」），このままでは健康保険組合の中には解散し，全国健康保険協会（協会けんぽ）への統合を余

儀なくされる組合が増加するという。高齢者については後期高齢者を別建ての医療保険制度に移行させ，保険財政の持続可能性をわずかながら得たものの，職域保険の制度維持についても厳しい局面が訪れることは必定である。

　後期高齢者医療制度は，保険料を加入者で負担する形式は採るものの，加入者（1割），現役世代からの支援金4割，公費負担5割となっている。保険料は診療報酬改定と同時に2年に1度改定される。2022（令和4）〜2023（令和5）年度の被保険者1人あたり平均保険料は月額6,472円，年額7万7,663円の見通しである（2020〔令和2〕〜2021〔令和3〕年度は月額6,358円，年額7万6,294円であった）。保険料率は，被保険者の年間の均等割額（応益割）と所得割率（応能割）を組み合わせて算定される。低所得者については，所得に応じて均等割額の軽減措置が図られている。

④ 医療保険の給付と負担

　医療保険の公的な給付は「法定給付」と呼ばれ，法定給付は「現物給付」と「現金給付」に分けられる。

　現物給付は，加入者が保険医療機関・保険薬局において，保険登録をする医師，歯科医師，薬剤師，看護師等により，診察や薬剤・治療材料の支給，処置・手術その他の治療，居宅での療養上の管理・世話等を受けたものを指す。給付の受給者（患者）には一部負担金の支払義務が生ずる。

　現金給付は，一時的に加入者が費用を立て替え，申請後に保険者から支払われる（保険償還）か，あるいは単純に申請後に保険者から支払われるものを指す。

□ 現物給付の種類

　現物給付において，最も一般的な給付は**療養の給付**である。この他に，入院時食事療養費は，入院時に食事療養を受けた場合に給付され，入院時生活療養費で，療養病床に入院する65歳以上の加入者が入院時に生活療養を受けた場合に給付される。

　保険外併用療養費は，加入者が保険医療機関等において評価療養（先進医療や治験，保険収載前の医薬品や医療機器の使用を受けること），あるいは選定療養（患者の選択による差額ベッドの利用や紹介状なしで

➡ 療養の給付
医療保険加入者が保険医療機関等で保険診療を受けた際に一部負担金を除いて現物給付される保険給付を指し，健康保険法，国民健康保険法で定められている。成人では医療費の7割が療養の給付となり，残りの3割が自己負担となる。

図1-2　高額療養費における費用の負担のしくみ（成人の場合）

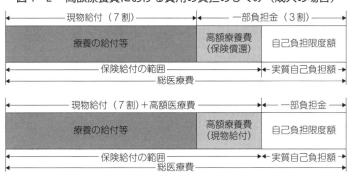

出所：社会保険研究所（2019）『公費医療・難病医療ガイド（2019年度版）』より筆者作成。

の200床以上の病院の初診等）を受けた場合に給付される。

　訪問看護療養費は，加入者が指定訪問看護事業者から訪問看護を受けた場合に給付される。

☐ 現金給付の種類

　療養費は，緊急時などに保険医療機関等以外による診療や薬剤の支給を受けた場合や，被保険者証を提出せずに保険医療機関等で診療や薬剤の支給を受けた場合への救済措置として給付される。

①　高額療養費

　療養の給付に加えて，月額で高額な医療費が生じた場合に生活に支障をきたすことのないように現物で給付される。

　はじめに，保険診療で生じた総医療費から療養の給付等の保険診療の対象部分として現物給付が行わる（図1-2の左端）。残る一部負担金で賄うべき費用のうち，対象者の所得水準に応じて自己負担限度額が規定されており（図1-2の右端），その費用を上回る費用は一時的に加入者が費用を立て替え，申請後に保険者から現金給付を受けるというしくみ（保険償還：図1-2の上）と現物給付を受けるしくみ（図1-2の下）がある。

　入院の費用は2007（平成19）年4月以降，外来の費用は2012（平成24）年4月以降，現物給付扱いとなった。このため，同一月に同一医療機関での自己負担額が一定限度額を超える費用については現物で給付を受けることができるようになった。

②　高額介護合算療養費

　医療保険と介護保険のどちらも利用する世帯が，高額な自己負担額になる場合に給付されるもので，2008（平成20）年4月から始められた。毎年8月1日〜翌年7月31日を単位として，1年間の医療保険と介護保険の自己負担を合算した額が一定の限度額を超えた場合，医療

保険と介護保険の制度別に按分計算され，それぞれの保険者から支給される。

③ 傷病手当金

業務外の病気療養中に休業のため，加入者とその家族の生活を保障することを目的として給付される。業務外の傷病で一定期間，就業を継続できず，給与の支払いを受けられないことが要件となる。ただし，障害年金から障害手当金を受給している場合は対象外となる。また，業務外の病気療養を対象としているため，労働者災害補償保険から休業補償給付を受給している場合も対象外となる。

④ その他

出産にかかる費用として，出産手当金や出産育児一時金の支給は，概ねどの保険者でも認められており，一部の地方自治体では付加給付が行われている。社会福祉士はこうした制度への理解が伴わない者が費用の負担を恐れて，家族計画を見直したり，医療機関での出産を諦めたりすることのないよう対応する必要がある。同様に，加入者や家族が死亡した場合についても，医療保険では埋葬料や葬祭費という名目で一定の補助が受けられる制度があり，社会福祉士は利用者に対して十分に周知する必要がある。

表1-3は医療保険の給付内容を一覧表によって掲載している。加入する医療保険の種類による給付内容の違いはほとんどないと言ってよい（名称の違いは一部にある）。この表において重要なことは，どのような医療保険の種類があり，それぞれにどのような給付区分の中で給付されるしくみになっているかを理解しておくことである。

⑤ 高齢者の医療制度

後期高齢者医療制度は，高齢者の医療の確保に関する法律（2008〔平成20〕年施行）に基づき，都道府県単位の広域連合が保険者となる医療制度である。加入対象は，75歳以上の者と，65〜74歳で一定の障害状態にあり，広域連合の認定を受けた者となる。

75歳以上の高齢者は，それ以前の老人保健制度では，国民健康保険か被用者保険（被扶養者）に加入し，市町村が運営する老人保健制度から給付を受けていた。しかし，この制度は，高齢者と非高齢者の費用負担の関係が不明確であったと同時に，保険料の徴収主体と運営主体が異なることで制度構造が複雑化していた。また，加入する保険者

表1-3　医療保険の給付内容

給付区分	被用者保険 (健康保険・船員保険・共済組合)		被用者保険 (船員保険)	被用者保険 (日雇特例健康保険)	国民健康保険	後期高齢者医療制度
	被保険者	被扶養者	被用者・被扶養者	被用者・被扶養者		
現物給付	療養の給付 入院時食事療養費 入院時生活療養費 保険外併用療養費 訪問看護療養費	家族療養費 (療養の給付) 家族療養費 (入院時食事療養費) 家族療養費 (入院時生活療養費) 家族療養費 (保険外併用療養費) 家族訪問看護療養費	療養の給付・家族療養費 入院時食事療養費・家族療養費 入院時生活療養費・家族療養費 保険外併用療養費・家族療養費 訪問看護療養費・家族訪問看護療養費 下船後3月の療養補償	療養の給付・家族療養費 入院時食事療養費・家族療養費 入院時生活療養費・家族療養費 保険外併用療養費・家族療養費 訪問看護療養費・家族訪問看護療養費	療養の給付 入院時食事療養費 入院時生活療養費 保険外併用療養費 訪問看護療養費	療養の給付 入院時食事療養費 入院時生活療養費 保険外併用療養費 訪問看護療養費
現金給付	療養費 高額療養費 高額介護合算療養費	家族療養費 高額療養費 高額介護合算療養費	療養費・家族療養費 高額療養費 高額介護合算療養費	療養費・家族療養費 高額療養費 高額介護合算療養費 特別療養費	療養費 高額療養費 高額介護合算療養費 特別療養費	療養費 高額療養費 高額介護合算療養費 特別療養費
現金給付 — 療養の給付のための患者の移送	移送費	家族移送費	移送費・家族移送費	移送費・家族移送費	移送費	移送費
現金給付 — 傷病治療に伴う休業 出産に伴う休業	傷病手当金 出産手当金		傷病休業手当金 休業手当金・休業特別支給金 出産手当金	傷病手当金 出産手当金	傷病手当金 (一部の保険者) 出産手当金 (任意給付)	—
現金給付 — 出産費用への補助	出産育児一時金	家族出産育児一時金	出産育児一時金 家族出産育児一時金	出産育児一時金 家族出産育児一時金	出産育児一時金 (一部の保険者)	—
現金給付 — 死亡等に伴う費用の補助	埋葬料(費)	家族埋葬料	葬祭料・家族葬祭料 行方不明手当金	埋葬料・家族埋葬料	葬祭費	葬祭費
資格喪失後の保障 (継続給付)	傷病手当金 出産手当金 出産育児一時金 埋葬料(費)	—	傷病手当金 出産手当金 出産育児一時金 葬祭料	—	療養の給付	—

出所：厚生労働省（2022）『厚生労働白書（令和4年版）（資料編）』（数字は令和4年6月時点）をもとに筆者作成。

や居住地によって保険料が異なり，不公平が生ずる問題があった。

　これに対して，後期高齢者医療制度では，運営財源が加入者（1割），現役世代からの支援金4割，公費負担5割と明確化され，保険料の徴収主体と運営主体は都道府県単位の広域連合と一元化された。また，保険料の公平性の問題も，都道府県単位で高齢者全員が一律に負担することで一定の改善を果たした。これらの制度改正の背景には，平均寿命や健康寿命の延伸，国民医療費に占める高齢者医療費割合の増大

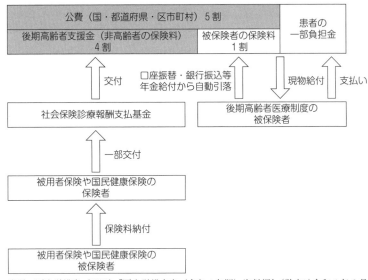

図1-3　後期高齢者医療制度の費用負担のしくみ

出所：厚生労働省（2022）『厚生労働白書（令和4年版）資料編』（数字は令和4年6月
時点）をもとに筆者作成。

がある。

　後期高齢者医療制度は，保険料を加入者で負担する形式は採るものの，全体での費用負担は加入者（1割），現役世代からの支援金4割，公費負担5割となっている（**図1-3**）。加入者は保険料として1割を負担すると同時に保険診療（現物給付）を受けた場合は患者として一部負担金を支払う。しかし，これでは後期高齢者のすべての医療費を賄うことはできないため，被用者保険と国民健康保険の加入者から徴収された保険料の一部を交付金として負担している。さらに，公費が負担されることによって，加入者のみでは維持が難しい後期高齢者医療制度の運営を支えるしくみとなっている。

　保険料は診療報酬改定と同時に2年に1度改定される。2022（令和4）～2023（令和5）年度の被保険者1人あたり平均保険料は月額6,472円，年額7万7,663円の見通しである（2020〔令和2〕～2021〔令和3〕年度は月額6,358円，年額7万6,294円であった）。保険料率は，被保険者の年間の均等割額（応益割）と所得割率（応能割）を組み合わせて算定される。低所得者については，所得に応じて均等割額の軽減措置が図られている。

■ 第 2 章 ■

公費負担医療制度

① 公費負担医療制度のしくみ

➡公費

国や地方自治体が負担する費用を指す。医療保険制度は公費と被保険者の保険料負担によって賄われている。

☐ 国が行う公費負担医療制度

公費➡による負担で提供される医療は，医療保険制度とは別であるが国民に対する医療を保障するものであり，歴史的には旧生活保護法（1946〔昭和21〕年）における貧困者に対する保障が始まりである。

その後，1948（昭和23）年に児童福祉法，1950（昭和25）年に現行の生活保護法，身体障害者福祉法，精神衛生法（1995〔平成7〕年に精神保健福祉法へ改正），1956（昭和26）年に結核予防法（2007〔平成19〕年に感染症法へ統合），1957（昭和32）年に原爆医療法（1995〔平成7〕年に被爆者援護法へ改正），1972（昭和47）年に特定疾患治療研究事業（2015〔平成27〕年に難病法へ改正），1974（昭和49）年に小児慢性疾患治療研究事業（2005〔平成17〕年に児童福祉法で法定化し，2015〔平成27〕年に小児慢性特定疾病医療支援へ改正）と順次，制定されている。公費負担医療制度の目的は主に5つに大別できる。

① 障害児・者への支援（障害者福祉）
② 児童福祉の向上と母子保健の充実（児童福祉，母子保健）
③ 疾病対策（難病対策，社会防衛）
④ 戦争に関連した補償や公害等による健康被害の救済（国家補償）
⑤ 経済的弱者の救済（生活保護）

➡扶養

自分一人の力で生活することが難しいために家族や親族から経済的な援助を受けることをいう。社会保険での扶養の対象は，被保険者の直系尊属，配偶者（事実上婚姻関係と同様の人を含む），子，孫，兄弟姉妹であり，主として被保険者に生計を維持されている者を指す。ただし，原則75歳以上の者は後期高齢者医療制度に加入することになるため，対象年齢は75歳未満となる。

公費負担医療制度は，その対象者によって全額を公費負担する「公費優先」医療と，患者の一部負担金を一時的に公費で負担する「保険優先」医療に分けられる。

公費優先医療は公費対象の医療費の全額を公費が負担するしくみであり，保険優先医療は医療保険を先に適用し，その一部負担金を公費が負担するしくみである。いずれも患者や**扶養**➡義務者（世帯）の収入によって，公費としての費用徴収が行われ，患者に一部負担が生ずる場合がある（図2-1）。

☐ 地方自治体が行う公費負担医療制度

このほか，公費負担医療制度に該当するのは，地方自治体が行う医療費助成制度である。その内容は地方自治体によって異なるが，助成

図2-1　公費負担医療制度における公費優先と
保険優先の違い

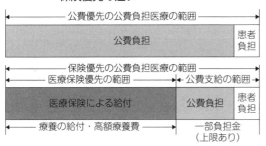

出所：社会保険研究所（2019）『公費医療・難病医療ガイド
（2019年度版）』より筆者作成。

対象は概ね3つが対象となっているところが多い。

①　乳幼児への医療費の助成
②　心身障害者への医療費の助成
③　一人親への医療費の助成

　たとえば，乳幼児の医療費の助成では，未熟児や乳幼児，慢性特定疾病を有する小児に対する養育医療が対象となる場合が多い。心身障害者への医療費の助成では，身体障害児の**自立支援医療（育成医療）**，精神障害者に対する**自立支援医療（精神通院医療）**が対象となる場合が多い。一人親への医療費の助成では，所得水準の低い一人親家庭に対する養育医療が対象となる場合が多い。

 公費負担医療の種類とその概要

　公費負担医療（**表2-1**）には，公費優先医療と保険優先医療の2つがある。以下，その2つについて説明する。

☐ 公費優先医療

　公費優先医療として全額が公費負担となる医療には，以下の4つがある。

①　戦傷病者への療養の給付と更生医療（戦傷病者特別援護法）
②　認定を受けた被爆者の原爆症に対する医療（原爆被爆者援護法）
③　国民に重大な影響を与えるおそれがある新しい感染症患者の入

➡ 自立支援医療（育成医療）

児童福祉法第4条第2項に規定する障害児（障害にかかる医療を行わないときは将来障害を残すと認められる疾患がある児童を含む）で，その身体障害を除去，軽減する手術等の治療によって確実に効果が期待できる者に対して提供される，生活の能力を得るために必要な自立支援医療費の支給を行うもので，2006年に創設された制度。視覚障害や聴覚障害，言語障害，肢体不自由，内部障害など，主として先天性の障害に対して市町村が主体で行われる。

➡ 自立支援医療（精神通院医療）

精神保健及び精神障害者福祉に関する法律第5条に規定する統合失調症，精神作用物質による急性中毒，その他の精神疾患（てんかんを含む）を有する者で，通院による精神医療を継続的に要する病状にある者に対し，その通院医療にかかる自立支援医療費の支給を行う制度。2006年に創設され，都道府県と指定都市が主体となる。精神障害及び当該精神障害に起因して生じた病態に対して病院または診療所に入院しないで行われる医療（通院医療）であり，症状が殆ど消失している患者であっても，軽快状態を維持し，再発を予防するためになお通院治療を続ける必要がある場合には対象となる。

表2-1 公費負担医療制度

	法律等名称（略称）		給付内容	
公費優先医療	戦傷病者特別援護法		療養の給付	戦傷病者の傷病の治療の費用
			更生医療	公務上傷病の更生に必要な治療の費用
	原爆被爆者援護法		認定を受けた原爆症の治療の費用	
	感染症法		新感染症患者の入院の医療費	
	心神喪失者等医療観察法		重大な互い行為を行い心神喪失者等で不起訴になった者等の入院と通院の費用	
保険優先医療	障害者福祉等	障害者総合支援法	自立支援医療	育成医療の費用
				更生医療の費用
				精神通院医療の費用
			療養介護医療・基準該当療養介護医療の費用	
		精神保健福祉法	措置入院対象者の入院医療費	
		身体障害者福祉法	入所等の措置の費用	
	児童福祉等	児童福祉法	18歳未満の結核患者への療育の給付	
			肢体不自由児通所医療・障害児入所医療の治療の費用	
			措置等に係る医療の費用	
		母子保健法	入院を伴う未熟児への療育医療の費用	
	疾病対策等	難病法	指定難病患者の医療費	
		児童福祉法	小児慢性特定疾病患者の医療費	
		特定疾患治療費	スモン，難治性肝炎，重症急性膵炎の治療費	
		先天性血液凝固因子障害等治療研究事業	20歳以上の認定疾患患者の治療費	
		肝炎治療特別促進事業	B型・C型肝炎のインターフェロン治療の費用	
	公衆衛生	感染症法	結核医療（外来化学療法等）の費用	
			結核医療（入院）の費用	
			第一類・第二類感染症の入院医療費	
		麻薬・向精神薬取締法	中毒者に対する措置入院の医療費	
	国家補償・健康被害の救済	原爆被爆者援護法	被爆者の原爆症以外の傷病治療の費用	
		水俣病総合対策	水俣病患者の傷病治療の費用	
		メチル水銀健康影響調査事業		
		毒ガス障害者救済対策事業	第二次世界大戦の毒ガス製造による傷病治療の費用	
		石綿健康被害救済法	労災以外の石綿吸引による疾病治療の費用	
		予防接種法	法定予防接種による疾病治療の費用	
		新型インフルエンザ予防接種健康被害救済特別措置法	新型インフルエンザ予防接種による疾病治療の費用	
		医薬品総合機構法	医薬品の副作用による疾病治療の費用	
		特定B型肝炎ウイルス感染者特別措置法	特定無症候性持続感染者の定期検査の費用，出産後の母子の定期検査等の費用	
		茨城県神栖町の勇気ヒ素化合物の健康被害等緊急措置事業	ジフェニルアルシン酸の暴露による疾病治療の費用	
	公的扶助	中国残留邦人等支援法	生活に困窮する中国残留邦人等の医療費	
		生活保護法	保護の決定を受けた生活困窮者の医療費	

出所：社会保険研究所（2019）『公費医療・難病医療ガイド（2019年度版）』より筆者作成。

院医療（感染症法）

④　重大な他害行為を行い心神喪失等で不起訴になった者等に裁判官・精神保健審判員が決定した入院と通院（心神喪失者等医療観察法）

☐ 保険優先医療

　保険優先医療として医療保険を先に適用し，その一部負担金が公費負担となる医療には，①障害者福祉等，②児童福祉等，③疾病対策等，④公衆衛生，⑤国家補償・健康被害の救済等，⑥公的扶助の 6 つがある。

①　障害者福祉における公費負担医療制度

　障害者福祉における公費負担医療は法別に，障害者総合支援法，精神保健福祉法，身体障害者福祉法の 3 つに分けられる。

　障害者総合支援法に基づく公費負担医療制度としては，自立支援医療における育成医療，更生医療，精神通院医療と，療養介護医療・基準該当療養介護医療がある。

　育成医療は障害児の健全な育成のための医療を対象とし，更生医療は身体障害者福祉法に定められる身体障害者の障害を軽減・除去するための医療，精神通院医療は精神保健福祉法に定められる精神障害者の継続的な通院のための医療を対象としている。療養介護医療・基準該当療養介護医療は，医療と常時介護を要する障害者が中間に病院等で受ける療養介護のうちの医療部分を対象としている。

　精神保健福祉法に基づく公費負担医療制度としては**措置入院**➡があり，精神障害により自傷他害の恐れがある精神障害者に適用される。

　身体障害者福祉法に基づく公費負担医療制度としては入所等の措置があり，障害者支援施設等への入所措置に係る医療や指定医療機関への入院の委託に適用される。

②　児童福祉における公費負担医療制度

　児童福祉における公費負担医療は法別に，児童福祉法と母子保健法の 2 つに分けられる。

　児童福祉法に基づく公費負担医療制度としては，療育の給付（18歳未満の者に対する結核医療），肢体不自由児通所医療・障害児入所医療（入所・通所決定の障害児に対する治療），入所措置にかかる医療（障害児施設への入所措置に係る医療や指定医療機関への入院の委託）がある。

　母子保健法に基づく公費負担医療制度としては，養育医療があり，入院を伴う未熟児への医療と移送が対象となる。

➡**措置入院**

精神保健及び精神障害者福祉に関する法律に定められる入院形態の一つ。措置入院（第29条）と緊急措置入院（第29条の 2 ）があり，入院させなければ自傷他害のおそれのある精神障害者に対して，精神保健指定医 2 名の診断の結果が一致した場合に都道府県知事が措置を講ずることができる（緊急措置入院は急速な入院の必要性があることが条件で，指定医の診察は 1 名で足りるが入院期間は72時間以内に制限される）。なお，入院形態としてはこの他に，任意入院（第20条），医療保護入院（第33条），応急入院（第33条の 7 ）がある。

③　疾病対策における公費負担医療制度

疾病対策における公費負担医療は法別に，難病法，児童福祉法，特定疾患にかかる医療の３つに大別される。難病法では指定難病患者の治療に伴う医療費，児童福祉法では小児慢性特定疾病患者の治療に伴う医療費が対象となっている。このほか，特定疾患にかかる医療としては，スモン病，難治性肝炎，20歳以上の認定疾患，Ｂ型・Ｃ型肝炎に対するインターフェロン治療が対象となっている。

④　公衆衛生における公費負担医療制度

公衆衛生➡における公費負担医療は法別に，感染症法と麻薬・向精神薬取締法の２つに分けられる。感染症法では結核の治療と第一類・第二類感染症の勧告による入院医療が対象となっている。麻薬・向精神薬取締法は，麻薬・向精神薬の中毒者に対する措置入院が対象となる。

なお，**COVID-19（新型コロナウイルス感染症）**➡については，その判定を目的とする検査（SARS-CoV-2〔新型コロナウイルス〕核酸検出）が保険適用された（2020年３月４日，健感発0304第５号）。行政検査として行っている PCR 検査でウイルスを保有していると確認され感染者と判明した場合は，都道府県知事，保健所設置市長又は特別区長の判断で感染症法に基づく入院勧告等を行うこととなった。診療に係る自己負担額を受診者から徴収する際，PCR 検査料（SARS-CoV-2〔新型コロナウイルス〕核酸検出）及び検体検査判断料のうち微生物的検査判断料（初再診料などは含まない）にかかる自己負担額を都道府県等が受診者に支給することで，患者の検査費用は実質公費負担となった。この検査費用は感染症指定医療機関等が都道府県等へ請求し，都道府県等から感染症指定医療機関等へ支払われることとなる。

⑤　国家補償・健康被害の救済における公費負担医療制度

国家補償・健康被害の救済における公費負担医療は10種類ある。具体的には原爆被爆者，**水俣病**➡患者，第二次世界大戦での毒ガス製造に伴う障害者，石綿吸引による（労災対象を除く）疾患の患者，予防接種の副反応が生じた患者などが対象となっている。

⑥　公的扶助における公費負担医療制度

公的扶助における公費負担医療は法別に，中国残留邦人等支援法と生活保護法の２つに分けられる。中国残留邦人等支援法では生活に困窮する中国残留邦人に対する医療が対象となっている。

生活保護法では**生活保護**➡の決定を受けた者への医療扶助が対象となる。生活保護法による給付は，生活，教育，住宅，医療，介護，出産，失業，葬祭の８つの扶助のうち，傷病による治療が必要な場合に給付されるものである。生活保護の開始理由は年々変化をしてきており，

➡**公衆衛生**
公衆衛生の概念は広く，人間社会の健康にかかわる諸問題に集団的に対応することであり，人々を集合としてとらえ，地域，あるいは国単位で対応策を考えることを指す。具体的には，日本では母子保健，伝染病予防，生活習慣病対策，精神衛生，食品衛生，住居衛生，上下水道，屎尿塵芥処理，公害対策，労働衛生など，その対象は多岐にわたる。

➡**COVID-19（新型コロナウイルス感染症）**
2019年12月に中華人民共和国の湖北省武漢市で肺炎患者の集団発生が報告されたヒト由来コロナウイルス。2002年に発生した SARS，2012年に発生した MERS の病原体と同じβコロナウイルスに分類される動物由来コロナウイルスであり，ヒト - ヒト感染によって世界的に流行が拡大している。SARS-CoV-2による感染症をCOVID-19（感染症法では新型コロナウイルス感染症）と呼ぶ。

➡**水俣病**
熊本県水俣市の新日本窒素肥料（株）（後のチッソ（株））の工場及び新潟県鹿瀬町（現阿賀町）の昭和電工（株）の工場から排出されたメチル水銀化合物に汚染された魚介類を，食べることによって起こった中毒性の神経系疾患で，1956（昭和31）年に公式に確認された。

図2-2　医療扶助費・人員の推移

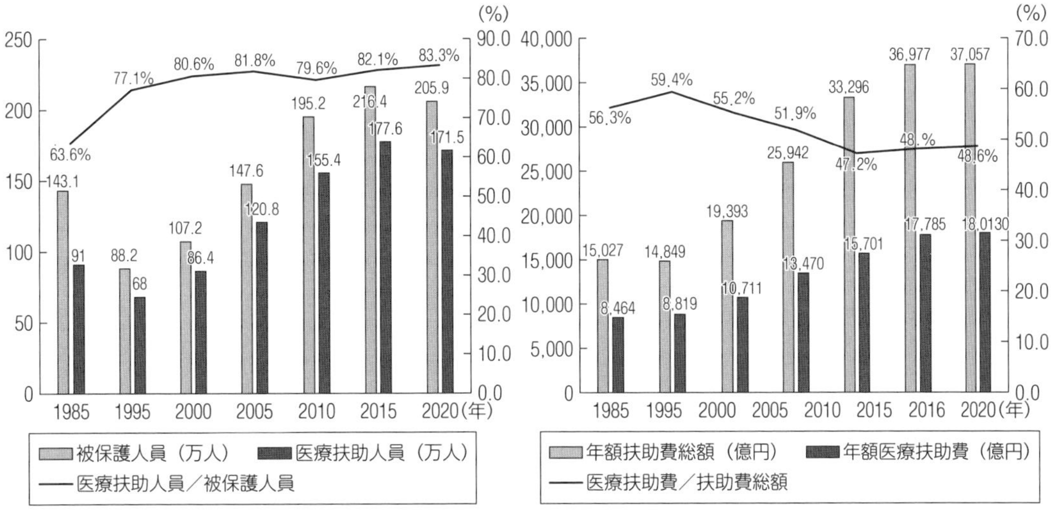

出所：厚生労働省「福祉行政報告例」（2011〔平成23〕年度以前），「被保護者調査」（2012〔平成24〕年度以降），「生活保護費負担金事業実績報告」より筆者作成。

傷病を理由とする受給開始の割合は急速に減少している。1995（平成7）年度には傷病を理由に受給開始をした者の割合が78.1％に及んだが，2020（令和2）年度では19.2％に留まり，貯金等の減少・喪失を理由に受給開始をした者の割合が最も多く，40.9％に達した。

　他方で，医療扶助における被保護人員（1か月平均）は，1994（平成6）年度以降，増加傾向となり，2020（令和2）年度では205.9万人に達した（図2-2）。これに加えて，被保護人員に占める医療扶助人員の割合は83.3％を占め，医療扶助費総額に占める医療扶助費の割合は48.6％（2017〔平成29〕年度）となっている。医療扶助費を病類別にみると，精神疾患の割合は年々減少傾向にあり，2019（令和元）年度では，精神疾患による入院患者割合は34.6％，入院外（外来）患者割合は5.4％にまで減少している。

➡ 生活保護

生活に困窮する者に対してその困窮の程度に応じて必要な保護を行い，健康で文化的な最低限度の生活を保障するとともに自立を助長することを目的としている社会保障の制度。その種類は，生活扶助，住宅扶助，教育扶助，医療扶助，介護扶助，出産扶助，生業扶助，葬祭扶助の8種類となっている。

■第3章■
医療費に関する政策動向

① 国民医療費の動向

　国民医療費は1年度間に保険医療機関等における傷病の治療に要した費用であり，診療費，調剤医療費，柔道整復師・はり師等による治療費，入院時食事療養費，訪問看護療養費のほか，健康保険等で支給される移送費等が含まれる。ただし，国民医療費の対象は傷病の治療にかかる費用が対象であるため，正常分娩や産褥の費用，健康診断，予防接種の費用，生殖補助医療，美容の費用，固定した身体障害のために必要となる義眼や義肢などの費用は含まれない。また，同様の理由から評価医療や選定療養（第1章第4節参照）の費用は含まれない。

　国民医療費は1954（昭和29）年度以降，毎年推計される指標である。国民医療費の動向は，皆保険制度化（1961〔昭和36〕年度）以降，増加が顕著であり，それは人口の高齢化や長寿化，医療の技術革新の影響が大きい（**図3-1**）。

　国民医療費は2020（令和2）年度に42兆9,665億円に達しており，近年は毎年約1兆円の増加傾向であった（**図3-1**）。しかし，国民医療費が対前年度比で減少した例外的現象が5回ある。以下はその時期と要因を整理したものである。

①　2000（平成12）年度：介護保険制度の施行によって，高齢者の医療費の一部が介護費へ移行した。
②　2002（平成14）年度：被用者の自己負担割合の引き上げによって患者の受診抑制が生じた。
③　2006（平成18）年度：診療報酬改定の3.16％引き下げによって国民医療費全体の水準が下がった。
④　2016（平成28）年度：高額薬剤の価格の大幅引き下げによって国民医療費全体の水準が下がった。
⑤　2020（令和2）年度：新型コロナウイルス感染症の蔓延によって，医療機関の診療制限と患者の受診抑制が生じた。

　人口1人あたりの国民医療費は，1954（昭和29）年度は2,400円であったが，1965（昭和40）年度には1万円台となり，1980（昭和55）年度に10万円台，1994（平成6）年度に20万円台，2011（平成23）年度に30万円台，2020（令和2）年度では34万600円となった。

図 3 - 1　国民医療費の年次推移

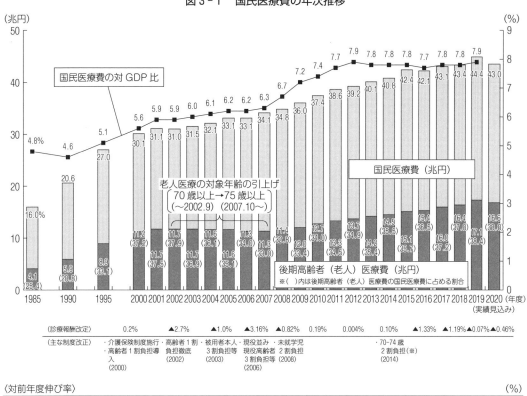

（診療報酬改定）　0.2%　▲2.7%　▲1.0%　▲3.16%　▲0.82%　0.19%　0.004%　0.10%　▲1.33%　▲1.19%▲0.07%▲0.46%

（主な制度改正）
・介護保険制度施行　・高齢者 1 割負担徹底（2002）　・被用者本人 3 割負担等（2003）　・現役並み現役高齢者 3 割負担等（2008）　・70-74 歳 2 割負担（※）（2014）
・高齢者 1 割負担導入（2000）　・未就学児 2 割負担（2006）

〈対前年度伸び率〉 (%)

	1985 (S60)	1990 (H2)	1995 (H7)	2000 (H12)	2001 (H13)	2002 (H14)	2003 (H15)	2004 (H16)	2005 (H17)	2006 (H18)	2007 (H19)	2008 (H20)	2009 (H21)	2010 (H22)	2011 (H23)	2012 (H24)	2013 (H25)	2014 (H26)	2015 (H27)	2016 (H28)	2017 (H29)	2018 (H30)	2019 (R1)	2020 (R2)
国民医療費	6.1	4.5	4.5	▲1.8	3.2	▲0.5	1.9	1.8	3.2	▲0.0	3.0	2.0	3.4	3.9	3.1	1.6	2.2	1.9	3.8	▲0.5	2.2	0.8	2.3	*▲3.2*
後期高齢者 (老人)医療費	12.7	6.6	9.3	▲5.1	4.1	0.6	▲0.7	▲0.7	0.6	▲3.3	0.1	1.2	5.2	5.9	4.5	3.0	3.6	2.1	4.4	1.6	4.2	2.5	3.8	*▲2.4*
GDP	7.2	8.6	2.6	1.4	▲1.9	▲0.7	0.5	0.6	0.8	0.6	0.2	▲4.1	▲3.6	1.5	▲1.0	▲0.1	2.7	2.1	3.3	0.8	2.0	0.2	0.5	–

（注）　1．GDP は内閣府発表の国民経済計算による。
　　　　2．2020年度の国民医療費（及び後期高齢者医療費。以下同じ。）は実績見込みである。2020年度分は，2019年度の国民医療費に2020年度の概算医療費の伸び率（上表の斜字体）を乗じることによって推計している。
（※）　70-74歳の者の一部負担金割合の予算凍結措置解除（ 1 割→ 2 割）。2014年 4 月以降新たに70歳に達した者から 2 割とし，同年 3 月までに70歳に達した者は 1 割に据え置く。

出所：厚生労働省（2022）『厚生労働白書（令和 4 年版）（資料編）』。

① 制度区分別国民医療費

　国民医療費は，制度区分別にみると，公費負担医療給付分，医療保険等給付分，後期高齢者医療給付分，患者等負担分の 4 つに大別できる（図 3 - 2 ）。公費負担医療給付分は 3 兆1,222億円と国民医療費の7.3％を占める。医療保険等給付分は19兆3,653億円で国民医療費の45.1％を占め，そのうち被用者保険は53.2％，国民健康保険は45.3％とほぼ半々となっている。後期高齢者医療給付分は15兆2,868億円で国民医療費全体の35.6％を占める。

　制度区分別国民医療費について理解すべきことは，①後期高齢者に対する医療給付が35.6％を占め，保険財政上の大きな負担になってい

図3-2　国民医療費の構造（2020（令和2）年度）

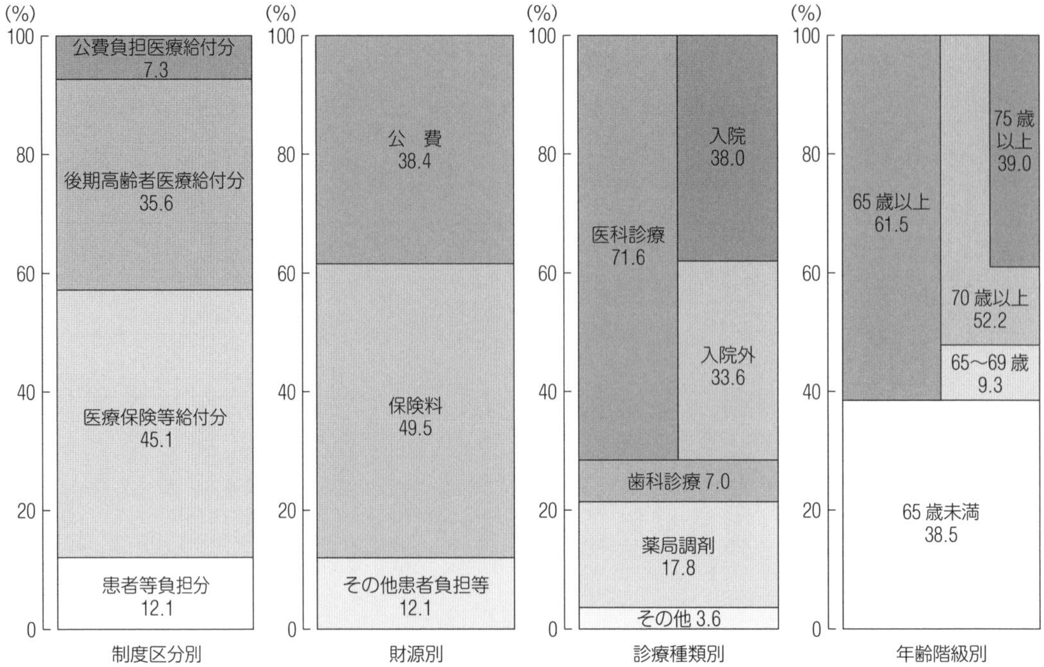

(%)
制度区分別

公費負担医療給付分
7.3

後期高齢者医療給付分
35.6

医療保険等給付分
45.1

患者等負担分
12.1

財源別

公費
38.4

保険料
49.5

その他患者負担等
12.1

診療種類別

公費
38.0

入院
38.0

医科診療
71.6

入院外
33.6

歯科診療 7.0

薬局調剤
17.8

その他 3.6

年齢階級別

65歳以上
61.5

75歳以上
39.0

70歳以上
52.2

65〜69歳
9.3

65歳未満
38.5

出所：厚生労働省「令和2（2020）年度　国民医療費の概況」より筆者作成。

ること，②患者の総額としての直接の自己負担割合は12.1％に留まっ
て運営されていることである。

②　財源別国民医療費

　国民医療費は，財源別にみると，公費，保険料，その他の3つに大
別できる（**図3-2**）。公費は，公費負担医療制度によって給付される
医療費の国庫負担分と地方自治体の負担金のほか，医療保険や労災保
険などの給付に対して支出される国庫からの補助金，さらには地方自
治体の一般会計からの繰入金，都道府県の支出金地方自治体単独の実
施分からなる。保険料は，医療保険，労働者災害補償保険などにおけ
る事業主と被保険者，国民健康保険加入者が保険料として負担する分
となる。このほかは，患者が治療に際して支出する額となっている。

　2020（令和2）年度の財源別国民医療費の内訳は，公費が16兆4,991
億円（38.4％），保険料は21兆2,641億円（49.5％），その他5兆2,033億
円（12.1％）となっている。

　財源別国民医療費について理解すべきことは，①医療保険は原則，
保険方式で運営されているものの，加入者の社会保険料と公費，患者
の自己負担の3つに分けて財源が確保されていること，②内訳の比率
は，社会保険料：公費：自己負担が概ね5：4：1であることである。

③　診療種類別国民医療費

国民医療費は，診療種類別にみると，医科診療医療費，歯科診療医療費，薬局調剤医療費，入院時食事・生活医療費，訪問看護医療費，療養費等の 6 つに大別できる（**図 3 - 2**）。

2020（令和 2）年度の診療種類別国民医療費は，医科診療医療費は30兆7,813億円で71.6％を占めており，そのうち入院医療費は16兆3,353億円（38.0％），入院外医療費は14兆4,460億円（33.6％）となっている。また，歯科診療医療費は 3 兆22億円（7.0％），薬局調剤医療費は 7 兆6,480億円（17.8％），入院時食事・生活医療費は7,494億円（1.7％），訪問看護医療費は3,254億円（0.8％），療養費等は4,602億円（1.1％）となっている。

診療種類別国民医療費について理解すべきことは，①内訳の比率は，医科：歯科：調剤が7：1：2であること，②医科診療医療費の内訳の比率は，入院：入院外が53：46で入院の割合が相対的に高いことである。

④　年齢階級別国民医療費

国民医療費は，年齢階級別にみると（**図 3 - 2**），0 〜14歳は 2 兆1,056億円（4.9％），15〜44歳は 5 兆129億円（11.7％），45〜64歳は 9 兆4,165億円（21.9％），65歳以上は26兆4,315億円（61.5％）となっている（2020〔令和 2〕年度）。

国民医療費は，人口 1 人あたりでみると，65歳未満は18万3,500円，65歳以上は73万3,700円となっている。そのうち，医科診療医療費は65歳未満が12万2,300円，65歳以上が54万8,400円となっている。歯科診療医療費は65歳未満が 2 万200円，65歳以上が 3 万2,800円となっている。薬局調剤医療費は65歳未満が 3 万5,300円，65歳以上が12万3,900円となっている（2020〔令和 2〕年度）。

年齢階級別国民医療費について理解すべきことは，①内訳の比率は，65歳未満：65歳以上が4：6であること，②65歳以上の医療費の内訳の比率は，75歳未満：75歳以上が4：6であることである。

⑤　傷病分類別医科診療医療費

国民医療費のうち，医科診療医療費を（主）傷病分類別にみると（**図 3 - 2**），「循環器系の疾患」6 兆21億円（19.5％）が最も多い。次いで「新生物〈腫瘍〉」4 兆6,880億円（15.2％），「筋骨格系及び結合組織の疾患」2 兆4,800億円（8.1％），「損傷，中毒及びその他の外因の影響」2 兆4,274億円（7.9％），「腎尿路生殖器系の疾患」2 兆2,733億円（7.4％）の順となっている（2020〔令和 2〕年度）。

傷病分類別医科診療医療費を年齢階級別にみると，65歳未満では

「新生物〈腫瘍〉」１兆5,816億円（14.3％）が最も多く，65歳以上では「循環器系の疾患」４兆7,908億円（24.2％）が最も多い。また性別でみると，男性は「循環器系の疾患」（21.0％），「新生物〈腫瘍〉」（16.7％），「腎尿路生殖器系の疾患」（8.4％）の順に多く，女性は「循環器系の疾患」（18.1％），「新生物〈腫瘍〉」（13.8％），「筋骨格系及び結合組織の疾患」（10.2％）の順に多い（2020（令和２）年度）。

　傷病分類別医科診療医療費について理解すべきことは，①全体では，循環器系の疾患，新生物（腫瘍），筋骨格系及び結合組織の疾患の順に多いこと，②65歳未満では新生物（腫瘍）が最も多く，65歳以上では循環器系の疾患が最も多いことである。

⑥　都道府県別国民医療費

　国民医療費は，都道府県（患者住所地）別にみると，東京都が４兆2,972億円と最も高く，次いで大阪府３兆2,991億円，神奈川県２兆7,925億円の順となっている。逆に，最も低いのは，鳥取県1,984億円，次いで島根県2,595億円，福井県2,600億円の順となっている（2020〔令和２〕年度）。

　国民医療費は，人口一人あたりでみると，高知県が45万7,600円と最も高く，次いで鹿児島県42万6,700円，長崎県42万1,000円の順となっている。逆に，最も低いのは，埼玉県29万8,200円，次いで千葉県29万9,700円，神奈川県30万2,300円の順となっている（2020〔令和２〕年度）。

　都道府県別国民医療費について理解すべきことは，①全体では，地域別の医療費水準は北海道を除き西高東低の傾向にあること，②地域別の人口１人あたり国民医療費では，高知県，鹿児島県，長崎県が高く，埼玉県，千葉県，神奈川県という南関東の三県が低いことである。

② 今後の医療費政策の動向

　政府は，国民医療費の増加傾向に対して政府が本格的な取り組みとして医療費適正化政策を打ち出している。この医療費適正化という表現は，医療費抑制を表すと指摘する者が多いが，正確な表現ではない。なぜなら，単に費用を抑制するための政策であれば，診療報酬の単価を国民医療費の増加分だけ切り下げてしまえば解決できるからである。医療費適正化は，国民の健康改善を図るために投じられる医療費を効率的に提供すること，国民の健康増進を図ることによって医療費の総

額の伸び率を抑制することを指しているのである。

　具体的には，医療費適正化政策は，高齢者の医療の確保に関する法律（1982〔昭和57〕年）に基づき，第一期医療費適正化計画（2008〜2012年度），第二期計画（2013〜2017年度），第三期計画（2018〜2023年度）として示されている。

　2008（平成20）年に施行された第一期医療費適正化計画では，都道府県医療費適正化計画の目標の参酌標準，都道府県医療費適正化計画の作成と評価に関する基本的事項等が基本方針とされた。計画期間を5年として，都道府県ごとに住民の健康の保持の推進に関する目標と医療の効率的な提供に関する目標を設定させた。そして，目標達成のために都道府県が取り組むべき施策の策定や，保険者，医療機関その他の関係者の連携・協力を得ながら計画期間の医療費の見通しを立てることを義務付けた。

　第一期計画では，住民の健康の保持の推進について，特定健康診査の実施率（40歳から74歳までの対象者の70％以上），特定保健指導の実施率（対象者の45％以上），メタボリックシンドロームに該当する者とその予備群の減少率（−10％）に関する数値に2012（平成24）年度までの目標値が示された。このほか，医療の効率的な提供の推進のために，療養病床数や平均在院日数の数値目標を示すよう指示を行われた。

　第二期計画では，第一期計画での実績を踏まえ目標設定を各都道府県に指示した。全国目標として，特定健康診査の実施率70％，特定保健指導の実施率45％，メタボリックシンドロームに該当する者とその予備群の減少率−25％を掲げた。また，各保険者の目標を基に，各都道府県における保険者の構成割合を勘案して算出した数値を参考に都道府県に目標を設定させた。医療の効率的な提供の推進については，病院・病床機能の分化・強化，在宅医療の推進，医療と介護の連携強化によって入院期間の短縮を目指すよう指示を行い，各都道府県が自主的かつ積極的に政策に取り組むよう促した。さらに，後発医薬品の安心使用促進を都道府県の役割とした。また，たばこ対策の普及啓発施策に関する目標を設定させることを通知した。

　第三期計画では，新たに，入院医療費について都道府県の医療計画（地域医療構想）に基づく病床機能の分化・連携の推進の成果を反映させて推計すること，外来医療費について糖尿病の重症化予防，特定健診・保健指導の推進，後発医薬品の使用促進（80％目標），医薬品の適正使用による医療費適正化の効果を織り込んで推計するように指示をした。

　こうした政府による都道府県に対する強い介入は，包括的な医療の

➡ 地域医療構想
⇨65頁参照

効率化と国民の健康増進を進める意味では一定の効果を期待できるものである。医療保険財政が厳しさを増す中で，今後も政府の介入の程度はさらに強まることが予想される。しかし，これらの医療費適正化政策は，目的としても結果としても，国民の健康増進に寄与する政策であることは疑いようがない。医療保険財政の問題はあるにせよ，いたずらに診療報酬の引き下げに対する批判を重ねることは賢明ではない。

■第4章■
診療報酬

① 保険診療のしくみ

☐ 基本的な保険診療のしくみ

保険診療は，保険料の支払いによって加入資格を得た加入者が，保険医療機関において保険証の提示の上で受診することから始まる。保険医療機関は保険診療を行った後，**診療報酬**の一部を患者に請求する（患者の一部負担金）。残りの診療報酬は，保険医療機関が審査支払機関に請求し，診療内容の審査を受けた上で，医療保険者へ請求され，約2か月後に保険医療機関が受け取ることになる（**図1-1**参照）。

審査支払機関には，社会保険診療報酬支払基金と国民健康保険団体連合会の2つがある。社会保険診療報酬支払基金は被用者保険の診療内容の審査を行い，国民健康保険団体連合会は国民健康保険と後期高齢者医療制度の審査を行う。審査の過程で，診療内容と請求額に誤記載などの疑義が生じた場合には，審査支払機関が保険医療機関等へ問い合わせ，修正を求めることがある。

☐ 診療報酬

診療報酬は，医科，歯科，調剤のいずれも実施した診療行為について1点10円の単価によって点数化され，原則，それらが積算される出来高支払方式が採用されている。

ただし，**急性期入院医療**は，出来高支払方式と包括支払方式が組み合わされるしくみが採用されている。包括支払方式は，診断群分類に基づく1日当たり**定額報酬算定制度**（DPC / PDPS：Diagnosis Procedure Combination / Per-Diem Payment System）」と呼ばれ，2003（平成15）年度に導入された。この包括支払方式は，医療機関自らの判断で対象病床を申請することになっており，2022（令和4）年4月現在，DPC対象病院は1,764病院，約48万床，一般病床に占めるDPC対象病床は約85％となっている。

DPC対象病院における急性期入院医療の診療報酬は，DPC/PDPSに基づく包括評価部分と出来高部分が組み合わされるしくみとなっている。包括評価部分は，入院基本料や検査，画像診断，注射，投薬，1,000点未満の処置等にかかる費用が対象となる。出来高部分は，医学管理や手術，麻酔，放射線治療，1,000点以上の処置等にかかる費用が対象となる。

➡診療報酬
保険医療機関及び保険薬局が，保険医療サービスに対する対価として，保険者から受け取る報酬であり，個々の技術，サービスは点数化（1点10円）されて評価されている。また，医薬品は銘柄別に薬価基準，医療材料は品目別に材料価格基準という形で公定価格が決められている。

➡急性期入院医療
疾病や外傷など急性発症した疾患や慢性疾患の急性増悪の治療を目的として，一定程度の改善まで医師・看護師・リハビリテーション専門職員等が中心となって行う医療を指す。なお，医療機能の分類としては，高度急性期機能，急性期機能，回復期機能，慢性期機能の4つがある。

➡定額報酬算定制度
複数の医療行為に対して包括的に報酬を割り当てること。DPC／PDPSの場合には，入院基本料や検査，画像診断，注射，投薬，1000点未満の処置等にかかる費用に対する報酬を一括して取り決めている。

　包括評価部分の単位となる診断群分類は，国際疾病分類（ICD）に基づく傷病名と手術・処置等の診療行為によって支払分類が分けられる。支払分類は，投入された医療資源（医療費）の類似する治療でまとめられており，その支払分類ごとに入院期間が3分割（それを越える入院期間については出来高支払い）され，それぞれ1日あたりの単価が決められている。

　支払分類で規定される入院期間は，全国のDPC対象病院から提出された同一の支払分類のデータを基に設定されている。入院期間は短期区分であるほど高単価に設定されており，この制度は急性期病院に対して急性期医療からの早期退院を促す誘因を与える設計となっている。

　包括支払方式が採用される医療には，急性期入院医療（DPC対象病院）に加えて，慢性期医療（療養病床）がある。療養病棟は，療養病棟入院基本料として，入院基本料，検査，投薬，注射，処置が医療区分とADL区分によって包括評価されている。これは，状態変化の乏しい療養病床の入院患者は，医療処置の内容と日常生活動作の水準によって概ね費用が標準化できるとの判断によるものである。

☐ 薬価基準と材料価格基準

　保険診療で使用可能な薬剤と医療材料の価格は，それぞれ薬価基準と材料価格基準として定められる。

　薬価は，保険収載医薬品として薬剤の銘柄，単位ごとに単価が決められる（薬価基準）。薬価は市場で取引される価格調査に基づき，市場価格の加重平均値に改定前の薬価の2％を調整幅として加えた額が基本となっている。

　薬価は，2020（令和2）年度までは診療報酬改定と同時期に改定されていたが，2021（令和3）年度からは毎年改定されることとなった。なお，新規承認された医薬品と後発医薬品については改定時期にかかわらず，年に数回改定される。これらの制度変更は，医薬品の実勢価格を可能な限り早急に薬価へ反映させることによって医療費の節減を図るために行われた。

　医療材料価格は，保険診療で使用可能な医療材料の範囲を機能分類ごとに単価が決められる（材料価格基準）。材料価格は診療報酬改定と同時期に改定され，材料価格基準に収載されていない医療材料は保険請求することはできない。

② 診療報酬制度と改定の概要

☐ 診療報酬の決定のしくみ

診療報酬は1994（平成6）年から原則2年に1度，改定されている。改定のしくみは，厚生労働大臣が中央社会保険医療協議会（中医協）に諮問し，中医協総会が審議を経て答申し，大臣告示，関係通知の交付が行われる（健康保険法・船員保険法）。また，中医協は，審議，答申のほか，自ら厚生労働大臣に建議する権限も有する（社会保険医療協議会法）。

中医協総会の委員は，保険者の代表7名（健康保険，船員保険及び国民健康保険の保険者並びに被保険者，事業主及び船舶所有者を代表する委員）と医療従事者の代表7名（医師，歯科医師及び薬剤師を代表する委員），公益を代表する委員6名の委員定数20名で構成され，近年はこれに専門委員の10名が加わっている。

診療報酬の改定は，内閣による医療費総枠の改定率の決定を受けて**社会保障審議会**が基本方針を決定し，中医協がその他の診療行為の範囲と点数の変更を審議する過程によって行われる。

➡ 社会保障審議会
厚生労働省に設置されている審議会等の一つで，2001（平成13）年に厚生労働省設置法第6条第1項に基づき設置された。

☐ 診療報酬改定の経過

診療報酬の改定は，2000（平成12）年度以降，引き下げか，わずかな引き上げに留まることが多くなった（**表4-1**）。これは，国民医療費増大に伴う医療保険財政の逼迫によるところが大きい。

① 2006（平成18）年度の改定

小泉内閣が患者，保険者，医療機関に「三方一両損」を飲ませる形で，大幅な引き下げが行われた。2004（平成16）年度に始められた臨床研修医制度の影響（医師不足）が高まる中で，医療機関は大きな衝撃を受けることとなり，国民医療費も対前年比で減少することとなった。

② 2008（平成20）年度の改定

病院勤務医の負担軽減や不足していた産科・小児科への重点評価，病院の役割分担，救急医療対策が重視された。最大の焦点は診療所の再診料の引き下げであり，限られた財源を病院勤務医に割り当てる方針を病院と診療所の格差是正を理由に押し通した。また，7対1入院基本料の導入によって看護師不足が生じたことから重症度・看護必要

表 4 - 1　診療報酬改定率の経過

年　　度	2000	2002	2004	2006	2008	2010
全体(A+B)	+0.20%	−2.70%	−1.00%	−3.16%	−0.82%	+0.19%
本体　(A)	+1.90%	−1.30%	0.00%	−1.36%	+0.38%	+1.55%
薬価等（B)	−1.70%	−1.40%	−1.00%	−1.80%	−1.20%	−1.36%

2012	2014	2016	2018	2019	2020	2022
+0.004%	+0.10%	−0.84%	−0.90%	−0.07%	−0.46%	−0.94%
+1.38%	+0.73%	+0.49%	+0.55%	+0.41%	+0.55%	+0.43%
−1.38%	−0.63%	−1.33%	−1.45%	−0.49%	−1.01%	−1.37%

注：2014年と2019年の消費税対応分除く。
出所：厚生労働省「診療報酬改定について」の改定年の資料から筆者作成。

度の評価を導入したことや，回復期リハビリテーション病棟に対して成功報酬制度を導入したのも大きな動きであった。

③　2010（平成22）年度の改定

民主党政権が診療報酬の大幅な引き上げを公約にしたものの，実現はされることはなく決まった。中医協の委員から日本医師会の役員を外すなどの取り組みはされたが，結果として，救急，産科，小児，外科といった領域の医師不足に伴う病院勤務医の負担軽減を図るなど，従来の重点政策を継承せざるを得なかった。また，後期高齢者を対象とする診療報酬項目を解体したのは大きな変更であった。慢性疾患の1つを主病とする後期高齢者に対する継続的な管理を評価する包括点数を廃止し，年齢による一律の差別化政策を取り止めた。

④　2012（平成24）年度の改定

病院勤務医の負担軽減と在宅医療の充実が二大主題となった。在宅医療が重点課題に掲げられたのはこの改定からである。在宅医療は入院期間の短縮化を図り，早期に転床，或いは退院をさせる方針を明確化した。有床診療所の看取り加算を新設するなどの政策によって，地域医療連携の強化を行った。

⑤　2014（平成26）年度の改定

医療機関の機能分化の推進と在宅医療の充実，医療機関相互の連携や医療・介護の連携の評価が重点課題となった。「地域包括ケアシステム」が用いられたのはこの改定が初めてである。入院医療は，高度急性期と一般急性期の機能の明確化，急性期病床と長期療養を担う病床の機能分化，回復期病床の充実と機能に応じた評価，有床診療所における入院医療の評価と機能分化を強力に推進する方針が掲げられた。この改定では，地域包括ケア病棟を新たに設置し，その入院料は最大2,558点という政策誘導を行ったことで病院関係者に衝撃が走った。

外来医療は主治医機能➡の評価や紹介率・逆紹介率を算定要件に含めたほか，在宅医療を担う医療機関の確保と質の高い在宅医療の推進や，医療機関相互の連携や医療・介護の連携を評価するなど，機能分化と連携を包括的に推進する政策が掲げられた。

⑥ 2016（平成28）年度の改定

地域包括ケアシステムの推進と医療機能分化，チーム医療の推進，後発医薬品の使用促進が重点課題となった。チーム医療の推進は，病院勤務医の負担軽減に限らず，医療機能分化や在宅医療の推進にも寄与するため，チーム医療を通じて提供されるケアは軒並み加算が新設された。

また，回復期リハビリテーション病棟➡は成功報酬の色合いを強め，早期退院と質の向上を促した。精神医療も早期に地域移行を図り，地域生活支援を行うことで質の向上を促した。薬剤処方は後発医薬品の使用促進のために従来の数量の評価に加えて，残薬管理や重複投薬，多剤投薬の是正を求める内容となった。なお，前年の難病法の制定に伴い，指定難病は56疾患から306疾患に大幅に拡大指定された。

⑦ 2018（平成30）年度の改定

地域包括ケアシステムの構築と医療機能の分化・強化と連携の推進，質の高い医療の実現・充実，医療従事者の負担軽減と働き方改革の推進，効率化・適正化を通じた制度の安定性・持続可能性の強化（高額薬剤の評価のあり方の見直し）が重点課題となった。

特に，入院医療評価体系は，基本的な医療の評価部分と診療実績に応じた段階的な評価部分との二つの評価を組み合わせたものとなった。具体的には，入院基本料を急性期医療，急性期医療〜長期療養，長期療養の機能の3つに分けた。急性期医療の評価は基本を10対1入院基本料とし，診療実績に応じて単価を引き上げる方式とした。これによって実質的に，高度急性期病院は7対1入院基本料を算定し，一般急性期病院は10対1入院基本料を算定する方針が示された。

このほか，外来医療は，かかりつけ医の機能評価の要件を緩和し，よりかかりつけ医登録をしやすくした。入退院支援の推進では，従来の退院支援加算から入退院支援加算に名称を変更し，入口と出口の管理を評価する内容とした。これらの方針は医科に留まらず，歯科においてもかかりつけ歯科医機能を評価した。また，周術期（手術前，手術，手術後の期間）でも日常でも口腔機能管理の推進が掲げられた。さらには，調剤でも地域医療に貢献する薬局を評価するなど，あらゆる医療資源を利活用し，地域包括ケアシステムの推進を行う方針が示された。

☐ 2020（令和2）年度の診療報酬改定の概要

　2020（令和2）年度の改定では，①医療従事者の負担軽減と医師等の働き方改革の推進，②患者・国民にとって身近で安心・安全で質の高い医療の実現，③医療機能の分化・強化・連携と地域包括ケアシステムの推進，④効率化・適正化を通じた制度の安定性・持続可能性の向上の4つが重点課題となった。

①　医療従事者の負担軽減と医師等の働き方改革の推進

　地域の救急医療において一定の実績を有する医療機関は，医療従事者の労務管理の厳格化により，入院医療の提供を新たに評価された（地域医療体制確保加算）ほか，医療従事者の常勤配置や専従要件が緩和された。

②　患者・国民にとって身近で安心・安全で質の高い医療の実現

　かかりつけ機能の評価を行い，薬剤師についても評価をさらに高めた。また，精神医療の評価では地域移行と地域生活支援を含む質の高さを評価する制度が導入された。救急医療では，受け入れ実績の評価ではなく，患者の重症度に応じた評価の差別化が行われた。

③　医療機能の分化・強化・連携と地域包括ケアシステムの推進

　地域包括ケア病棟の施設基準は，入退院支援及び地域連携業務を担う部門の設置が要件とされ，許可病床数が400床以上の病院は地域包括ケア病棟入院料を届け出られないこととなった。また，DPC対象病棟から地域包括ケア病棟へ転棟する場合でも，原則としてDPC／PDPSによる評価に見直された。

④　効率化・適正化を通じた制度の安定性・持続可能性の向上

　医薬品は**後発医薬品**➡の調剤数量割合の高さを評価したことに加え，一般名処方（医薬品の処方を製品名ではなく，成分名で処方すること）の評価の引き上げ（一般名処方加算）によって医師への処方の誘因を高めた。

☐ 2022（令和4）年度の診療報酬改定の概要

　2022（令和4）年度の改定は，新型コロナウィルス感染症の蔓延を踏まえた質の高い医療提供体制の構築が重点課題となった。具体的には2つの視点で示され，1つは新興感染症に対応可能な効率的，効果的な医療が提供できること，もう1つは医療従事者の業務負担軽減を通じた安心，安全な医療が提供できることである。

　効率的，効果的な医療の提供では，新興感染症等に対応できる医療提供体制の構築のために医療計画の見直しを行うことや，医療機能と患者の状態に相応しい入院医療の評価，外来医療の機能分化，かかり

➡**後発医薬品**

別名ジェネリック医薬品。製造開発の特許を取得した先発医薬品と，治療学的に同等である医薬品であり，20〜25年間の特許が切れ，製造工程が公表された後に製造販売が承認される医薬品。先発医薬品よりも研究開発費を低く抑えられることから，先発医薬品に比べて薬価は大幅に安価となる。諸外国に比べて日本は先発医薬品を好む傾向が強かったことが普及を遅滞させたが，後発医薬品の使用は，患者負担の軽減と医療保険財政の改善の双方に寄与できる。

つけ医，かかりつけ歯科医，かかりつけ薬剤師の機能評価，質の高い在宅医療・訪問看護の確保が掲げられた。

安心，安全な医療の提供では，医療機関内の労務管理や労働環境改善を推進させることや，チーム医療を含む労務の共有化の推進，ICTの利活用の推進の評価が行われた。

③ 介護報酬との関係

➡️ 介護給付費単位数表

介護事業所が介護サービスに対する対価として，保険者から受け取る報酬を取りまとめたもの。

介護報酬は，介護事業者が利用者（要介護者，要支援者）に介護サービスを提供した場合に，その対価として**介護給付費単位数表**➡️に基づいて介護事業者に支払われる報酬である。その単位数は，厚生労働大臣が社会保障審議会の意見を基に定めることとなっている。保険者から介護事業者に直接支払われる報酬は単位数表の9割であり，残りの1割は利用者負担となる。

医療保険の給付（診療報酬の算定）は，介護保険の給付（介護報酬の算定）と調整されるものがあり（重複することはない），注意が必要である（表4-2）。すなわち，要介護者・要支援者が必要に応じて医療を受ける場合が一般的な事例となるが，要介護者・要支援者の現在の（病院への入院を含む）居場所によっても診療報酬の算定対象は異なる。制度が非常に複雑であるため，個別の算定項目よりも患者区分を理解しておくべきである。

まず，患者が現在，入院中ではない場合，その居場所によって3つに分類される。患者が現在，入院中である場合にも，その居場所によって3種5つに分類される。介護老人保健施設や介護老人福祉施設等に入所中である場合は，その居場所によって2種4つに分類される。また，介護医療院に入所中の場合は，2つに分類される。

このように，診療報酬の算定対象は，患者の状態（要介護者・要支援者であるか）と現在の患者の居場所によって異なる。例えば，要介護者・要支援者に対する在宅医療では，医師が行う診療に係る点数（往診料，訪問診療料等）はすべて医療保険で算定する。他方で，要介護者・要支援者に対する訪問看護，訪問リハビリテーション，訪問薬剤管理指導，訪問栄養食事指導は，介護保険が優先し，医療保険では算定できない（一部の訪問看護，訪問リハビリテーションを除く）。しかし，要介護者・要支援者以外の患者に対する訪問看護，訪問リハビリテーション，訪問薬剤管理指導，訪問栄養食事指導は，医療保険で算定す

表4-2　医療保険と介護保険の給付調整を行う場合の対象者区分

区　　分		備　　考
入院中ではない患者	自宅，社会福祉施設，身体障害者施設等	短期入所生活介護，介護予防短期入所生活介護，短期入所療養介護又は介護予防短期入所療養介護を受けている者を除く
	認知症対応型グループホーム	認知症対応型共同生活介護又は介護予防認知症対応型共同生活介護
	特定施設	指定特定施設，指定地域密着型特定施設，指定介護予防特定施設に限る
入院中の患者	介護療養型医療施設の病床以外の病床	短期入所療養介護又は介護予防短期入所療養介護を受けている者を除く
	1. 介護療養医療施設 2. 短期入所療養介護又は介護予防短期入所療養介護を受けている患者	認知症病棟の病床を除く 介護老人保健施設の療養室又は認知症病棟の病床を除く
	1. 介護療養医療施設 2. 短期入所療養介護又は介護予防短期入所療養介護を受けている患者	認知症病棟の病床に限る 認知症病棟の病床に限る
入所中の患者	1. 介護老人保健施設 2. 短期入所療養介護又は介護予防短期入所療養介護を受けている患者	介護老人保健施設の療養室に限る
	1. 介護老人福祉施設又は地域密着型介護老人福祉施設 2. 短期入所生活又は介護予防短期入所生活介護を受けている患者	
介護医療院の場合	1. 入所中の患者 2. 短期入所療養介護又は介護予防短期入所療養介護を受けている患者	介護医療院サービス費用のうち，他科受診時費用（362単位）を算定しない日の場合
		介護医療院サービス費用のうち，他科受診時費用（362単位）を算定した日の場合

出所：厚生労働省「「医療保険と介護保険の給付調整に関する留意事項及び医療保険と介護保険の相互に関連する事項等について」の一部改正について」（保医発0330第2号）平成30年3月30日より筆者作成。

る。このように診療報酬と介護報酬の調整がどのように定められているかは，その都度確認を要する複雑さがある。

 高齢者のケアを支援する診療報酬制度

☐ 高齢者のケアと診療報酬

　ケアの場は，地域包括ケアシステムにおいて従来の病院や診療所を中心としたものから，近年は多様な場へと拡大している。

　特に高齢者の場合は自宅以外のケアの場として，介護老人福祉施設（特別養護老人ホーム），介護老人保健施設（老健），介護療養型医療施設（療養病床）の3類型が主たるケアの場とされてきた。そこへ，2018（平成30）年度に介護医療院が創設され，介護保険施設の対象は4類型となった。

介護医療院は，介護保険法に定められる施設であり，介護保険法第8条第29項において「要介護者であって，主として長期にわたり療養が必要である者に対し，施設サービス計画に基づいて，療養上の管理，看護，医学的管理の下における介護及び機能訓練その他必要な医療並びに日常生活上の世話を行うことを目的とする施設」となっている。つまり，介護医療院は医療の必要な要介護高齢者の長期療養，生活施設であり，介護療養型医療施設（2023〔令和5〕年度末廃止予定）に代わる役割を期待されているのである。

なお，介護老人福祉施設（特別養護老人ホーム）は，介護保険保第8条第27項において「老人福祉法第20条の5に規定する特別養護老人ホーム（入所定員が30人以上であるものに限る。以下この項において同じ）であって，当該特別養護老人ホームに入所する要介護者に対し，施設サービス計画に基づいて，入浴，排せつ，食事等の介護その他の日常生活上の世話，機能訓練，健康管理及び療養上の世話を行うことを目的とする施設」と定義されている。

また，介護老人保健施設は，介護保険法第8条第28項において「要介護者であって，主としてその心身の機能の維持回復を図り，居宅における生活を営むことができるようにするための支援が必要である者に対し，施設サービス計画に基づいて，看護，医学的管理の下における介護及び機能訓練その他必要な医療並びに日常生活上の世話を行うことを目的とする施設」と定義されている。

高齢者の居住の場が多様化する中で，それらにおけるケアに対しても診療報酬は当然，支払われる。自宅で療養する者に対するケアは往診や訪問看護が中心となるが，これは，**サービス付き高齢者向け住宅**，高齢者向けの優良な賃貸住宅，シルバーピア（シルバーハウジング），住宅確保要配慮者向け賃貸住宅（セーフティネット住宅）についても自宅に等しいことから同様である。さらに，養護老人ホーム，軽費老人ホーム（ケアハウス），都市型軽費老人ホーム，介護付**有料老人ホーム**，住宅型有料老人ホーム，健康型有料老人ホーム，**認知症高齢者グループホーム**についてもその居住の場は介護保険上，在宅と扱われ，それらにおけるケアに対しても診療報酬は支払われる（**表4-3**）。

このような自宅等で療養する者に対するケアは，具体的には，訪問診療，投薬，検査，処置等が中心となる。訪問看護，通所リハビリテーション，訪問リハビリテーションは，医療保険適用の場合と介護保険適用の場合があることには注意が必要である。医療保険と介護保険のどちらが適用となるかは対象者が要支援・要介護者であるかで判断され，要支援・要介護者の場合は原則，介護保険の適用となる。ただ

表 4 - 3　高齢者の住まいの系図

区　　分		名　　称	概　　要
住　宅		サービス付き高齢者向け住宅	バリアフリー化され，安否確認サービス，緊急時対応サービス，生活相談サービス等の付いた住宅として「高齢者の居住の安定確保に関する法律」に基づき，都道府県等に登録された住宅。収入に応じて家賃減額を受けられる住宅もある。有料老人ホームに該当するものは，特定施設入居者生活介護の事業者指定を受けることも可能。
		高齢者向けの優良な賃貸住宅	バリアフリー化された住宅として「高齢者の居住の安定確保に関する法律」に基づき，国の補助等を受けて整備された住宅。収入に応じて家賃減額を受けられる住宅もある。
		シルバーピア（シルバーハウジング）	バリアフリー化され，安否確認サービス，緊急時対応サービスの付いた住宅として東京都に認定された住宅。収入に応じて家賃減額を受けられる住宅もある。
		住宅確保要配慮者向け賃貸住宅（セーフティネット住宅）	「住宅セーフティネット法」に基づく一定の基準を満たす高齢者など住宅確保要配慮者の入居を拒まない賃貸住宅として都道府県等に登録された住宅。
施設	介護保険施設	介護老人福祉施設（特別養護老人ホーム）	常時介護が必要で課程での生活が困難な人が，介護や身の回りの世話を受けながら生活する施設。
		介護老人保健施設	病状が安定し，病院から退院した人などが，リハビリテーションを中心とする医療的ケアと介護を受ける施設。
		介護医療院	日常的な医学管理や看取り・ターミナルケア等の機能と生活施設としての機能とを兼ね備えた施設。
		介護療養型医療施設	比較的長期にわたって療養が必要な人が入院して，療養上の管理や介護を受ける施設（2024年3月31日廃止予定）。
	その他（介護保険では在宅扱い）	養護老人ホーム	環境上の理由と経済的理由により，居宅で生活することが困難な高齢者が，区市町村の措置により入所し，社会復帰及び自立のために必要な指導及び訓練その他の援助を受ける施設。
		軽費老人ホーム（ケアハウス）	本人の収入に応じて低額な費用で日常生活上必要なサービスを受けながら，自立した生活を送ることができる住まい。
		都市型軽費老人ホーム	居室面積要件等の施設基準を緩和した軽費老人ホームで，居室面積が狭く，利用料が安く，低所得者が対象。
		介護付有料老人ホーム	特定施設入居者生活介護の指定を受けた有料老人ホーム。元気な人も入居可能なものや入居を介護が必要な人に限るものなどさまざまなタイプがある。
		住宅型有料老人ホーム	食事等の日常生活上のサービスは付くが，介護サービスは別契約で外部の事業所を利用する有料老人ホーム。
		健康型有料老人ホーム	食事等の日常生活上のサービスが付いた有料老人ホーム。介護が必要になると原則として退去。
		認知症高齢者グループホーム	認知症高齢者が5～9人の少人数で，家庭的な雰囲気の下で介護や身の回りの世話を受けながら共同生活を送る住まい。

出所：「東京都高齢者保健福祉計画（2018年度～2020年度）」158より筆者作成。

し，要支援・要介護者であっても厚生労働大臣が定める特定の疾病（末期の悪性腫瘍，多発性硬化症等），急性増悪時の訪問看護の場合は医療保険が優先的に適用となる。

☐ 自宅等で療養する者に対するケアの評価

自宅等で療養する者に対するケアは，在宅患者診療・指導料として算定できることになっている。その内容は，①医師に係る評価，②看護師等に係る評価，③理学療法士，作業療法士，言語聴覚士に係る評

価，④薬剤師に係る評価，⑤管理栄養士に係る評価の5つに分けられる（ここでは一部を抜粋して解説する）。

医師に係る評価をみると，まず，往診料は，患者又は家族等の患者の看護・介護にあたる者が保険医療機関に対して電話等で直接往診を求め，依頼を受けた医師が往診の必要性を認めた場合に行われる往診に対する診療報酬である。この往診料において重要なことは，あくまで患家（患者の居住する場）の求めに応じた依頼に基づくものでなければならないことである。すなわち，定期的，計画的な往診の場合には算定できないことに注意が必要である（表4-4）。

在宅患者訪問診療料は，在宅療養患者に対して，計画的に訪問診療を行った場合，あるいは他の保険医療機関の依頼により訪問診療を行った場合（在宅患者訪問診療料Ⅰ）に算定できる。この在宅患者訪問診療料Ⅰにおいて重要なことは，在宅療養患者の在宅とは，保険医療機関，介護老人保健施設又は介護医療院で療養を行っている患者以外の患者を指すことと，在宅療養患者とは，疾病，傷病のために通院による療養が困難な者であること，そして，定期的な往診が要件となっていることである。

在宅患者訪問診療料Ⅱでは，有料老人ホーム等に入居する患者に対して，保険医療機関が併設する有料老人ホーム等へ定期的に訪問診療を行った場合，或いは併設する有料老人ホーム等へ他の医療機関の依頼により訪問診療を行った場合に算定できる。この在宅患者訪問診療料Ⅱにおいて重要なことは，患者の入居する有料老人ホーム等に併設される保険医療機関による定期的な往診が要件となっていることである。

訪問看護指示料は，在宅療養患者に対して，主治医が疾病，傷病のために通院による療養が困難であることから指定訪問看護に関する指示を訪問看護指示書として交付する場合に算定できる。医療保険における訪問看護サービスには，この訪問看護指示書が必須であることを知っておく必要がある。

看護師等に係る評価としては，2020（令和2）年度の診療報酬改定で医療機関における訪問看護に係る加算が新設された。訪問看護・指導体制充実加算において，①当該保険医療機関において，又は別の保険医療機関若しくは訪問看護ステーションの看護師等との連携により，患家の求めに応じて24時間訪問看護の提供が可能な体制を確保し，訪問看護を担当する保険医療機関又は訪問看護ステーションの名称，担当日等を文書により患家に提供していること，②専門性の高い看護師による同行訪問5回以上，小児への訪問看護25回以上，難病等の患者

表4-4　医師に係る在宅患者診療・指導料

項　目		対象（概要）
在宅診療の評価	往診料	患者・家族等の求めに応じて患家に赴き診療を行った場合
	在宅患者訪問診療料	• 計画的に訪問診療を行った場合，或いは他の医療機関の依頼により訪問診療を行った場合 • 併設する有料老人ホーム等へ訪問診療を行った場合，或いは併設する有料老人ホーム等へ他の医療機関の依頼により訪問診療を行った場合
	救急搬送診療料	救急自動車等での患者搬送の際，医師が同乗して診療を行った場合
	在宅患者訪問点滴注射管理指導料	医師が，看護師又は准看護師に週3日以上の訪問点滴注射を指示し，それを実施した場合
	訪問看護指示料	医師が，訪問看護ステーション等に訪問看護指示書を交付した場合
	介護職員等喀痰吸引等指示料	医師が，居宅介護事業者，地域密着型介護サービス事業者等に介護職員等喀痰吸引等指示書を交付した場合
	在宅患者連携指導料	訪問診療を行う診療所，在宅療養支援病院，許可病床200床未満の病院の医師が，歯科訪問診療を行う医療機関，訪問薬剤管理指導を行う薬局，訪問看護ステーションと情報共有して療養指導を行った場合
	在宅患者緊急時等カンファレンス料	訪問診療を行う医師が，歯科医師等，訪問薬剤管理指導を行う薬剤師，訪問看護ステーションの看護師等，介護支援専門員等と共同で患家に赴き，カンファレンスを実施，あるいは参加し，共同で療養指導を行った場合
	在宅患者共同診療料	400床未満の在宅療養後方支援病院が，連携医療機関の医師と共同で往診，訪問診療を行った場合
	在宅患者訪問褥瘡管理指導料	在宅褥瘡対策チーム（医師，看護師等，管理栄養士が各1名）を設置し，在宅の褥瘡ハイリスク患者を共同管理する場合
	外来在宅共同指導料	外来担当医と在宅担当医が連携して指導等を行った場合
計画的な医学管理，総合的な医療の評価	在宅時医学総合管理料	届出した診療所，在宅療養支援病院，許可病床200床未満の病院において，在宅療養計画の下，定期的な訪問診療を行い，総合的な医学管理を行う場合
	施設入居時等医学総合管理料	届出した診療所，在宅療養支援病院，許可病床200床未満の病院において，施設入居者等に対して在宅療養計画の下，定期的な訪問診療を行い，総合的な医学管理を行う場合
	在宅がん医療総合診療料	届出した在宅療養支援病院，在宅療養支援診療所において，末期悪性腫瘍患者に対して計画的な医学管理の下，総合的な医療を提供した場合

出所：厚生労働省　令和4年度診療報酬改定「診療報酬の算定方法の一部を改正する件（告示）在宅医療」より筆者作成。

への訪問看護25回以上，ターミナルケアに係る訪問看護4回以上，退院時共同指導の実施25回以上，開放型病院での共同指導の実施40回以上の6項目うち少なくとも2つを満たしていること（許可病床数が400床以上の病院にあっては同行訪問を含めた2項目以上）を施設基準として，実績に応じて訪問看護の評価を行うというものである。

　このほか，在宅患者訪問リハビリテーション指導管理料は，理学療法士，作業療法士，言語聴覚士を訪問させてリハビリテーションの観点から療養指導を行った場合に算定できる。在宅患者訪問薬剤管理指導料は，薬剤師が訪問して服薬指導，服薬支援その他の薬学的管理指導を行った場合に算定できる。在宅患者訪問栄養食事指導料は，①特別食が必要な患者，②がん患者，③摂食機能・嚥下機能が低下した患者，④低栄養状態の患者に対して，管理栄養士が訪問して栄養管理指導を行った場合に算定できる。これらの3つは，いずれも医師，看護

師以外の職種による在宅ケアを評価するものであり，自宅等で療養する者を支援する重要なケアであると位置づけられている。

❏ 介護老人保健施設の入所者に対するケアの評価

介護老人保健施設は常勤医師が配置されるため，比較的安定している病状に対する医療については施設の医師が対応できる。しかし，必要な場合には往診，通院が認められ，その場合の診療報酬は一般の内容と同様である。

❏ 介護療養型医療施設の入所者に対するケアの評価

介護療養型医療施設とは一般的に介護療養病床を指しており，介護保険適用の病床であることから患者は要支援・要介護者となる。これらの患者が急性増悪となると，施設では対応しきれない一定以上の医療行為が必要となる場合がある。医療保険適用の病床に転床させることが時間的，物理的に難しいことも考えられ，介護療養病床において緊急に医療行為が生じた場合には医療保険での請求となり，その診療報酬は一般の内容と同様である。

⑤ 社会福祉士と診療報酬制度

診療報酬では，医療保険制度において社会福祉士の配置や関与が要件として義務づけられているもの，推奨されているものがある。社会福祉士の利活用が診療報酬請求の要件として定められてきていることは，医療現場で求められる社会福祉士の役割への期待と各種医療従事者の業務負担の軽減が背景にある。

本書では，社会福祉士の配置や関与が要件として義務付けられている診療報酬（**表 4 - 5 ～ 9 ，60-62頁**）を，①入院料，②入退院支援，③リハビリテーション，④管理料・指導料・支援料，⑤その他加算の5つに分けてすべて列挙した。社会福祉士を要件とする診療報酬は診療報酬の改定を重ねる度に拡大しており，対応する要支援者は多様化してきている。

入院料では，社会福祉士の配置が要件となる場合と社会福祉士による助言や指導を行った場合に分けられる。

社会福祉士の配置が要件となるのは，特定一般病棟入院料，地域包括ケア病棟入院料，特定機能病院リハビリテーション病棟入院料であ

る。これらは，社会福祉士に対して入退院支援及び地域連携業務への貢献を求める内容である。

　社会福祉士による助言や指導を行うことが算定要件となるのは，救命救急入院料と回復期リハビリテーション病棟入院料，地域移行機能強化病棟入院料，精神療養病棟入院料，認知症治療病棟入院料である。このうち，救命救急入院料と回復期リハビリテーション病棟入院料は社会福祉士に対して直接的な治療やリハビリテーションのための指導や助言を求める内容である。地域移行機能強化病棟入院料と精神療養病棟入院料，認知症治療病棟入院料は主に退院調整への直接的な貢献を求める内容となっている。

　入退院支援は加算と指導料に分けられるが，いずれも社会福祉士に対して病院の出口戦略を担う役割を期待する内容と言ってよい。入退院支援や地域連携業務を積極的に行うことはもちろんのこと，療養・就労両立支援指導料では病気を抱えながらも就労可能な状況を検討できるよう相談支援の役割が期待されている。

　リハビリテーションは，総合的に管理する内容と退院後の生活を視野に入れた介入を求める役割が期待されている。リハビリテーション総合計画評価料と目標設定等支援・管理料，休日リハビリテーション提供体制加算は，回復期リハビリテーションを総合的に管理し，奏功することを支援する役割が期待されている。がん患者リハビリテーション料と認知症患者リハビリテーション料，介護保険リハビリテーション移行支援料は，退院後の生活を視野に入れつつ，回復期リハビリテーションが奏功することを支援する役割が期待されている。

　管理料・指導料・支援料は，急迫や不安を有する患者に対する指導や助言の役割が期待されている。総合周産期特定集中治療室管理料では，胎児が重篤であると判明した場合に妊婦の不安を受け止め，必要な支援をすることが求められている。同様に，ハイリスク妊産婦連携指導料では，妊産婦や産後間もない者で精神的健康問題を有する患者に対して，患者の不安を受け止め，必要な支援をすることが求められている。また，救急患者精神科継続支援料では，自殺企図を含む自傷他害の症状を呈する精神疾患患者に対して，治療を受けるための指導や助言の役割が期待されている。

　その他加算では，一般的な患者への相談支援，重篤な患者とその家族への支援，認知症患者への支援，自殺企図等により入院となった精神疾患患者への支援，虐待等の養育が疑われる小児患者への支援が社会福祉士に対して求められている。

表4-5　社会福祉士と関連する診療報酬（入院料）

	項　目	対象（概要）
入院料	特定一般病棟入院料	設置される入退院支援及び地域連携業務を担う部門に当該業務の十分な経験を有する専従の看護師又は専従の社会福祉士が（専従の看護師の配置時は専任の社会福祉士が，専従の社会福祉士の配置時は専任の看護師）当該保険医療機関内に配置されている場合
	救命救急入院料	精神科医又は精神科医の指示を受けた看護師，作業療法士，精神保健福祉士，公認心理師若しくは社会福祉士が，自殺企図等による重篤な患者に対して，生活上の課題の状況を確認した上で解決に資する社会資源について情報提供する等の援助を行う他，かかりつけ医への受診や定期的な服薬等，継続して精神疾患の治療を受けるための指導や助言を行った場合
	地域包括ケア病棟入院料	設置される入退院支援及び地域連携業務を担う部門に当該業務の十分な経験を有する専従の看護師又は専従の社会福祉士が（専従の看護師の配置時は専任の社会福祉士が，専従の社会福祉士の配置時は専任の看護師）当該保険医療機関内に配置されている場合
	回復期リハビリテーション病棟入院料	医師，看護師，理学療法士，作業療法士，言語聴覚士，社会福祉士，管理栄養士が，回復期リハビリテーション病棟に入院する患者に対して，共同してリハビリテーション総合実施計画書を作成し，これに基づいて行ったリハビリテーションの効果，実施方法等について共同して評価を行った場合
	特定機能病院リハビリテーション病棟入院料	病棟に専従の常勤の理学療法士が3名以上，専従の常勤の作業療法士が2名以上，専従の常勤の言語聴覚士が1名以上，専従の常勤の管理栄養士が1名以上，在宅復帰支援を担当する専従の常勤の社会福祉士等が1名以上配置されている場合
	地域移行機能強化病棟入院料	退院支援部署に配置される，専従する1人の従事者（看護師，作業療法士，精神保健福祉士，社会福祉士又は公認心理師のうちいずれか1名）が，精神病棟を有する病院に1年以上入院しているかその可能性がある患者に対して，退院後の日常生活のために訓練や支援を集中的に実施した場合
	精神療養病棟入院料	看護師，作業療法士，精神保健福祉士，社会福祉士，公認心理師等が，精神療養病棟に入院する患者に対して，連携して退院支援計画を作成し，退院支援部署による退院調整を行った場合
	認知症治療病棟入院料	看護師，作業療法士，精神保健福祉士，社会福祉士，公認心理師等が，認知症治療病棟に入院する患者に対して，連携して退院支援計画を作成し，退院支援部署による退院調整を行った場合

出所：厚生労働省令和4年度診療報酬改定「診療報酬の算定方法の一部を改正する件（告示）」より筆者作成。

表4-6　社会福祉士と関連する診療報酬（入退院支援）

	項　目	対象（概要）
入退院支援	入院時支援加算	入退院支援部門に配置される，入退院支援及び地域連携業務に関する十分な経験を有する専従の看護師が1名以上，又は入退院支援及び地域連携業務に関する十分な経験を有する専任の看護師及び専任の社会福祉士が，退院困難であるが在宅での療養を希望する患者に対して入退院支援を行った場合
	入退院支援加算	病棟の看護師及び病棟に専任の入退院支援職員並びに入退院支援部門の看護師及び社会福祉士等が，入院後7日以内に退院困難な要因を有する患者を抽出し，共同してカンファレンスを実施し，退院支援計画を作成した場合
	退院時共同指導料	地域で当該患者の退院後の在宅療養を担う保険医療機関の保険医又はその指示を受けた当該保険医療機関の看護師等，薬剤師，管理栄養士，理学療法士，作業療法士，言語聴覚士若しくは社会福祉士が，入院中の患者に対して，退院後の在宅での療養上必要な説明及び指導を共同して行った上で文書により情報提供した場合
	療養・就労両立支援指導料	専任の看護師，社会福祉士，精神保健福祉士，又は公認心理師が，がん，脳血管疾患，肝疾患，指定難病に診断され，療養と就労を両立できるように産業医と連携しながら治療計画書の再検討や見直しを行う患者に対して相談支援を行った場合

出所：表4-5と同じ。

表 4 - 7　社会福祉士と関連する診療報酬（リハビリテーション）

	項　目	対象（概要）
リハビリ	リハビリテーション総合計画評価料	医師，看護師，理学療法士，作業療法士，言語聴覚士，社会福祉士等が，要介護被保険者等に対して定期的な医師の診察，運動機能検査又は作業能力検査等の結果，患者と共同して患者の特性に応じたリハビリテーションの目標設定と方向付けを行い，その進捗を管理した場合
	目標設定等支援・管理料	医師，看護師，理学療法士，作業療法士，言語聴覚士，社会福祉士等が，要介護被保険者等に対するリハビリテーションにおいて，定期的な医師の診察，運動機能検査又は作業能力検査等の結果，患者との面接等に基づき，医師，看護師，理学療法士，作業療法士，言語聴覚士，社会福祉士等の多職種が患者と共同して，個々の患者の特性に応じたリハビリテーションの目標設定と方向付けを行い，またその進捗を管理した場合
	休日リハビリテーション提供体制加算	配置される専従の常勤医師 1 名以上，及び専従の常勤社会福祉士 1 名以上が，回復期リハビリテーション病棟に入院する患者に対して休日を含む週 7 日間リハビリテーションを提供できる体制で回復期リハビリテーションを実施した場合
	退院時リハビリテーション指導料	入院中に主として医学的管理を行った医師又はリハビリテーションを担当した医師の指示を受けて病院の理学療法士，作業療法士，又は言語聴覚士が，患者の退院時に患者又はその家族等の退院後患者の看護にあたる者に対して，リハビリテーションの観点から退院後の療養上必要と考えられる指導を保健師，看護師，社会福祉士，精神保健福祉士と共に行った場合
	がん患者リハビリテーション料	医師，看護師，理学療法士，作業療法士，言語聴覚士，社会福祉士等が，入院中のがん患者に対して，共同してリハビリテーション計画を作成し，運動器の低下や生活機能の低下予防と改善を目的として運動療法，実用歩行訓練，日常生活活動訓練，物理療法，応用的動作能力，社会的適応能力の回復等を組み合わせて行った場合
	認知症患者リハビリテーション料	医師，看護師，理学療法士，作業療法士，言語聴覚士，社会福祉士等が，重度認知症の状態にある患者に対して，定期的な医師の診察結果に基づき，共同してリハビリテーション計画を作成して作業療法，学習訓練療法，運動療法等を組み合わせて個々の症例に応じて行った場合
	介護保険リハビリテーション移行支援料	医師又は医師の指示を受けた看護師，社会福祉士等が，入院中でない患者に対して，介護支援専門員らと連携して介護サービス計画書作成を支援した上で介護保険でのリハビリテーションに移行した場合

出所：表 4 - 5 と同じ。

表 4 - 8　社会福祉士と関連する診療報酬（管理料・指導料・支援料）

	項　目	対象（概要）
管理料・指導料・支援料	総合周産期特定集中治療室管理料	医師，助産師，看護師，社会福祉士，公認心理師等が，胎児が重篤な状態であると診断された又は疑われる妊婦に対して，共同して必要な支援を行った場合
	ハイリスク妊産婦連携指導料	患者を担当する産科又は産婦人科の担当の医師，患者を担当する精神科又は心療内科の医師，患者を担当する保健師，助産師又は看護師，市町村又は都道府県の担当者，必要に応じて精神保健福祉士，社会福祉士，公認心理師等が，入院中以外の患者で精神疾患を有する妊婦，又は出産後 2 か月以内の者に対して，共同して精神科又は心療内科及び市町村又は都道府県と連携し，診察及び療養上必要な指導を行った場合
	介護支援等連携指導料	医師又は医師の指示を受けた看護師，社会福祉士等が，入院中の患者に対して，介護支援専門員又は相談支援専門員と共同して，導入が望ましい介護サービス，又は障害福祉サービス等や退院後に利用可能な介護サービス，又は障害福祉サービス等について説明及び指導を行った場合
	ウイルス疾患指導料	HIV 感染者の診療経験 5 年以上の専任の医師 1 名以上，HIV 感染者の看護経験 2 年以上の専任の看護師 1 名以上，HIV 感染者の服薬指導を行う専任の薬剤師 1 名以上，社会福祉士又は精神保健福祉士が 1 名以上が，肝炎ウイルス疾患，成人 T 細胞白血病に罹患する患者に対して，療養上必要な指導及びウイルス感染防止のための指導を行った場合
	救急患者精神科継続支援料	精神科医又は精神科医の指示を受けた看護師，作業療法士，精神保健福祉士，公認心理師又は社会福祉士が，自殺企図若しくは自傷又はそれらが疑われる行為によって生じた外傷や身体症状のために医師が入院の必要を認めた患者に対して，解決に資する社会資源について情報提供する等の援助を行う他，かかりつけ医への受診や定期的な服薬等，継続して精神疾患の治療を受けるための指導や助言を行った場合

出所：表 4 - 5 と同じ。

表 4-9　社会福祉士と関連する診療報酬（その他加算）

	項　　目	対象（概要）
その他加算	重症患者初期支援充実加算	保険医療機関内の専任の医師，看護師，薬剤師，社会福祉士，公認心理師又はその他医療有資格者，或いは適切な研修を修了し，当該支援経験を有する者（入院時重症患者対応メディエーター）が，特に重篤な患者及びその家族等に対して，治療方針等に係る意向を表明するための支援を行った場合
	患者サポート体制充実加算	病院内に設置された窓口に常時配置される専任の医師，看護師，薬剤師，社会福祉士又はその他医療有資格者等が，患者又はその家族からの疾病に関する医学的な質問並びに生活上及び入院上の不安等の相談に対応した場合
	栄養サポートチーム加算	栄養管理に係る所定の研修を修了した専任かつ常勤の医師，看護師，薬剤師，管理栄養士（加えて歯科医師，歯科衛生士，臨床検査技師，理学療法士，作業療法士，社会福祉士，言語聴覚士が配置されていることが望ましい）が，栄養障害の患者や栄養管理を要する状態が見込まれる患者に対して，栄養管理に係る専門的知識を有した多職種からなるチームが診療する場合
	認知症ケア加算	認知症患者の診療について十分な経験を有する専任の常勤医師，認知症患者の看護に従事した経験を5年以上で適切な研修を修了した専任の常勤看護師，認知症患者等の退院調整経験のある専任の常勤社会福祉士又は常勤精神保健福祉士が，認知症による行動・心理症状や意思疎通の困難さが見られ，身体疾患の治療への影響が見込まれる患者に対して，認知症症状の悪化を予防し，身体疾患の治療を円滑に受けられるようにした場合
	精神疾患診断治療初回加算	生活上の課題等の指導等を行うための適切な研修を修了した専任の常勤医師1名以上，専任の常勤看護師，専任の常勤作業療法士，専任の常勤精神保健福祉士，専任の常勤公認心理師又は専任の常勤社会福祉士1名以上が，自殺企図等により入院となった患者に対して，指導を行った場合
	養育支援体制加算	小児医療に十分な経験を有する専任の常勤医師，小児患者の看護に従事する専任の常勤看護師，小児患者の支援に係る経験を有する専任の常勤社会福祉士で構成される養育支援チームが，虐待等不適切な養育が疑われる小児患者に対して，支援を行った場合

出所：表 4-5 と同じ。

■第5章■
保健医療サービスと医療施設

保健医療サービスの歴史的変遷

☐ 江戸時代から大正時代

　日本における近代の保健医療サービスの歴史は，江戸時代までの東洋医学を主流とする医療制度から，明治期における近代的な衛生行政の確立に向けた西洋医学への転換期にはじまる（巻末の「医療政策動向の年表」参照）。明治政府は，富国強兵や殖産興業のために欧米先進諸国の制度・施策を積極的に導入し，1874（明治7）年に医制を制定した。これにより，西洋医学に基づく医学教育が進展の途に就き，1906（明治39）年の医師法制定の基礎となる医師開業免許制の導入が試行されることとなった。そして開業免許を有する医師が自己採算によって自由に開業ができるようになり（自由開業医制），近代の西洋医学をもととする病院・診療所が整備されることとなったのである。

　また，それまでのわが国では医師が薬師も兼ねていたが，医制により医師が自ら薬を売ることを禁止するという医薬分業が導入された。西洋医学への転換と医薬分業は感染症予防とその対策のためでもあり，その後1897（明治30）年にはコレラや腸チフス，ペスト等の8疾病を対象とした伝染病予防法が，1904（明治37）年には内務省令「肺結核予防ニ関スル件」が制定され，蔓延する急性伝染病等に対する予防とその対策が展開されることとなった。

☐ 昭和初期から現在

　昭和初期に至るまでに結核等による死亡率は改善され，国防力の増加が求められるものの，国民の体位（体力）が低下の傾向を示す状況の改善に向け，1938（昭和13）年に厚生省が設置された。厚生省は，設置後すぐに国民健康保険法（旧法）を公布したが，これは1927（昭和2）年の健康保険法で適用除外とされた農民等の一般国民を対象とした**医療保険制度**であった。

　第二次世界大戦後には，日本国憲法の制定にともなってわが国の衛生関係法令の改変が行われ，1947（昭和22）年には労働基準法や児童福祉法等が，翌1948（昭和23）年には医療法や予防接種法，優生保護法等が制定された。特に終戦直後は，長期に戦時下にあった影響で悪化した国民の健康状態や衛生状態の改善に注力された。そして1961（昭和36）年に**国民皆保険**が実現して以降，わが国における保健医療サ

➡ 医療保険制度
⇨第1章3参照。

➡ 国民皆保険
⇨16頁側注参照。

ービスに関する制度・施策は，公衆衛生の改善のみならず高齢者や難病患者に対する医療対策等の充実にも拡大していくこととなった。

　また医療法は，後述するが，時代の趨勢とともに変化する医療需要に応じて逐次改正され，日本における医療供給体制の法的基盤を示してきている。2014（平成26）年には，地域における医療及び介護の総合的な確保を推進するための関係法律の整備等に関する法律（医療介護総合確保推進法）が成立した。これを契機に，日本では「**地域医療構想**➡」に基づき，地域における医療・介護の総合的な確保を推進しているところである。

② 日本における医療給付体制

　日本における医療給付体制は，国民が必要な医療を良質，かつ効率的に受けることができる体制を確保することを目的として，医療法に基づいて医療施設の整備が行われてきた。医療法は医療施設の機能分化と連携の必要性の高まりを受けて，累次の改正が行われてきた。医療法において，保健医療サービスが提供される場は「医療提供施設」と総称され，病院や診療所，助産所，介護老人保健施設，介護医療院，調剤薬局（保険薬局）などが位置づけられている（医療法第1条の2第2項）。また医療提供施設の区分以外に，医療法や診療報酬制度，医療関係各法に基づいた**病床**➡や**病棟**➡などといった類型もある。

☐ 医療提供施設の類型
　医療法や診療報酬制度などに規定される医療提供施設の位置づけを**図5-1**に示す。わが国では，医療法に定められる医療提供施設の中でも医師・歯科医師が医業または歯科医業を行うことができる医療機関を①病院と②診療所に限定している。
①　病　　院
　「20人以上の患者を入院させるための施設を有するもの」（医療法第1条の5第1項）とし，一般病院，精神科病院，結核病院（結核療養所）に区分される。精神科病院は，2006（平成18）年以前までは精神病院と呼ばれ，都道府県に設置義務がある精神科病床のみを有する病院であり（精神保健及び精神障害者福祉に関する法律第19条の7），結核病院は結核病床のみを有する病院である。また一般病院は，精神科病院および結核病院を除いた病院である。

➡ 地域医療構想
医療機関ごとに2025年の医療需要と病床の必要量を推し定め，病床の機能分化や連携を進めるためのビジョン。2014年の医療介護総合確保推進法により，医療機関は都道府県に病床の医療機能（高度急性期，急性期，回復期，慢性期）を報告し，都道府県はそれをもとに地域医療構想を医療計画で策定することとなっている。

➡ 病床
病床とは，疾患を有する者を入院させるためのものをいう。医療法第7条第2項において，精神病床，感染症病床，結核病床，療養病床，一般病床の5つに区分されており，それぞれ施設基準や人員配置が設けられている。

➡ 病棟
診療報酬制度の入院基本料は，病棟ごとに施設基準等が定められている。病院の一病棟当たりの病床数は，厚生労働省保医発0305第2号「基本診療科の施設基準等及びその届出に関する手続きの取り扱いについて」（2018年）により，①効率的な看護管理，②夜間における適正な看護の確保，③当該病棟に係る建物等の構造の観点から，総合的に判断した上で決定されることとなっており，原則60床以下が標準である。ただし，精神病棟は70床まではやむを得ないものとされている。

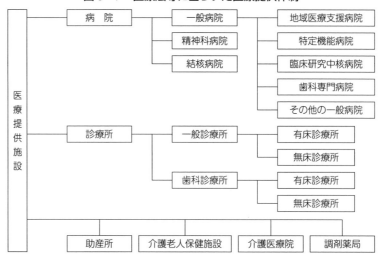

図5-1　医療法等に基づいた医療提供体制

出所：医療情報科学研究所編（2018）『公衆衛生がみえる（第3版）2018-2019』メディックメディアより筆者作成。

　病床種別等に応じて人員や構造設備の基準は異なるが，3人以上の医師と1人以上の薬剤師，病床数に対して4分の1もしくは3分の1以上の看護師・准看護師などが配置されている（医療法施行規則第19条）。また，診察室，手術室，処置室，臨床検査施設，エックス線装置，調剤所，給食施設，診療に関する諸記録，機能訓練室等を備えることが求められている（医療法第21条第1項）。そして，さらに医療法は，医療提供施設の体系化を進める中で，一定以上の機能を有する病院に対して，異なる人員配置や構造設備，管理者の責務などの基準を定め，承認を得た病院に対して「地域医療支援病院」「特定機能病院」「臨床研究中核病院」の名称独占を規定している。

　地域医療支援病院は，1997（平成9）年の第3次医療法改正により創設された。地域の病院やかかりつけ医等を支援し，地域に必要な医療を確保するために，(1)紹介患者に対する医療の提供，(2)医療機器の共同利用の実施，(3)救急医療の提供，(4)地域の医療従事者に対する研修の実施などの役割を担う病院と規定されている（医療法第4条）。原則として，200床以上の病床を有し，患者の**紹介率・逆紹介率**に関する要件（紹介率が80％以上，紹介率が65％以上かつ逆紹介率が40％以上，紹介率が50％以上かつ逆紹介率が70％以上のいずれか）等を満たした上で，都道府県知事の承認を得なければならない。

　特定機能病院は，1993（平成5）年の第2次医療法改正にあたって新設された。病院・診療所等により高度な医療が必要と判断された紹介患者に対して，(1)高度な医療を提供するとともに，(2)高度な医療技術の開発・評価，(3)高度な医療に関する研修の実施等の役割を担うた

➡ 紹介率・逆紹介率

紹介率とは，紹介患者数（他の病院または診療所から紹介状により紹介された患者の数）に救急搬送患者数（地方公共団体または医療機関に所属する救急自動車により搬送された初診患者）を加えた数を初診患者数（患者の傷病について医学的に初診といわれる診療行為があった患者の数）で割ったものをいう。一方，逆紹介率とは，逆紹介患者数（特定機能病院から他の病院または診療所に紹介した患者の数）を初診患者数で割ったものをいう。

め（医療法第 4 条の 2），高い人員配置基準が設定されている。原則として400床以上の病床を有し，紹介率50％以上かつ逆紹介率40％以上を維持し，定められた16の診療科（内科，外科，精神科，小児科，皮膚科，泌尿器科，産科，婦人科，眼科，耳鼻咽喉科，放射線科，脳神経外科，整形外科，歯科，麻酔科，救急科）を標榜し，集中治療室，無菌病室，医薬品情報管理室等の構造設備といった要件を満たした場合に，開設主体の申請に基づき厚生労働大臣が承認される。

　臨床研究中核病院は，2014（平成26）年の第 6 次医療法改正に伴い創設された。わが国発の革新的医薬品・医療機器の開発等に必要となる質の高い臨床研究を推進するため，(1)特定臨床研究に関する計画を立案し実施する能力や，(2)他の病院などと共同して特定臨床研究にあたる場合にその実施の主導的役割を果たす能力，(3)特定臨床研究の実施に関する相談に応じ，必要な情報の提供，助言その他の援助を行う能力，(4)特定臨床研究に関する研修を行う能力などを有することなどが要件とされている。また特定機能病院と同様に，一定の診療科，病床数，人員，施設，構造設備等の承認要件があり，開設主体の申請に基づき，厚生労働大臣の承認を得ることが義務づけられている。

②　診療所

「19人以下の患者を入院させるための施設を有するもの」（医療法第 1 条の 5 第 2 項）とされ，日常的な健康管理や診療を行い，専門的な医療や入院治療が必要になった場合は適切な医療機関へ紹介するなど，診療所と基幹病院が相互に医療連携を行う施設である。医療法では医業のみまたは医業と歯科医業を行う施設を診療所とし，病床の有無によって応じて有床診療所と無床診療所に区分している。

　2006（平成18）年度の診療報酬改定では，在宅で療養する患者の求めに応じた支援の強化を目的に，24時間体制での往診・訪問看護を提供するための医療機関として，在宅療養支援診療所ならびに在宅療養支援病院が創設された。主な要件として，(1)24時間連絡を受ける体制の確保，(2)24時間の往診体制，(3)24時間の訪問看護体制，(4)緊急時の入院体制，(5)連携する医療機関等への情報提供，(6)年に 1 回の看取り数等の報告していること等が規定されている。また2012（平成24）年度の診療報酬改定では，在宅での看取りや緊急時対応といった一定の在宅医療の実績や人員配置などを満たした在宅療養支援診療所・在宅療養支援病院に対して機能強化型という類型が新設された。なお，2014（平成26）年度の診療報酬改定により，在宅医療を行う上で緊急時の後方病床の確保する観点から，**在宅療養後方支援病院**が新設された。

➡在宅療養後方支援病院

24時間体制での往診や訪問看護を行う医療機関として指定されている病院。病床数が200床未満または半径 4 km 以内に診療所がないこと等が要件となっている。2012年度の診療報酬改定により，在宅医療を担当する常勤の医師を 3 名以上配置又は在宅支援連携体制を構築する他の保険医療機関と併せて在宅医療を担当する常勤の医師を 3 名以上配置すること等を要件とした機能強化型の在宅療養支援病院が設けられている。

☐ 病院・診療所の開設と整備

　病院の開設は，その所在地を含む構想区域の医療計画に規定される病床数の必要量に基づいて行われ，都道府県知事（または保健所を有する市では市長，特別区では区長）の許可を得なければならない。診療所の開設は，開設者が臨床研修を修了した医師・歯科医師である場合には，開設後10日以内に都道府県知事へ届け出なければならず，法人などの医師以外が開設者である場合には，都道府県知事の許可を得なければならない。そして都道府県知事は，申請があった病院・診療所に対して，医療法等に定める構造設備や人員の要件を満たす場合には設置の許可を与えなければならない。

　ただし，営利を目的に病院や診療所等を開設しようとする者に対しては，許可を与えないことができる（医療法第7条第6項）。日本における病院・診療所の開設者は，医療法人などの民間の非営利を目的とする者等が多数を占めており（**表5-1**），現在，株式会社等の営利を目的とする者が運営している病院・診療所は，医療法が制定された1948（昭和23）年以前に開設されたものである。

　また，病院・診療所の開設者は都道府県知事等の許可を得た場合を除き，原則として医業を行う場合には臨床研修等修了医師を，歯科医業を行う場合には臨床研修等修了歯科医師を管理者としなければならない。2014（平成26）年の第六次医療法改正では，開設者と管理者に対して，病院はその病床の機能に応じて地域における病床の機能の分化及び連携の推進に協力し，地域において必要な医療を確保するように努めることや，病院と診療所は福祉サービスとの連携を図りつつ，居宅等における医療の提供に関して必要な支援を行うよう努めること等が規定され，その体制確保の責務が課されている。また病院・診療所は運営にあたり，病床数ならびにその種別を変更する場合には都道府県知事の許可が必要であり，休止・廃止した場合には10日以内に都道府県知事に届け出をすることが義務づけられている。加えて病院・診療所等の管理者は，患者が自らの病態に応じた適切な病院等の選択ができるよう必要な情報を所在地の都道府県知事に報告しなければならず，病院ならびに有床診療所等にあっては，医療の安全を確保するために**医療安全管理委員会**の設置が義務づけられている。

　病院・診療所は，戦後から現在に至るまで段階的に整備が進められてきた。その数は，1948（昭和23）年に行われた「施設面からみた医療調査」を前身として，現在は「医療施設（動態）調査・病院報告」において，医療施設から提出される開設・廃止等の申請・届出に基づき，全国の医療施設（病院・診療所）数や患者数等が公表されている。

表5-1　医療機関別にみた開設者数（2019年
10月現在）

	病　　院	一般診療所
国	320　（3.9%）	545　（0.5%）
公的医療機関	1,194　（14.6%）	3,997　（3.8%）
社会保険関係団体	47　（0.6%）	436　（0.4%）
医療法人	5,681　（69.2%）	45,048　（43.2%）
個　　人	137　（1.7%）	40,304　（38.6%）
その他	826　（10.1%）	13,962　（13.4%）

出所：厚生労働省（2022）「令和3（2021）年医療施設調
　　　査」。

図5-2　病院・一般診療所の設置数の推移

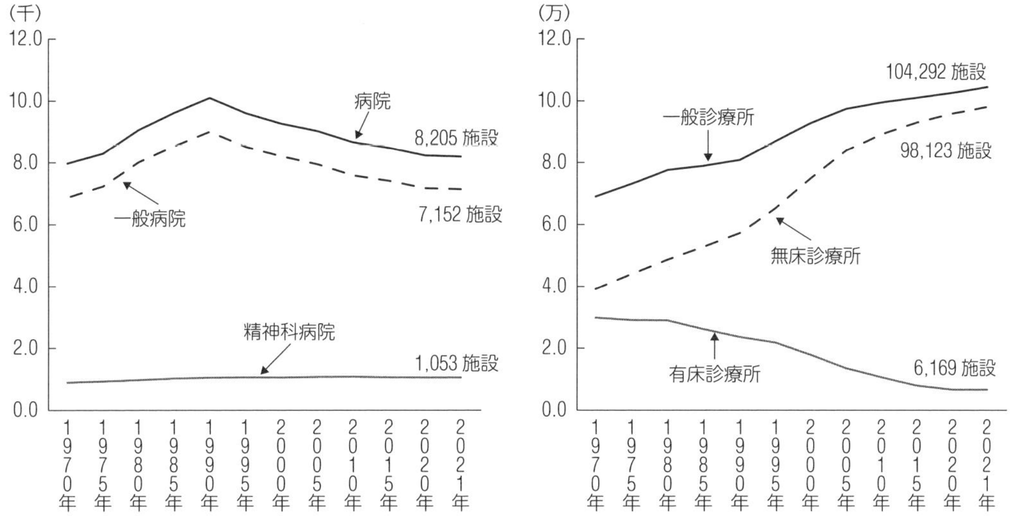

出所：厚生労働省（2022）「令和3（2021）年医療施設調査」をもとに筆者作成。

　各施設数の推移をみると，病院は1970（昭和45）年に7,974施設あり，
1990（平成2）年に1万96施設と最大となったが，その後は減少に転
じ，2021（令和3）年10月時点では8,205施設となった（**図5-2**）。一
方，診療所の全体数は現在に至るまで増加傾向にあるが，有床診療所
は顕著に減少しており，2021（令和3）年10月時点で有床診療所が
6,169施設，無床診療所が9万8,123施設となっている。

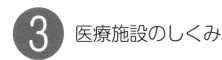

③ 医療施設のしくみ

☐ 病床区分改正の変遷
　医療法では，疾病構造の変化や高齢化の進展に伴って時代ごとに入

院させる患者の病態等に応じて病床を区別し，病床ごとに人員配置や構造設備の基準を定めてきた（**図5-3**）。医療法制定当初は，感染症等の急性期疾患を中心とした疾病構造に対応するため，病床は「精神病床」「伝染病床」「結核病床」「その他の病床」の4区分であった。しかしその後，高齢化の進展に伴い，1983（昭和58）年には「特例許可老人病棟」が，1992（平成4）年には高齢者に限らず，幅広く療養を必要とする患者に対応するための「療養病床群」が「その他の病床」の類型にそれぞれ設置された。

　2000（平成12）年の第4次医療法改正では，急性期と慢性期の医療が混在している状況において，患者の病態に応じた必要な医療を保障するために，主として急性期の患者が入院する「一般病床」と，主として慢性期の患者が入院する「療養病床」が設置された。現在は「一般病床」「療養病床」「精神病床」「感染症病床」「結核病床」の5区分となり，**表5-2**のとおりに基準が定められている。さらに長期療養を必要とするものの，医療依存度の低い患者が入院する病床として「医療療養病床」と「介護療養病床」が設置された。適用される保険区分を医療と介護に分けて患者の差別化を図ったが，提供される医療と患者像に大きな違いはないのが実態であった。このため，「医療療養病床」は縮少して残す一方で，「介護療養病床」を2018（平成30）年3月で廃止し，2018（平成30）年4月に創設された「**介護医療院**」へ，2024（令和6）年3月までを移行期間に転換を図ることとなった。

　また，地域医療に必要な機能を把握し，病床の機能分化を推進することを目的に，医療機関が担う現在と将来の機能を病棟ごとに都道府県に報告する「病床機能報告制度」が導入された（2014〔平成26〕年医療介護総合確保推進法）。病床機能報告は，当該病棟における一般病床・療養病床が担う機能を「高度急性期」「急性期」「回復期」「慢性期」から医療機関が自ら選択し，医療需要に照らして，将来の医療供給体制を策定することを目的としている。2021（令和3）年度の病床機能報告によると，各病床数は**図5-4**のとおりであるが，2025（令和7）年の必要病床数の推定と比較すると，今後さらなる機能分化等の必要性が見込まれる。

　なお，地域における外来医療についても，病院・診療所の機能分化と連携を推進することを目的に，病院や有床診療所を対象（無床診療所は任意）に「医療資源を重点的に活用する外来の実施状況」や「紹介受診重点医療機関となる意向の有無」などの外来機能を都道府県知事に報告する「外来機能報告制度」が創設された（2021〔令和3〕年医療法改正）。

➡介護医療院
要介護者に対して長期療養のための医療と日常生活上の世話（介護）を一体的に提供する施設。2017（平成29）年の介護保険法改正で創設され，2018年（平成30）4月から設置されている。介護保険法では介護保険施設，医療法では医療提供施設として位置づけられており，在宅復帰を主目的としていないところに特徴がある。

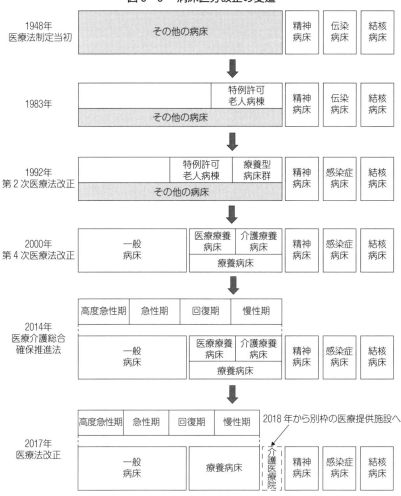

図 5 - 3　病床区分改正の変遷

出所：厚生労働省（2015）『厚生労働白書（平成27年版）』を参考に，筆者が加筆・修正。

☐ 病態等による病床区分の類型

　前述したとおり，わが国では医療法に基づき病床が区分されているが，診療報酬制度においても一般病棟や障害者施設等一般病棟，地域包括ケア病棟，回復期リハビリテーション病棟，療養病棟，緩和ケア病棟，特殊疾患病棟，結核病棟，感染症病床等に病床が区分され，それに応じた入院基本料と特定入院料が設定されている。

①　一般病棟

　病気やけがをした場合に，確定診断や検査目的等の場合に入院し，**急性期**▶に必要となる集中的な治療やケアが行われる病棟である。2018（平成30）年度の診療報酬改定により，入院医療を効果的かつ効率的に提供するという観点から，医療機関の機能分化がより細分化され，一般病棟入院基本料が再編・統合され，新たに急性期一般入院料や地域一般入院基本料等が導入された。

▶ **急性期**
発病から間もなく，病状の変化が顕著である期間。救命や回復等に対する積極的な治療が必要であり，集中治療が行われる。患者にとっては心身への負担が，その家族にとって精神面への負担が大きく，さらに治療の状況から医療費も高額になりやすいため経済的な負担もかかる時期である。

表 5 - 2　各病床の主な基準（2006年 7 月施行）

		一般病床 （病院：886,056床，有床診療所：77,358床）	療養病床 （病院：284,662床，有床診療所：6,310床）	精神病床 （病院：323,502床）		感染症病床 （病院：1,893床）	結核病床 （病院：3,944床）
定義		療養病床，精神病床，感染症病床，結核病床以外の病床	長期にわたり療養を必要とする患者を入院させるための病床	精神疾患を有する者を入院させるための病床 内科，外科，産婦人科，眼科及び耳鼻咽喉科を有する100床以上の病院，ならびに特定機能病院を除いた大学附属病院	左記以外の病床	感染症法に規定する１類感染症，２類感染症，新型インフルエンザ等感染症および指定感染症ならびに新感染症の患者を入院させるための病床	結核の患者を入院させるための病床
人員配置基準	医　師	16：1	48：1	16：1	48：1	16：1	16：1
	看護職員	3：1	4：1	3：1	4：1	3：1	4：1
	薬剤師	70：1	150：1	70：1	150：1	70：1	70：1
	看護補助者	―	4：1	―	―	―	―
構造設備基準		各科専門の診察室，手術室，処置室，<u>臨床検査施設</u>，エックス線装置，調剤所，<u>給食施設</u>，診療に関する諸記録，分娩室および新生児の入浴施設（産婦人科または産科を有する病院に限る），<u>消毒施設</u>，<u>洗濯施設</u>，消火用の機械または器具　　　　　　　　　　　　　　（※下線部は，外部委託の場合に一部緩和される）	• 機能訓練室 • 談話室 • 食堂 • 浴室	• 精神疾患の適切な医療提供と患者の保護に必要な施設		• 機械換気設備 • 感染予防のための遮断 • その他必要な消毒施設	

注：各病床数は厚生労働省（2022）「令和3（2021）年医療施設調査」をもとに，2021（令和3）年10月時点の病床数を記載。
出所：厚生労働統計協会編（2022）『国民衛生の動向2022/2023』をもとに筆者作成。

図 5 - 4　現在の病床数と将来の必要病床数

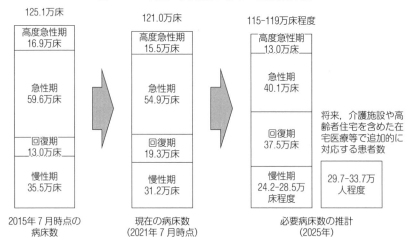

出所：厚生労働省（2022）「令和3年度病床機能報告」；厚生労働省（2016）「平成27年度病床機能報告」；医療・介護情報の活用による改革の推進に関する専門調査会（2015）「医療・介護情報の活用による改革の推進に関する専門調査会　第1次報告；医療機能別病床数の推計及び地域医療構想の策定に当たって」をもとに筆者作成。

②　障害者施設等一般病棟

重度の肢体不自由児（者）や脊髄損傷等の重度障害者，重度の意識障害者，筋ジストロフィーや多発性硬化症といった**神経難病**に罹患している患者に対して，入院治療等を行う病棟である。本病棟の対象となる意識障害の程度については，JCS（Japan Coma Scale）でⅡ-3（または30）以上またはGCS（Glasgow Coma Scale）で 8 点以下の状態が 2 週間以上持続していること，無動症等であることと規定されている。原則として，入院する患者の約 7 割以上が，上記の対象患者で満たすことが必要とされている。

③　地域包括ケア病棟

急性期治療を経過した患者や，介護施設および自宅等からの患者の緊急時の受け入れ，在宅・生活復帰へつなぐことを目指すために支援する病棟であり，2014（平成26）年度の診療報酬改定により廃止された亜急性期入院病棟に代わって創設された。患者の病状に応じて医師が最大60日間を限度に入院期間を定め，医師や看護師，在宅復帰支援担当者，その他の関連職種が協働して，退院に向けた支援を行う。

④　回復期リハビリテーション病棟

病気やけがの発生早期から，**日常生活動作（ADL）**の向上と寝たきりの防止・家庭復帰を目指した集中的な**リハビリテーション**を提供する病棟である。入院料の基準にもよるが，専従の理学療法士や作業療法士，言語聴覚士等が置かれ，医師の指示の下に充実したリハビリテーションが行うことができる体制が整備されている。疾患の種類や発症または手術からの経過期間により利用できる患者の要件が定められ，それに応じた入院期間の上限が設定されている。

⑤　療養病棟

急性期の治療が終了し，病状は安定しているものの，継続的な医師による医学的管理や処置，維持期のリハビリテーションの必要度が高い患者を入院させる病棟である。療養病棟の中でも，医療型療養病床は，24時間体制での医師や看護師による管理が必要であり，日常的に医療処置やリハビリテーションを必要としている患者が入院する病棟である。入院基本料は医療区分と ADL 区分の組み合わせにより定められている。なお，2024（令和 6）年 3 月末までに廃止予定である介護療養病床は，要介護状態（介護保険制度）にある患者を入院させる病棟である。

⑥　緩和ケア病棟

主として苦痛の緩和を必要とする悪性腫瘍（がん）や後天性免疫不全症候群（エイズ）に罹患している患者に対して，病状の進行にとも

神経難病

中枢神経系や末梢神経，筋肉に病変があり，進行により身体機能の低下等を呈する完治が困難な疾病群をいう。パーキンソン病や脊髄小脳変性症，筋萎縮性側索硬化症などがその代表疾患としてあげられる。わが国においては，難病の患者に対する医療等に関する法律により医療費助成が行われており，神経難病の多くが指定難病となっている。

JCS（Japan Coma Scale）

意識障害の程度を評価するものであり，覚醒の程度により 3 段階（覚醒の有無，刺激に対する反応，意識レベル）に分かれ，さらにそれぞれの段階を 3 つに分類する（覚醒の有無：1 ～ 3，刺激に対する反応：10〜30，意識レベル：100〜300）。「ほぼ意識鮮明だが，いまひとつはっきりしない：1」から「痛み刺激に反応しない：300」までの 9 段階となっており，数字が大きくなるほど意識障害が重いと評価される。

日常生活動作（ADL）

人が日常生活を送る上で欠かすことのできない日常的な動作をいい，具体的には，基本的日常生活動作（食事，更衣，入浴，移動，トイレに行く，排泄など）と手段的日常生活動作（電話，買い物，家事，交通機関の利用，服薬管理など）がある。一般的に日常生活動作というと，狭義の意味として前者のみをさす。

なうさまざまな苦痛などを緩和して，その人らしい療養生活を行うことを目的にした病棟である。緩和ケアに関する研修を受けた医師等が配置され，身体的・精神的苦痛等の緩和を目的としたサービスを提供し，原則として延命を目的とした治療は行われない。

⑦ 特殊疾患病棟

脊髄損傷による重度障害者や重度の意識障害，筋ジストロフィーまたは神経難病を罹患している患者等に対して，長期の療養を行うための病棟である。医師や看護師による人工呼吸器の管理や頻回な吸引・吸入等の医療処置といった専門的管理が行われる。

⑧ 結核病棟

結核に罹患している患者に対して，患者の人権や QOL に配慮しつつ，感染の拡大を防ぎ，結核に対する治療が行われる病棟である。他人に伝染する恐れがあり，治療のために入院が必要であると都道府県知事が認めた場合には，公費負担医療の対象となる。また公費負担医療の対象外の患者は，保険給付と公費が総医療費の95％を負担し，自己負担額は5％となる。

⑨ 感染症病床

感染症法に規定する**1類感染症**➡️，**2類感染症**➡️等，新型インフルエンザ等感染症または指定感染症および新感染症に罹患した患者に対して治療を行う病床である。感染症等の保菌患者に対しては，室内を陰圧にすることにより隔離し，病原菌を封じ込めて，他へ感染が拡大することを防止するといった陰圧管理が行われる。患者の自己負担額は結核病棟と同様である。

□ 標榜診療科

日本における病院や診療所には，患者が自らの病状等に応じた適切な医療機関を選択することができるように，診療科名が掲げられている。そして，医療機関の診療科名は，原則として「政令で定められた診療科名」（医療法第6条の6）と規定されている（**図5-5**）。2006（平成18）年の医療法改正後，診療科の標榜に関して規定が変更され，医療機関が標榜する広告可能な診療科として単独の診療科名と「身体の部位や患者の疾患等の性質を有する名称」を組み合わせることができるようになった。

診療科名は，麻酔科を除き，基本的に医療機関が医師・歯科医師の専門分野や経験年数を問わず，自由に標榜することができる。ただし，**図5-5**に記載のない，神経科や呼吸器科，消化器科，循環器科等の診療科は，2008（平成20）年4月以降は広告することが認められてお

図 5 - 5　病院・診療所が標榜できる診療科名

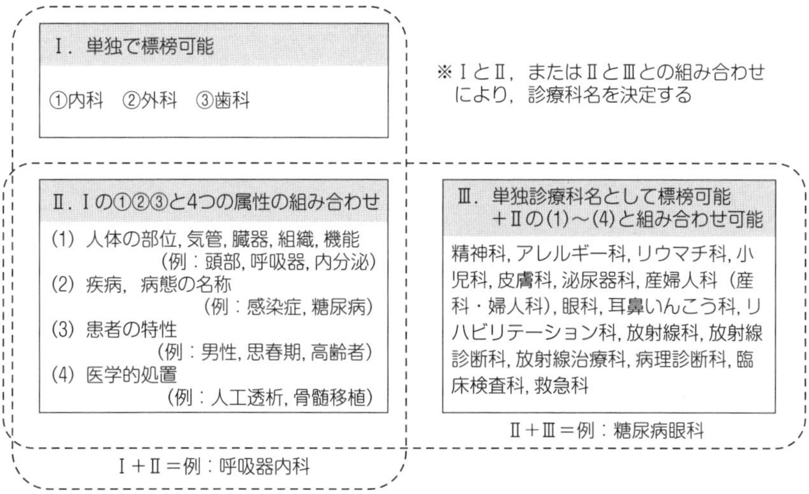

Ⅰ．単独で標榜可能

①内科　②外科　③歯科

※ⅠとⅡ，またはⅡとⅢとの組み合わせ
　により，診療科名を決定する

Ⅱ．Ⅰの①②③と4つの属性の組み合わせ

(1) 人体の部位，気管，臓器，組織，機能
　　　　　（例：頭部，呼吸器，内分泌）
(2) 疾病，病態の名称
　　　　　　（例：感染症，糖尿病）
(3) 患者の特性
　　　　　（例：男性，思春期，高齢者）
(4) 医学的処置
　　　　　（例：人工透析，骨髄移植）

Ⅰ＋Ⅱ＝例：呼吸器内科

Ⅲ．単独診療科名として標榜可能
　　＋Ⅱの(1)～(4)と組み合わせ可能

精神科，アレルギー科，リウマチ科，小
児科，皮膚科，泌尿器科，産婦人科（産
科・婦人科），眼科，耳鼻いんこう科，リ
ハビリテーション科，放射線科，放射線
診断科，放射線治療科，病理診断科，臨
床検査科，救急科

Ⅱ＋Ⅲ＝例：糖尿病眼科

注：医療法第 6 条の 6 第 1 項の規定に基づき，麻酔科を標榜するためには，厚生労働大臣の許可を受
　　ける必要がある。
出所：医療情報科学研究所編（2022）『公衆衛生がみえる（第 5 版）2022-2023』メディックメディア，
　　　筆者加筆。

らず，現在は経過措置として2007（平成19）年度末までに標榜してい
た医療機関が広告の変更を行わない限りにおいて標榜を認めている。

院内組織

　病院の組織体制図は，縦割り（トップダウン）型と表されることが
多く，一般的に設置主体の法人の理事長や院長を頂点として，保有す
る資格の専門性に基づき，診察部門，看護部門，コメディカル（診療
技術）部門，管理部門といった 4 部門等が置かれている。

　入院・外来患者の診察を担当する診療部門の下には，内科などの診
療科が置かれ，主として医師が所属している。そして看護部は，病院
内における診療上の補助や患者の療養上の世話を行う看護師・准看護
師等が所属する部門である。また病院内には，医療ソーシャルワーカ
ーや薬剤師等の診療支援に従事する専門職が置かれ，それに応じた部
署が設置されている。コメディカル部門の組織構成は，病院ごとに異
なる場合も多く，診察部や看護部に所属しない他の専門職は，職種ご
とに部門が設けられる場合もあれば，多職種による総合部門として配
置される場合もある。管理部門は，病院運営にかかる経営，人事，企
画，診療情報管理等の事務を司る部門である。

　病院は，国家資格を有する専門職が所属する組織であるため，患者
支援における互いのセクショナリズムに陥りやすい。一方で，患者へ
の医療提供にあたり，縦割りのシステムでは対応することが困難にな
ってきている。そのため現在は，患者に対して質の高い医療を提供す

るために，分化された従来の部門・部署の枠組みを越えて，専門職が連携し，診療の種別ごとにチームを結成し，患者の治療や支援にあたることが多くなっている。

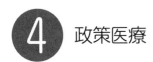 政策医療

❑ 19の政策医療分野

　政策医療とは，国民の健康に重大な影響のある疾患に関する医療であって，国の医療政策として担うべきであると厚生労働省により定められた医療のことである。現在，がん，循環器病，精神疾患，神経・筋疾患，成育医療，腎疾患，重症心身障害，骨・運動器疾患，呼吸器疾患，免疫異常，内分泌・代謝性疾患，感覚器疾患，血液・造血器疾患，肝疾患，エイズ，長寿医療，災害医療，国際医療協力，国際的感染症の計19の医療分野が指定されている。そして政策医療では，とりわけ民間病院に委ねるだけでは十分に対応できないと考えられる特定の疾患に対して，国立高度専門医療研究センターや国立病院機構がそれに特化した医療を提供できる体制を整備している。

❑ 専門医療機関の整備

　なかでも国立高度専門医療研究センターは，特定の疾患等にかかる医療に関して，調査，研究および技術の開発ならびにこれらの業務に密接に関連する医療の提供，技術者の研修等を行うために設置された病院と研究所の機能をもつ専門医療機関である。2023（令和4）年3月末時点で，国立がん研究センター，国立精神・神経医療研究センター，国立成育医療研究センター，国立循環器病研究センター，国立国際医療研究センター，国立長寿医療研究センターの6つが設置されている。かつては国立・国営の医療機関であったが，より一層の機能強化を図ることを目的に，2010（平成22）年4月から独立行政法人へ，2015（平成27）年4月から国立研究開発法人へと運営が移行している。

　また国立病院機構は，2004（平成16）年4月から国立病院が独立行政法人へ移行したことにより発足し，全国141の国立病院で構成されている。主にがん，精神疾患，脳卒中，急性心筋梗塞，糖尿病の5疾病ならびに，救急医療，災害時における医療，へき地の医療，周産期医療，小児医療の5事業の任を担っている。また国立高度専門医療研究センターと同様に，患者に対する医療の提供にとどまらず，調査な

らびに研究，医療技術者の研修等の機能を有している。

　そのほかの政策医療として，国は医療政策に関する重点課題に対して，各医療分野での拠点病院を整備している。拠点病院とは，各医療分野で中心的役割を担い，総合的で高度な医療を提供するとともに，最新治療等の情報収集や各医療機関への情報提供，教育・研修等を行う病院であり，厚生労働省による指定を受ける。代表的な拠点病院の種別には，がん診療連携拠点病院やへき地医療拠点病院，災害拠点病院，エイズ拠点病院等がある。

❍参考文献 ─────

吉原健二・和田勝（2019）『日本医療保険制度史（第3版）』東洋経済新報社。

菅谷章（1978）『日本制度医療史（改訂増補版）』原書房。

厚生省医務局編（1976）『医制百年史　記述編』ぎょうせい。

岩淵豊（2015）『日本の医療──その仕組みと新たな展開』中央法規出版。

医療情報科学研究所編（2018）『公衆衛生がみえる（第3版）2018-2019』メディックメディア。

木村憲洋編（2018）『医療経営士・初級テキスト4　病院の仕組み／各種団体，学会の成り立ち──内部構造と外部環境の基礎知識（第3版）』日本医療企画。

厚生労働省編『厚生労働白書』各年版。

厚生労働省「医療施設（動態）調査・病院報告」各年版（https://www.mhlw.go.jp/toukei/list/79-1a.html）。

厚生労働省「病床機能報告」（https://www.mhlw.go.jp/stf/seisakunitsuite/bunya/0000055891.html）。

厚生労働統計協会編（2022）『国民衛生の動向2022/2023』厚生労働統計協会。

日本医療ソーシャルワーク研究会（2020）『医療福祉総合ガイドブック　2020年度版』医学書院。

■ 第 6 章 ■

保健医療サービスと保健医療対策

わが国の保健医療を取り巻く情勢は，少子高齢化を例に急速に進む人口構造の変化や慢性疾患の増加といった疾病構造の変化，また医療技術の進展と選択可能な治療方法の拡大など著しい変遷を辿っている。加えて，国民の健康や医療に対する関心の高まりも受け，医療提供体制など保健医療サービスはその変化に応需し，時代の要請とともにその形を変化させてきた。これら時代の変遷と社会情勢の変化に対し保健医療が応需するために，数次にわたる医療法の改正を重ねてきた経過を学習することは，現代の保健医療サービスとそこに至る礎への理解を深めることにつながる。

① 第一次〜第四次医療法改正の概要

❏ 第一次医療法改正と医療計画制度

　医療法は，医療提供体制の基本となる法律としてわが国の衛生法規の根幹をなすもので，医業を行うことのできる施設としての病院，診療所等について定める医療施設に関する法規である。医療法の目的は，医療を受ける患者の利益の保護と，良質・適切な医療の効率的な提供体制の確保を図ることで，国民の健康の保持に寄与することとされている。1948（昭和23）年に施行されて以来，高齢化や疾病構造の変化，医療技術の進歩などに対応する必要が生じ，累次の改正が行われている（表6-1）。1985（昭和60）年の第一次医療法改正では，量的な確保はほぼ達成されていた病床数について，地域的偏在の是正と医療施設の連携の推進が図られた。都道府県医療計画制度が導入され，都道府県ごとの地域医療計画の策定により，地域の実情に応じた医療計画に沿って，公私の医療施設の整備が進められることとなった。また，医療圏を設定することで必要病床数（第四次医療法改正により「**基準病床数**❐」に改称）を算定し，その病床数を超えた医療圏では，新規の病床の開設に対して都道府県知事が勧告することを規定した。従来の公的病院に対する病床規制に加え，民間病院についても，自由開業制を前提としながらも，**二次医療圏**❐単位での必要病床数を定めることで，病院の開設や増床等に関して量的規制を図るねらいがあった。

　1990（平成2）年には，医療法施行規則のなかで，医療計画の推進を図るために，都道府県は二次医療圏ごとに地域特性を踏まえた詳細な具体的施策を含む「**地域保健医療計画**❐」の策定が求められることとなった。

❐基準病床数
病院および診療所の病床の地域的偏在を是正し，地域における病床の適正配置を図ることで，全国的に一定水準以上の医療を確保することを目的に，地域ごとに策定される病床数。医療法施行規則に則る全国統一の計算式に従って算出する。療養病床および一般病床にかかる基準病床数は二次医療圏ごとに，精神病床，感染症病床および結核病床は都道府県全域で定められている。

❐二次医療圏
救急医療を含む一般的な入院治療が完結するように設定された区域で，一般に複数の市区町村で構成されている。この二次医療圏ごとに，病床数や医師・看護師等の人数など医療提供体制が計画される。

表6-1　医療法改正の変遷

改正年等	趣　旨	主な内容
1948（昭和23）年 医療法制定	終戦後，医療機関の量的整備が急務とされる中で，医療水準の確保を図るため，病院の施設基準などを整備	• 病院の施設基準を創設
1985（昭和60）年 第一次改正	医療施設の量的整備が全国的にほぼ達成されたことに伴い，医療資源の地域的偏在の是正と医療施設の連携の推進を目指した	• 医療計画制度の導入（必要病床数） • 地域医療計画策定の義務化 • 医療圏の設定 • 医療法人の運営の適正化と指導体制の整備→一人医師医療法人制度の導入（医療施設の量的整備から質的整備）
1992（平成4）年 第二次改正	人口の高齢化等に対応し，患者の症状に応じた適切な医療を効率的に提供するための医療施設機能の体系化，患者サービスの向上を図るための患者に対する必要な情報の提供等を行った	• 医療施設機能の体系化 　→特定機能病院の制度化 　→療養型病床群の制度化 • 医療に関する適切な情報提供（広告規制の緩和，院内掲示の義務づけ） • 医療の目指すべき方向の明示 • 医療機関の業務委託の水準確保 • 医療法人の付帯業務の規定
1997（平成9）年 第三次改正	要介護者の増大などに対し，介護体制の整備，日常生活圏における医療需要に対する医療提供，患者の立場に立った情報提供体制，医療機関の役割分担の明確化及び連携の促進などを行った	• 療養型病床群制度の診療所への拡大 • 地域医療支援病院制度の創設 • 医療計画制度の充実（地域医療の体系化） • 医療提供の際に医療提供者が適切な説明を行い，医療の受け手の理解を得るよう努める旨を規定→インフォームド・コンセントの努力義務 • 総合病院制度の廃止
2000（平成12）年 第四次改正	高齢化の進展などに伴う疾病構造の変化を踏まえ，良質な医療を効率的に提供する体制を確立するため，入院医療の提供体制の整備等を行った	• 病院の病床を療養病床と一般病床に区分 • 病院等の必置施設（臨床検査，消毒，給食，給水，暖房，洗濯，汚物処理の各施設）について規制緩和
2006（平成18）年 第五次改正	質の高い医療サービスが適切に受けられる体制を構築するため，医療に関する情報提供の推進，医療計画制度の見直し等を通じた医療機能の分化・連携の推進，地域や診療科による医師不足問題への対応等を行った	• 医療計画制度の見直し等を通じた医療機能の分化・連携の推進（4疾病5事業の具体的な医療連携体制）　→2012（平成24）年：精神疾患を追加し，5疾病となった • 都道府県の医療対策協議会の制度化 • 地域や診療科による医師不足問題への対応 • 医療安全の確保 • 医療従事者の資質の向上 • 医療法人制度改革 • 患者等への医療に関する情報提供の推進
2014（平成26）年 第六次改正	医療を取り巻く環境変化への対応として「社会保障・税一体改革」に基づく患者個々の状態にふさわしい，良質かつ適切な医療を効率的・効果的に提供する体制の構築を目指した	• 病床機能報告制度の創設 • 臨床研究中核病院の法的位置付け • 地域医療構想の策定 • 医療事故調査制度の創設

出所：厚生労働省（2013）「PDCAサイクルを通じた医療計画の実効性の向上のための研究会資料」に筆者一部加筆。

☐ 第二次医療法改正と病院機能分化

　医療提供体制に関する量的な整備が都道府県医療計画の導入・策定などを経て安定してきたことを受け，医療資源の整備に関する施策の関心は，医療施設の機能分化を進めることへと移っていった。日本の医療提供体制は，英国の**家庭医（GP）**に代表される医療機関への登録制による受診・受療ではなく，患者はどこの診療所でも，どの病院で

も自由に診療を受けることができるしくみとなっている。これは，受診・受療へのアクセスを簡便にするという利点がある一方で，大規模病院への患者の集中と偏りを引き起こすことにもつながった。

　高度経済成長期以降，地方農村部から都市部への人口移動が進み，その後，高齢化が急激に加速したことも相まって，高度な医療への対応や最先端の医療設備を有する専門的な医療機関として設立された大学病院等の都市部の大病院へ，病状の軽重にかかわらず患者が集中する事態が起こっていた。第一次医療法改正で導入された医療計画では，住民の健康管理を行う地域の診療所と高度な専門医療を提供する大病院という考え方を前提として各地域における医療施設の整備が進められたが，患者の受診行動は近代的な設備のある大病院への志向が強く，受診者の偏りのために効率的な医療を提供することに課題を抱えていた。

　このため，1992（平成4）年の第二次医療法改正では，人口の高齢化等に対応し，患者の症状に応じた医療資源の効率的な活用を見据えて，医療施設機能の体系化が図られた。具体的には，高度の医療の提供や高度の医療技術の開発及び高度の医療に関する研修を実施する能力等を備えた病院を特定機能病院として制度化した。また，主として高齢者等の長期にわたる療養を要する患者の療養型病床群を制度化した。これを受け，病院は特定機能病院と療養型病床群，そして従来の一般病院を加えた3種類に整備されることとなった。

☐ 第三次医療法改正と病診連携強化

　医療機関を取り巻く環境が著しく変化する中で，増大する要介護者に対応できる介護体制の整備，日常生活圏における通常の医療需要に対応できる医療提供体制の整備を図ることが求められるようになった。また同時に，患者の立場に立った医療情報の提供を促進することも重要な課題となっていた。

　第三次医療法改正は，こうした背景を踏まえて，介護保険法案と対応した一連の関係法案として検討が進められ，1997（平成9）年に成立した。その主な内容として，地域医療支援病院制度の創設があげられる。総合病院制度が廃止され，それに代わる病院機能として地域における医療の確保を図る病院に位置づけられ，第一線の地域医療を担うかかりつけ医等を支援することが目的とされた。

　この地域医療支援病院の創設は，病床や医療機器の共同利用等を通じて，地域のかかりつけ医と一体的，協働的に診療を展開していくことを重視するもので，地域医療の安定的確保に向けた「病診連携」の

強化を推し進めていくことを意図されたものであった。

　また，**インフォームド・コンセント**に関する努力義務規定についても整備された。具体的には，医師等の医療提供者は，医療を提供するにあたって適切な説明を行い，医療を受ける者の理解を得るよう努めなければならないと医療法に規定し，患者の立場に立った医療情報の提供を促進することを意図した法制化が図られた。

第四次医療法改正と病床区分化

　依然として医療を取り巻く環境は変化を続けるなか，良質な医療を効率的に提供することができるよう，入院医療の提供体制の見直しを目指し，医療機関の機能分担の明確化や過剰病床の削減等を見据えて，2000（平成12）年に第四次医療法改正が行われた。

　従来，医療法では精神病床，伝染病床，結核病床を規定していたが，それ以外は「その他病床」とされていた。この，その他病床について，第四次改正では，一般病床と療養病床（療養型病床群と特例許可老人病棟を再編）に区分した。一般病床は，結核病床・精神病床・感染症病床（1999〔平成11〕年の感染症の予防及び感染症の患者に対する医療に関する法律施行に伴い，伝染病床より改称）・療養病床以外の病床と規定した。

　また，療養病床は「病院又は診療所の病床のうち，主として長期にわたり療養を必要とする患者を入院させるもの」として位置づけられた。この療養病床のうち一部は，2000（平成12）年に施行された介護保険法に基づく介護療養型医療施設として，主として長期療養を必要とする要介護者に対する医学的管理下での介護や必要な医療等を提供する施設として機能した（介護療養病床）。

　介護保険制度の創設目的の一つは，高齢化の進展による要介護高齢者の増加や介護期間の長期化を背景に，介護を主目的とする長期入院等が医療財源を逼迫させる**社会的入院**を是正し，医療費の適正化を図ることであった。このような経緯を踏まえ，介護療養型医療施設には，医学的管理を必要としながらも，急性期・治療期を脱し，介護を主体とした長期療養を要する患者のケア施設として機能し，社会的入院を解消する役割が期待された。

► **病診連携**

病院と診療所が連携し，患者診療のための役割分担を図ることで，効率的且つ円滑な診療を展開するしくみ。かかりつけ医等地域の身近な診療所が日常的な医療の提供や患者の健康管理・健康相談を担い，高度な医療や諸検査を必要とする場合には，かかりつけ医からの紹介を経て，医療機器を備えた病院の専門医等がその診察にあたる等，それぞれの施設機能を有効に発揮しながら共同的診療を行うための連携。限られた医療資源を有効に活用するためのシステムといえる。

► **インフォームド・コンセント**

患者の生命・身体についての価値判断の最終決定権は患者にあるという患者中心の考えに基づき，患者の知る権利と医師（医療従事者）の説明義務の履行を前提とした医師（医療従事者）と患者間の十分な説明とそれに基づく同意のこと。患者の同意については，十分な理解，納得，選択が含まれる。

► **社会的入院**

介護を必要とする高齢者等が，慢性疾患等によって心身に障害を来し，医学的には病状も安定しているにもかかわらず，介護者の不在など家庭都合の理由によって長期間にわたり一般病院等へ入院すること。医療資源の非効率使用や医療財政の逼迫を招くとして社会問題化された。

第五次医療法改正と患者視点の医療体制の構築

❏ 第五次医療法改正

　急速な少子高齢化の進行に加え，医療の技術革新，経済の低成長期への移行等により，国民の生活や社会環境は変化し，それに伴って意識の変化も生じるようになった。医療提供体制については，競争原理が働きにくい構造であることから効率化や重点化が不十分であること，また地域における医療の確保が十分でなく，情報基盤等の近代化の遅れなどが問題点として指摘されていた。医療制度を将来にわたって持続可能なものとしていくためには，それらの構造改革が喫緊の課題となっていたのである。このため，医療費適正化の推進や医療保険制度の改革とあわせて，医療提供体制についても，質の高い医療サービスが適切に提供され，国民の医療に対する安心や信頼を確保し，患者の視点に立った制度全般にわたる改革が求められたのである。第五次医療法改正は，こうした中で医療制度改革の一部として2006（平成18）年に，良質な医療を提供する体制の確立を図るための医療法等の一部を改正する法律として成立した。

　第五次改正は，医療機能の分化とその連携の推進により，患者に対して切れ目のない医療を提供すること等，医療制度改革に関連した他の法改正（健康保険法等）と一体とした内容で，医療法における過去最大の改正といわれている。改正の項目には，①患者等への医療に関する情報提供の推進，②医療計画制度の見直し等を通じた医療機能の分化・連携の推進，③地域や診療科による医師不足問題への対応，④医療安全の確保，⑤医療従事者の資質の向上，⑥医療法人制度改革，等が盛り込まれた。以下に主な事項について解説する。

①　患者等への医療に関する情報提供の推進

　患者等が医療に関する情報を十分に得られ，適切な医療を選択できるよう支援することが明記された。一つは，医療機能情報提供制度である。都道府県が医療機関等に関する情報を集約し，分かりやすく住民に情報提供し，住民からの相談等に，適切に応じるしくみを制度化した。これは行政機関を介して一定の病院情報を住民らが知る権利を得るという新しい視点であった。

　次いで，入退院時における治療計画等の文書による説明も位置づけられた。病院又は診療所の管理者は，患者の入院時（入院した日から起

算して7日以内）には入院中の治療に関する計画等が記載された入院診療計画書を，診療を担当する医師等により作成し，患者又はその家族へ交付するとともに適切に説明が行われるよう努めることとし（ただし，一部例外規定も設けられた），退院時には，退院後の療養に必要な保健医療サービス又は福祉サービスに関する事項を記載した退院療養計画書を作成し，交付及び適切な説明が行われるよう努めることが明記された。

　さらに，広告規制の見直しによって広告できる事項の拡大も盛り込まれた。医療に関する情報提供の推進を目指し，患者やその家族，住民らが自分に合った適切な医療機関を選択できるよう，患者等に対して必要な情報が正確に提供され，その選択を支援するという方針が示された。

　第五次改正では，従前の医療法改正での広告規制緩和に比べ大幅な見直しが行われ，「包括規定方式」が導入された。これにより広告可能な内容は大きく拡大することとなった。一方で，違反広告については行政指導のもと罰則が適用されることも加えられた。

②　医療計画制度の見直し等を通じた医療機能の分化・連携の推進

　医療計画制度を見直し，**地域連携クリティカルパス**の普及等を通じ，医療機能の分化・連携を推進し，切れ目のない医療を提供すること，そして早期に在宅生活へ復帰できるよう在宅医療の充実を図ることが明記された。医療計画の見通しでは，治療又は予防を重点的に取り組む4疾病を定めるとともに，さらに医療の確保が必要な5事業を定めた。具体的には，がん，脳卒中，急性心筋梗塞及び糖尿病の4疾病と，救急医療，災害時における医療，へき地の医療，周産期医療，小児医療（小児救急医療を含む）の5事業が明記された（4疾病5事業とまとめて表記される場合が多い）。これら4疾病5事業に対して，具体的な医療連携体制を位置づけることや，分かりやすい指標と数値目標を明示し，事後評価できるしくみを構築することが示された。

　医療連携体制の構築については，地域連携クリティカルパスの活用とその普及が盛り込まれた。地域連携クリティカルパスは，急性期病院から回復期病院を経て自宅へ退院し，かかりつけ医での診療を継続することを見据えた包括的な診療計画である。そのため，疾病の発症から各病期における治療を担う全ての医療機関で共有して用いるものとなる。地域連携クリティカルパスの普及により，診療にあたる複数の医療機関が，役割分担を決め，あらかじめ診療内容を患者に提示・説明することになり，患者が安心して医療を受けることにもつながる。地域連携クリティカルパスの利用により，分化した医療機能を切れ目

▶地域連携クリティカルパス

急性期病院から回復期病院を経て早期の自宅退院を見据えた診療計画。治療を受けるすべての医療機関で共有して用いるもの。各施設ごとの診療内容と治療経過，最終ゴール等が診療計画として明示されており，診療の標準化，根拠に基づく医療（EBM）の実施，インフォームド・コンセントの充実，業務の改善，チーム医療の向上などの効果が期待されている。

のない医療の提供へと地域完結型の医療提供体制を具体化することを目指している。

　③　医療安全の確保

　医療安全の確保にかかる医療機関の管理者の義務が規定され，医療安全の確保という施策の方向が明示された。

　また医療安全支援センターが制度化され，都道府県及び保健所を設置する市または特別区において，医療安全支援センターを設置することが義務づけられた。具体的には，医療機関における安全管理体制の充実と強化，院内感染制御体制の充実，医療機関における医薬品・医療機器の安全管理体制の整備など，医療安全を確保することを医療機関の管理者に義務づけた。また，患者等からの相談に応じ，助言等を行う機関として都道府県等は医療安全支援センターを設置するよう努めることとなり，医療安全支援センターの名称及び所在地については公示されることとなった。

➡介護保険施設
介護保険法に規定された施設サービス費の対象となる施設。介護老人福祉施設（特別養護老人ホーム），介護老人保健施設，介護療養型医療施設，介護医療院がある。介護療養型医療施設についてはすでに廃止が決定しており，介護医療院等への移行を含め，2024年3月が経過措置期限とされている。

□ **長期療養の適正化（療養病床の再編成）**

　医療制度改革において，療養病床における社会的入院の是正が課題とされた。医療必要度の高い患者と低い患者が同程度で混在し入院している実態を踏まえ，医療の必要性が高い患者は引き続き医療療養病床での療養を継続し，医療の必要性は低く介護の必要性が高い患者については，居宅系介護サービスまたは**介護保険施設**➡等での対応とする機能分担（療養病床の再編成）を推進することが示された。第五次医療法改正と同年度の診療報酬改定によって，患者の特性に応じた評価を行い，療養病床の役割分担を明確化した。

---

③　第五次医療法改正以後の保健医療対策の動向

　第五次医療法改正を含む医療制度改革以後，医師不足や救急医療に対する不安など，医療に関するさまざまな問題が指摘されるようになり，医師確保対策や緊急医療対策等の一層の推進を図ることが求められた。2012（平成24）年に閣議決定された，社会保障・税一体改革大綱では，医療計画作成指針の改定等が盛り込まれ，新たな医療計画の策定や在宅医療についての達成すべき目標，また従来の既存4疾病に精神疾患を追加した医療連携体制を構築する考え方が明記された。これにより，2013（平成25）年より精神疾患を追加した5疾病5事業と

して，さらにそれら5疾病5事業と同等に在宅医療についても
PDCAサイクル■で，指標や目標値を設定することとなった。

　また，2013（平成25）年は，持続可能な社会保障制度の確立を図る
ための改革の推進に関する法律（プログラム法）が成立し，①病院・
病床機能の分化・強化，②在宅医療の推進，③医師確保対策，④チー
ム医療の推進について法的に位置づけられた。これらの施策を通じて，
地域の実情に応じた医療・介護サービスの提供体制の効率化・重点化，
また機能強化を図ることにより，今後ますます高齢化が進行した社会
においても，住み慣れた地域で，その人らしく暮らしていけるよう，
適切な医療サービス・介護サービスが受けられる社会を実現していく
ことが目指された。

□ 医療介護総合確保推進法

　プログラム法に基づき，2014（平成26）年に，地域における医療及
び介護の総合的な確保を推進するための関係法律の整備等に関する法
律（医療介護総合確保推進法）が成立した。この法律は，団塊の世代が
75歳以上となる2025（令和7）年を見据え，効率的かつ質の高い医療
提供体制と地域包括ケアシステムの構築を図るために，医療法（第六
次改正）や介護保険法等の関係法律を一体的に改正するものであった
（**資料6-1**）。

　同法では，地域における効率的かつ効果的な医療提供体制の確保の
なかで，「病床機能報告制度」が明記された。この制度は，病院（一般
病床・療養病床）および有床診療所が，その病床により担う医療機能
の現状と今後の方向を自ら選択し，病棟単位を基本として都道府県に
報告することを義務づけたものである。医療機能については，以下の
4つの機能から一つを選択することとなっている。
① 高度急性期
・急性期の患者に対し，状態の早期安定化に向けて診療密度が特に高
　い医療を提供する
② 急性期
・急性期の患者に対し，状態の早期安定化に向けて医療を提供する機
　能
③ 回復期
・急性期を経過した患者への在宅復帰に向けた医療やリハビリテーシ
　ョンを提供する機能
・特に急性期を経過した脳血管疾患や大腿骨頸部骨折等の患者に対し，
　ADLの向上や家庭復帰を目的としたリハビリテーションを集中的

■ PDCAサイクル
Plan（計画），Do（実施・実行），Check（点検・評価），Action（処遇・改善）の4段階の頭文字をとったもの。綿密に計画を立て，その計画に沿って実行し，得られた結果に対する評価を行い，また改善していくというサイクルのこと。4段階目のActionを次なるPDCAサイクルにつなげ，それを繰り返すことでそのサイクルは螺旋状に向上していき，継続的な改善が図られていくことを目指した取り組み。

資料6-1 医療介護総合確保推進法の概要

1. 新たな基金の創設と医療・介護の連携強化（地域介護施設整備促進法等関係）
①都道府県の事業計画に記載した医療・介護の事業（病床の機能分化・連携，在宅医療・介護の推進等）のため，消費税増収分を活用した新たな基金を都道府県に設置
②医療と介護の連携を強化するため，厚生労働大臣が基本的な方針を策定
2. 地域における効率的かつ効果的な医療提供体制の確保（医療法関係）
①医療機関が都道府県知事に病床の医療機能（高度急性期，急性期，回復期，慢性期）等を報告し，都道府県は，それをもとに地域医療構想（ビジョン）（地域の医療提供体制の将来のあるべき姿）を医療計画において策定
②医師確保支援を行う地域医療支援センターの機能を法律に位置付け
3. 地域包括ケアシステムの構築と費用負担の公平化（介護保険法関係）
①在宅医療・介護連携の推進などの地域支援事業の充実とあわせ，予防給付（訪問介護・通所介護）を地域支援事業に移行し，多様化 ※地域支援事業：介護保険財源で市町村が取り組む事業
②特別養護老人ホームについて，在宅での生活が困難な中重度の要介護者を支える機能に重点化
③低所得者の保険料軽減を拡充
④一定以上の所得のある利用者の自己負担を2割へ引上げ（ただし，一般の世帯の月額上限は据え置き）
⑤低所得の施設利用者の食費・居住費を補塡する「補足給付」の要件に資産などを追加
4. その他
①診療の補助のうちの特定行為を明確化し，それを手順書により行う看護師の研修制度を新設
②医療事故に係る調査の仕組みを位置づけ
③医療法人社団と医療法人財団の合併，持分なし医療法人への移行促進策を措置
④介護人材確保対策の検討 （介護福祉士の資格取得方法見直しの施行時期を平成27年度から平成28年度に延期）

出所：厚生労働統計協会編（2019）『国民衛生の動向2019/2020』。

に提供する機能（回復期リハビリテーション機能）

④ 慢 性 期

- 長期にわたり療養が必要な患者を入院させる機能
- 長期にわたり療養が必要な重度の障害者（重度の意識障害者を含む），筋ジストロフィー患者または難病患者等を入院させる機能

　都道府県は報告された情報に基づき，地域の医療機関が担う医療機能の現状を把握，分析し，医療計画の一部として，将来の医療提供体制に関する構想（地域医療構想）を策定するとともに，その達成に向けた病床の機能の分化および連携の推進に関する事項等を定めることが義務づけられた。これにより，地域の医療機関や住民が医療提供体制の現状と将来に対し共通認識をもつことで，医療機関の自主的な取り組みと相互の協議によって医療機能の分化・連携を進めていくことが期待されている。

　地域医療構想は，医療計画において原則，二次医療圏を構想区域とする医療需要と病床機能の区分ごとに必要な病床量を推計し，将来の医療提供体制を実現するための施策（構想）を定めるものである。

□ 地域における医療提供体制の確保

　2015（平成27）年の第七次医療法改正では，地域医療連携推進法人制度が創設された。この制度は，医療機関相互間の機能の分担や業務連携の推進を通じて，地域医療構想を達成するために創設された。統

一的な医療連携推進方針（参画する病院等の連携推進の方針）を決定し，医療連携推進業務等を実施する一般社団法人のうち，医療法上の非営利性の確保等の基準を満たすものを都道府県知事により認定される。複数の医療機関等が法人に参画することにより，競争よりも協調を進め，地域において質の高い効率的な医療提供体制の確保を目指したものである。

2017（平成29）年の第八次医療法改正では，安全で適切な医療提供の推進のために，**ゲノム医療**➡の実用化に向けた遺伝子関連検体検査の精度の確保，特定機能病院の高度の安全確保のための適切な管理者の選任や監査委員会の設置など管理および運営に関する体制強化，医療法人の運用に関する施策等が図られた。また従前は広告規制の対象外とされてきた医療機関のウェブサイトに関しても，医療広告と同様に虚偽や誇大広告を罰則付きで禁止すること等が規定された。

2018（平成30）年に成立した医療法及び医師法の改正では，地域間の医師偏在の解消等を通じて地域における医療提供体制を確保することに焦点化された。

①　医師少数区域等で勤務した医師を評価する制度の創設では，医師少数区域等における一定期間の勤務経験を通じた地域医療への知見を有する医師を厚生労働大臣が評価・認定する制度を創設し，その認定を受けた医師を一定の病院等の管理者として評価するしくみも導入された。

②　都道府県における医師確保対策の実施体制の強化については，PDCAサイクルに基づく実効的な医師確保対策を進める「医師確保計画」の策定や都道府県と大学医局等が必ず連携すること等を目的とした「地域医療対策協議会」の機能強化，効果的な医師の配置調整等のための地域医療支援事務，医療勤務環境改善支援事務の見直しが図られた。

③　医師養成過程を通じた医師確保対策の充実では，医師確保計画との整合性の確保の観点から，大学医学部の地域枠・地元出身入学者枠，臨床研修病院指定や研修医定員の設定権限の都道府県への移譲など医師養成過程を見直し，医師確保対策の充実が図られた。

④　地域の外来医療機能の偏在・不足等への対応については，外来医療機能の偏在・不足等の情報を可視化するため，二次医療圏を基本とする区域ごとに外来医療関係者による協議の場を設け，夜間救急体制の連携構築など地域における外来医療機関間の機能分化・連携の方針と併せて協議・公表するしくみが創設された。

⑤　地域医療構想の実現を図るための，医療機関の開設や増床に係

➡**ゲノム医療**

ゲノムとはDNAに含まれる遺伝情報全体を指す用語である。ゲノム医療とは，それらゲノム情報を網羅的に調べ，その結果をもとに効率的・効果的に疾患の診断と治療，予防に役立てることを目指す医療の総称。近年，ゲノム医科学は目覚ましく進展しており，疾患と遺伝情報の関係が明らかにされつつある。

➡**地域医療対策協議会**

医療法第30条の23の規定に基づく，都道府県における医師確保対策の具体的実施にかかる関係者間の協議・調整を行う場。設置主体は都道府県。構成員は，都道府県のほかに特定機能病院，地域医療支援病院，臨床研修病院，大学等，国立病院機構，地域住民を代表する団体などである。女性医師のキャリア支援を考慮し，構成員の一定数を女性とすることも定められている。協議事項には，医師派遣に関する事項や，派遣された医師の負担軽減・キャリア形成支援に関する事項が盛り込まれている。

る都道府県知事の権限が追加された。

　2021（令和 3 ）年に成立した「良質かつ適切な医療を効率的に提供する体制の確保を推進するための医療法等の一部を改正する法律」では，①医師の働き方改革，②各医療関係職種の専門性の活用，③地域の事情に応じた医療提供体制の確保，の主に 3 点について推進する措置が盛り込まれた。医師の働き方改革では，長時間労働の医師の労働時間短縮及び健康確保の体制を整備するため，時間外労働の上限規制の適用が開始された（2024〔令和 6 〕年 4 月 1 日までに段階的に施行）。各医療関係職種の専門性の活用では，診療放射線技師，臨床検査技師，臨床工学技士，救急救命士の 4 職種を対象にタスクシフト／シェアを推進し，医師の負担を軽減するとともに，医療関係職種がより専門性を活かせるよう各職種の業務範囲の拡大が図られるなどの見直しが行われた（2021〔令和 3 〕年10月 1 日施行）。地域の実情に応じた医療提供体制の確保では，新興感染症等の感染拡大時における医療提供体制の確保に向けて，医療計画の記載事項に新興感染症等への対応に関する事項が追加された（2024〔令和 6 〕年 4 月 1 日施行）。また外来医療機能の明確化と連携に向け，医療資源を重点的に活用する外来等について報告を求める外来機能報告制度の創設も盛り込まれている（2022〔令和 4 〕年 4 月 1 日施行）。

 ## 4 　地域医療計画の概要

　医療計画は，多様化，高度化する国民の医療需要に対応して地域の体系的な医療提供体制の整備を促進するため，1985（昭和60）年の第一次医療法改正において法制化されたものである。これは医療法第30条の 4 に基づくものであり，都道府県が地域の実情に応じて医療提供体制の確保を図るために策定する行政計画である。その趣旨は，医療提供の量（病床数）を管理するとともに，質（医療連携・医療安全）を評価することにより，地域全体で切れ目なく必要な医療が提供する「地域完結型医療」を推進することである。

　医療計画の導入には，病床数の抑制，医療資源の地域偏在の是正，医療施設間の連携推進等が背景にあった。導入時の内容は，必要的記載事項として医療圏の設定（**表 6 - 2** ）と必要病床数の算定を定めることであった。1997（平成 9 ）年の第三次医療法改正では，制度化された地域医療支援病院や療養型病床群の整備目標が必要的記載事項とし

表6-2　医療圏の種類

医療圏	医療圏の機能	一般的な圏域の範囲
一次医療圏	住民が医師等に最初に接し，診療や保健指導を受ける圏域。日常生活に密着した保健医療サービスが提供され，完結することが目指される	多くの場合，市町村単位
二次医療圏	病院における一般的な入院医療の提供体制を整備することが相当と認められる地域単位。※医療法第30条の4第2項第10号に基づく	多くの場合，複数の市町村を束ねた範囲
三次医療圏	専門的かつ特殊な保健医療サービスを提供する地域単位。最も広域的な対応が必要とされる※医療法第30条の4第2項第11号に基づく	都道府県単位例外：北海道（6圏域）長野県（県全域または4圏域）

出所：全国健康保険協会（2015）「医療計画と地域医療構想に関する基礎的ハンドブック」。

て義務づけられ，2000（平成12）年の第四次医療法改正では従来の必要病床数から基準病床数へと名称変更が行われた。

　2006（平成18）年の第五次医療法改正においては，医療機能の分化・連携の推進を図ることを目的に，4疾病（がん，脳卒中，急性心筋梗塞および糖尿病）5事業（救急医療，災害時における医療，へき地の医療，周産期医療および小児救急医療を含む小児医療）を定め，具体的な医療連携体制の構築が規定された。

　その後，2012（平成24）年には精神疾患を追加した5疾病5事業となり，在宅医療についても同様に，医療連携体制の構築を図る事業に加えられた。近年の医療計画は，医療施設に関する量的な視点にとどまらず，病床機能や分野別の具体的な目標設定が図られるなど，医療の質にも焦点を当て，効率的で実効性のある体制確保へと発展してきており，計画策定についても数値目標を定め，PDCAサイクルが推進されている。

☐ 医療計画の内容

　医療計画の概要を図6-1に示す。疾病または事業ごとの医療連携体制は，人口の高齢化や疾病構造の変化，地域医療の確保などの課題に対応するために，5疾病（がん，脳卒中，急性心筋梗塞，糖尿病，精神疾患）と，5事業（救急医療，災害時における医療，へき地の医療，周産期医療，小児救急医療を含む小児医療）を地域の実情に応じて医療計画に記載し位置づけられた。疾病・事業ごとに，医療機関に求められる事項や目標などの必要な医療機能と，各医療機能を担う医療機関の名称を医療計画に記載し，地域の医療連携体制をわかりやすく示すことで，住民や患者が地域の医療機能を理解することにつながることが期待されている。

　基準病床数については，地域に病床をどの程度整備すべきかという

図6-1　医療計画の概要

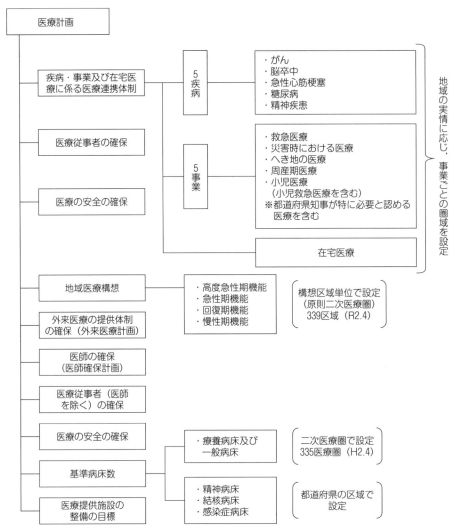

出典：厚生労働省（2022）『厚生労働白書（令和4年版）』。

整備目標としての性格と，過剰な病床を抑制するという規制目標としての性格の両面をもっている。基準病床数は全国統一の算定式によって設定されており，一般病棟と療養病床は二次医療圏単位とし，精神病床，結核病床および感染症病床は都道府県単位である。既存の病床数が基準病床数よりも上回る病床過剰地域では，都道府県知事が病院に開設をしないよう勧告できる。基準病床数を超える地域にもかかわらず，病院を開設する者に対しては，地方社会保険医療協議会での議を経て，保険医療機関の指定をしないことができる。これらのしくみは，病床の地域的偏在を是正し，全国的に一定水準以上の医療提供体制を確保するために設置されている。なお，必要とされる救急医療や治験のための病床等については，病床過剰地域においても整備するこ

とができる。

☐ 5疾病5事業および在宅医療の医療提供体制

　5疾病は，生活習慣病その他の国民の健康の保持を図るために特に広範かつ継続的な医療の提供が必要と認められる疾病である，がん，脳卒中，急性心筋梗塞および糖尿病の4疾病に加え，職場でのうつ病や高齢化にともなう認知症の患者数の増加を背景に，精神疾患が追加された。

　がんの医療提供体制については，近年，予防や社会復帰，治療と職業生活の両立に向けた支援に重点が置かれている。脳卒中の医療提供体制および心筋梗塞の医療提供体制では，死亡および要介護状態に至る患者の減少を目指し，早急な急性期医療の実施とリハビリテーションや再発・合併症予防が求められている。糖尿病の医療提供体制については，発症予防と重症化予防に重点をおき，受診中断患者の減少や早期治療のため，医療機関と薬局，保険者の連携が推進されている。精神疾患の医療提供体制では，精神障害者に対応した**地域包括ケアシステム**の構築，多様な精神疾患等に対応した医療連携体制の構築が求められている。

　5事業としては，地域医療において特に確保が必要とされる救急医療，災害時における医療，へき地の医療，周産期医療，小児医療（小児救急医療を含む）を規定している。さらに，5疾病5事業と同等の位置づけとして在宅医療を規定している。

　近年の動向として，2021（令和3）年の医療法改正により，新興感染症等の感染拡大時における医療提供体制の確保に関する事項の医療計画への位置づけが追加されている。新型コロナウイルス感染症（COVID-19）への対応では，医療提供体制がひっ迫し，病床確保等が困難となる事態が生じた。また一般の医療提供体制にも大きな影響をもたらした。そこで，新興感染症への対応を医療計画に位置づけることで，都道府県を中心とした対応の強化が企図されている。新興感染症は発生や感染力など詳細な予測が困難であり，速やかに対応する準備が必要である点などが災害医療とも類似しており，いわゆる従来の5事業に追加し，6事業として第8次医療計画（2023〔令和5〕年4月1日施行）の記載事項に追加されることとなった。

　人口の高齢化と認知症高齢者の増加が進むなか，在宅医療と介護の需要はますます増えることが予測され，将来を見据えた医療・介護提供体制の構築は喫緊の課題である。医療計画においても地域医療構想を策定し，病院の機能分化・連携を進めるとともに，入院から在宅へ

➡ 地域包括ケアシステム
....
要介護状態になっても，住み慣れた地域（生活圏域）で自立した日常生活を継続できるよう，医療・介護・予防・住まい・生活支援が一体的（包括的）に確保・提供されるしくみとして推進されている体制のこと。地域の自主性と主体性に基づき，地域の特性に応じてつくり上げることが求められている。2018年度から医療計画と介護保険事業計画の策定サイクルについて整合性が確保されたことで，両者が一体となって構築に寄与していくことが期待されている。

の一連の過程において在宅医療の充実を図り，可能な限り住み慣れた生活の場で必要な医療・介護サービスが受けられ，安心して自分らしい生活を実現できる地域包括ケアシステムの構築が求められている。

　また医療計画と介護保険事業（支援）計画において，都道府県や市町村の医療・介護担当者等の関係者による協議の場を設置し，在宅医療と介護の連携強化を図ることが盛り込まれている。

⑤ 薬剤耐性（AMR）対策

　近年，抗菌薬が効かない薬剤耐性（AMR）をもつ細菌が世界中で増加している。AMRが拡大した原因の一つとして，とりわけ1980年代以降の人に対する抗微生物薬の不適切な使用があげられており，病院等医療機関内において新たな薬剤耐性菌が増加している。また，動物のもつ薬剤耐性菌が動物分野の治療効果を減弱させるほか，畜産物や農産物を介して人に感染する可能性があるとされている。薬剤耐性菌の増加は，いづれの理由に因るものであったとしても，治療困難な患者の増加につながることから深刻である。その一方で，新たな抗微生物薬の開発は減少しており，薬剤耐性菌による感染症の治療は困難を極めている現状にある。

　このような状況を踏まえて，2015（平成27）年5月の世界保健機関（WHO）総会において，「薬剤耐性に関するグローバル・アクション・プラン」が採択され，加盟各国は2年以内に自国の行動計画を策定するよう要請された。また同年6月のエルマウ・サミットで，WHOの国際行動計画を歓迎するとともに，人と動物等の保健衛生の一体的な推進（ワンヘルス・アプローチ）の強化と新薬等の研究開発に取り組むことを確認した。これを受け，わが国では2015（平成27）年11月に「薬剤耐性タスクフォース」を厚生労働省に設置し，「国際的に脅威となる感染症対策関係閣僚会議」の枠組みの下に，「薬剤耐性に関する検討調整会議」を設置し，関係省庁での議論・調整を経て，2016（平成28）年4月5日，日本として初めての「薬剤耐性（AMR）対策アクションプラン」（**表6-3**）を策定した。この行動計画では，WHOの「薬剤耐性に関するグローバル・アクション・プラン」を参考に，2016（平成28）年から2020（令和2）年までの5年間に，ワンヘルス・アプローチの視野に立ち，協働して集中的に取り組むべき対策としてまとめられている。

表6-3　薬剤耐性（AMR）対策アクションプラン

分　野	目　標
普及啓発・教育	薬剤耐性に関する知識や理解を深め，専門職等への教育・研修を推進
動向調査・監視	薬剤耐性及び抗微生物剤の使用量を継続的に監視し，薬剤耐性の変化や拡大の予兆を的確に把握
感染予防・管理	適切な感染予防・管理の実践により，薬剤耐性微生物の拡大を阻止
抗微生物剤の適正使用	医療，畜水産等の分野における抗微生物剤の適正な使用を推進
研究開発・創薬	薬剤耐性の研究や，薬剤耐性微生物に対する予防・診断・治療手段を確保するための研究開発を推進
国際協力	国際的視野で多分野と協働し，薬剤耐性対策を推進

出所：厚生労働省 国際的に脅威となる感染症対策関係閣僚会議（2016）「薬剤耐性（AMR）対策
　　　アクションプラン」。

6　保健所と保健センターの役割

　保健所および保健センターは，地域保健法に規定されている。保健所は地域保健法第5条に基づき，都道府県，政令市，中核市ならびに特別区が設置することができる。都道府県の保健所の所管区域は，二次医療圏および都道府県介護保険事業計画に規定する区域を参酌して設定することが原則である。

　職員は，医師，獣医師，保健師，薬剤師，管理栄養士，理学療法士，作業療法士，精神保健福祉士などが配置されている。

　保健所の活動は，対人保健サービスのうち，広域的に行うべきサービスや専門的技術を要するサービス，多種の保健医療職種によるチームワークを要するサービス，ならびに対物保健等を実施しており，第一線の総合的な保健衛生行政機関である。また，市町村が行う保健サービスに対し，必要な技術的援助を行う機関でもある。

　対人保健分野としての具体的事業には，健康診断や予防接種等の「感染症等対策」，HIV等に関する検査や相談または難病医療相談等の「エイズ・難病対策」，精神保健に関する現状把握や精神保健訪問指導等の「精神保健対策」，未熟児に対する訪問指導や養育医療の給付等の「母子保健対策」がある。対物保健分野としての具体的事業としては，食品衛生関係や生活衛生関係，医療監視等関係などがあげられる。

　とりわけ2020（令和2）年1月にわが国において国内初確認され，その後感染の拡大を続けた新型コロナウイルス感染症（COVID-19）に対する保健所の役割は，その対策機能として極めて重要な位置を占

めた。感染症対策とその関連業務は，保健所が担う事業の一部分ではあるが，その果たす役割の意義は大きい。一般に，感染症が発生した場合に，保健所は感染症の発生状況や動向および原因の追求，効率的な疫学調査を実施し，感染の拡大防止と抑制に努める。また効果的にサーベイランスを実施し，感染者を適切に医療へつなげる役割も担う。さらに，地域における流行時においても適切な保健・医療・福祉が提供できる体制を圏域内で構築できるよう働きかける等の機能も期待される。これら感染症対策においては，2010（平成22）年に厚生労働省が新型インフルエンザへの対応をまとめた報告書において，保健所等の感染症対策部門の組織および人員の強化を提言している。加えて2020（令和2）年3月には，厚生労働省新型コロナウイルス感染症対策推進本部より，保健所の業務継続のための体制整備について重点的な人員整備の必要性が指摘されるなど，感染症対策においては保健所の組織体制の整備と拡充が急務となっている。

　一方，市町村保健センターは，地域保健法第18条の規定に基づき市町村が設置することができる。保健師，看護師，栄養士等が配置され，保健福祉・介護等に関する総合相談窓口としての機能を有するなど，住民にとって身近な保健サービスを提供する機関として位置づけられる。健康相談，保健指導，健康診査など地域保健に関する業務を主とし，その他対人保健サービス全般に対応している。

○参考文献 ─────

中島明彦（2017）『医療供給政策の政策過程──地域医療計画の形成・決定・実施過程と政策の変容』同友館。

東京大学公共政策大学院医療政策教育・研究ユニット（2015）『医療政策集中講義──医療を動かす戦略と実践』医学書院。

厚生労働統計協会編（2019）『国民衛生の動向2019/2020』。

社会保険研究所（2015）『医療法の解説』社会保険研究所。

花岡智恵・鈴木亘（2007）「介護保険導入による介護サービス利用可能性の拡大が高齢者の長期入院に与えた影響」『医療経済研究』19(2)，111-127。

厚生労働統計協会（2019）「地域の医療介護入門シリーズ／地域の医療と介護を知るために〜わかりやすい医療と介護の制度・政策〜第32回平成18年の医療制度改革（2）」『厚生の指標』66(13)，43-46。

藤原秀俊（2017）「指標／概説医療法改正」『北海道医報』1187，3-6。

厚生労働省 国際的に脅威となる感染症対策関係閣僚会議（2016）「薬剤耐性（AMR）対策アクションプラン」。

厚生労働省（2022）『厚生労働白書（令和4年版）』。

三原岳（2021）「コロナ禍で成立した改正医療法で何が変わるか──医療計画制度の改正，外来医療機能の見直しを中心に」（https://www.nli-research.co.jp/report/detail/id=68178?site=nli，2022. 12. 20）。

厚生労働省健康局結核感染症課（2016）『詳解　感染症の予防及び感染症の患

者に対する医療に関する法律』中央法規出版。

■ 第 7 章 ■

保健医療にかかる倫理

医療現場における倫理的課題

☐ 生命をめぐる倫理的諸問題の発生

　20世紀後半以降，生命科学が急速に進展し，医療技術的にもめざましい躍進がみられた。しかし，新たな科学技術は倫理的な問題を包含することが少なくなかったため，科学的に実現可能なことと社会的に実施可能なことをめぐる軋轢もあらわになった。

　人類の歴史上，長い期間にわたり，人間の生死は自然に委ねられてきたが，生死をある程度操作することが可能となった現代，医療技術を含めた科学技術と社会規範の間に緊張関係が生じるようになったのである。これらの問題をめぐって，1970年代に，**生命倫理**（bioethics）という学際的な学問領域がアメリカで成立し，世界的に展開していった。

　以下，いくつかの課題に関して具体的にみていく。

➡ **生命倫理**
バイオエシックス（bioethics）の和訳。生命をめぐる倫理的な諸問題に関して，学際的に取り組むことを特徴とする。

☐ 生殖補助医療技術

　生殖補助医療技術（ART：Assisted Reproductive Technology）は18世紀末に人工授精からはじまった。

　やがて男性不妊への対応として，匿名の第三者のドナー精子を使用した非配偶者間人工授精も行われるようになった。日本では1948（昭和23）年に開始され，現在も行われているが，子の「出自を知る権利」をめぐって議論が起こっている。

　生殖補助医療技術が生命倫理の課題として大きく注目されたのは，1978年にイギリスで世界初の体外受精児が誕生したときであった。「試験管ベビー」ともいわれ，称賛とともに「人間が神の領域に踏み込んだ」とする批判の声もあがった。

　やがて顕微授精も行われるようになった。顕微授精を含め体外受精で得られた胚は凍結保存が可能であるが，余剰胚が不要となったときに，胚を破壊してヒトES細胞などの再生医療研究に使用することの是非について議論が起こっている。

　顕微授精を含めた体外受精および関連する技術は高度生殖補助医療技術と呼ばれている。

　女性不妊の場合の代理出産という手段も論争を呼んでいる。代理出産は，経済格差を背景に女性の身体を道具化するものであり，非倫理

的として許容しない国がほとんどであるが，合法化している国も少数ある。

　代理出産した女性が子どもの引き渡しを拒否したり，障害児が出生した場合に依頼主である夫婦が引き取りを拒否したりするなどの問題も発生している。

☐ 着床前診断と出生前診断

　着床前診断は1989年にイギリスで最初に報告された。着床前診断の対象は，重篤な遺伝性疾患をもつ児が出生する可能性がある場合である。

　出生前診断と比べて，検査そのものの胚に対する侵襲度が低く，胚の段階で妊娠前に選別されるため人工妊娠中絶は回避される。

　しかし，胚の選別にかかわる倫理的な課題は重く，宗教的・思想的に着床前診断を許容しない国もある。

　生命倫理に関する議論においては，出生前診断は一般に，胎児の先天的な異常，特に遺伝性疾患の有無を調べる遺伝学的検査を指し，これらの検査の実施とその結果による人工妊娠中絶は，優生思想をめぐる諸課題や，障害者の生きる権利の尊重との間で軋轢を生んできた。

　さらに2013（平成25）年に，母体血を用いた非侵襲的出生前検査（NIPT：Non-Invasive Prenatal Testing）の臨床研究が開始され，その後臨床導入されたことにより，障害をもつ可能性を有する胎児の選択的中絶と障害者差別助長の懸念が大きくなったと指摘されている。

　NIPTは確定診断が可能な検査ではなく，陽性という結果が出た場合は，後日，羊水検査などで確定診断する必要があるが，対象者に及ぼす影響の大きさから，遺伝カウンセリングが必須とされている。

▶**着床前診断**（preimplantation genetic diagnosis；PGD）
体外受精などの生殖補助医療技術によってつくられた胚から細胞を採取し，遺伝子診断技術を用いて特定の遺伝性疾患を診断する方法。

☐ 脳死と臓器移植

　脳死とよばれる状態は，1950年代後半に人工呼吸器が使用されるようになったことによって出現した。脳の機能が不可逆的に失われていても人工呼吸器の力によって心臓が動かされている状態であり，1968年，アメリカのハーバード大学特別委員会は，この状態を新たな死の基準とすべきと発表した。

　なお，この前年の1967年に，南アフリカでクリスチャン・バーナード医師が世界最初の心臓移植術を実施していた。

　日本では，1968（昭和43）年に札幌医科大学で行われた国内最初の心臓移植術にまつわる刑事告発や社会的問題の影響および脳死を人の死と認めるか否かで世論が分かれ，脳死ドナーからの臓器提供は長ら

く実施されなかった。

　その状況を打開すべく，1997（平成9）年に臓器の移植に関する法律が施行され，本人が事前に脳死下臓器提供の意思を表示している場合に限って，脳死からの臓器提供が可能となった。同法下では，法制度において事前の意思表示が不可能な15歳未満の子どもは脳死**ドナー**になることはできないとされていた。

　しかし，それらの限定条件が厳格すぎるため日本では脳死ドナー数が非常に少なく，救命可能な患者や患児の生命が失われているという指摘をうけ，同法は2009（平成21）年に改正され，本人が事前に臓器提供に反対する意思表示をしていない場合は，家族の同意によって臓器提供が可能となった。同時に，同改正によって子どもからの臓器提供も可能となった。

　なお，心停止後のドナーから摘出した臓器によって可能な腎臓移植や角膜移植は，1980（昭和55）年から，角膜及び腎臓の移植に関する法律によって行われている。

　このほかに，日本では生体ドナーから臓器を摘出して行う移植術が多数行われているが，健康なドナーにメスをいれて腎臓や部分肝や部分肺を摘出することについて，重大な倫理的問題があると指摘されている。

☐ 延命医療の差し控えと終了

　医療技術の進展と汎用に伴って，どこまで治療を行うべきかという問題が先進国共通の課題となった。この問題は末期か否かの医学的判断が困難な非がん疾患では特に深刻な問題となった。

　この難題に世界で最初に取り組んだのはアメリカであった。1976年，カリフォルニア州で自然死法が制定され，**リビング・ウィル**が世界で初めて法制化された。その後，この動きは全米に広がり，リビング・ウィルあるいは意思決定代理人の指名またはその両方を内容とする事前指示（advance directives）が制度化された。当時，アメリカでは，事前指示に沿って延命医療を終了して迎える最期を"death with dignity（尊厳死）"と呼んでいた。

　アメリカでは1983年，有識者による大統領委員会が延命医療の差し控えと終了を可とする報告書をまとめた。

　医師の多くは，ある治療法を開始したあとでその治療法を終了して看取るよりは最初からその治療法を行わないこと，すなわち治療を差し控えることによって対応したいと考えがちであったが，現在では，法的・倫理的に，治療の終了（withdrawal of treatment）と治療の差し

控え（withholding treatment）の双方を，治療をなしで済ませること（forgoing treatment）として等価と扱っている。これは，現在では西洋諸国のほとんどにおいて共通の見解となっている。

　日本においては，延命医療の差し控えと終了に関する議論は長らくタブー視されてきたが，21世紀に入り，延命医療を終了して看取った医師を警察・検察が捜査した事案が複数発生し，最終的には不起訴であったが，大きな社会問題として認識されるに至った。

　そこで厚生労働省は2007（平成19）年に「終末期医療の決定プロセスに関するガイドライン」（2018〔平成30〕年に，「人生の最終段階における医療・ケアの決定プロセスに関するガイドライン」に改称）を発表した。このガイドラインの発表後，国内の各医学会も同様に延命医療の差し控えと終了を認めるガイドラインを続々と発表した。

　このように，日本では延命医療の差し控えと終了に関して，法律ではなくガイドラインで対応している。これについて，法的免責を要望する一部の医師から批判もあるが，厚生労働省は，同ガイドラインによって，患者の医学的状態や事前指示の有無によって画一的な対応が取られることを避け，一人ひとりの人生の最終段階における最も望ましい医療のあり方をプロセス，つまり「線」で探り，関係者が話し合って意思決定する際の道筋を示したとしている。

　なお，日本では延命医療の差し控えあるいは終了によって最期を迎えることを「尊厳死」⁽¹⁾と呼ぶ団体もあるが，既述のように，この用語がそもそも使用されたアメリカでは，時代の変化にともなってその意味も変化しているので，用語の使用に際しては注意を要する。

□　身体拘束

　身体拘束とは，「衣類又は綿入り帯等を使用して，一時的に該当患者の身体を拘束し，その運動を抑制する行動の制限をいう」（昭和63年4月8日厚生省告示第129号）と定義されている。

　臨床倫理の原則に照らせば，身体拘束はすべきではない。日本国憲法に定められている国民の権利（第11条「国民は，すべての基本的人権の享有を妨げられない」，第25条「すべて国民は，健康で文化的な最低限度の生活を営む権利を有する」）を侵害するという指摘もある。

　それでも，本人の生命と安全を確保するため，医療・ケア従事者が「やむを得ない」と認識する状況では身体拘束は行われてきた。

　しかし，こうした状況を改善しようとする動きが起こり，厚生省（現・厚生労働省）は1999（平成11）年，「介護保険指定基準の身体拘束禁止規定」省令にて，「サービスの提供に当たっては，当該入所者（利

用者）等の生命又は身体を保護するため緊急やむを得ない場合を除き，身体的拘束その他入所者（利用者）の行動を制限する行為を行ってはならない」とした。そして指定介護老人福祉施設，介護老人保健施設，指定介護療養型医療施設などに対し，ベッドに体幹や四肢をひも等で縛ったり，抑制帯を使用したり，手指の機能を制限するミトン型の手袋をつけたり，おむつはずしを制限するために介護衣（つなぎ服）を着せたり，行動を抑制するために向精神薬を過剰に服用させたりするなどの行為を禁じた。

上記の省令以降，介護施設では身体拘束は減少したといわれている。しかし，医療機関においては，特に認知症を有する患者への対応に関して，安全性確保のためには依然として「やむを得ない」という認識がみられるところもあり，身体拘束の実施は医療機関によって幅がある。

厚生労働省は2016（平成28）年度診療報酬改定において認知症ケア加算を新設したが，身体拘束を実施した日には報酬が減算されることとし，身体拘束の低減を目指している。

日本看護倫理学会は，身体拘束にかかわる問題は医療者の**職業倫理** ➡ の問題であり，医療・ケアチームの臨床倫理の問題でもあるとし，2015（平成27）年「身体拘束予防ガイドライン」を発表した。

② 意思決定支援

☐ 意思決定支援という概念の醸成

臨床上の意思決定は，歴史上の長い期間にわたり，**父権主義（パターナリズム）**➡ 的な考え方によって行われてきた。すなわち，医療の玄人である医師が，素人である患者のために治療法を決定していた。

しかし，この方法に対して，アメリカで1960〜1970年代に反発が起こった。医療において患者にとっての最善を実現するために，患者が自分の価値観や選好に沿って自分自身で最善の方法を選択することが認められるべきという運動が起こったのである。それは患者の「自律（autonomy）」を尊重し，患者の「自己決定」を実現すべきという考え方であった。これはアメリカで1970年代に成立したバイオエシックス（bioethics：生命倫理学）の思想の核となった。

患者の自律を尊重し「自己決定」を実現しようとする意思決定モデルでは，医師は診断結果や治療法の選択肢などの医療情報を患者に説

明し，患者が自分で考えて決定する。つまり，意思決定は分業化され
たのである。

　しかし，こうして意思決定を分業する意味とその効果について，次
第に疑義が呈されるようになった。つまり，この方法は一見，患者の
意思を尊重しているかのようにみえるが，患者にとって最善の選択に
至っているかどうかは疑問であるとされた。

　そこで，狭義の「自己決定」に偏るのではなく，医療者側と患者側
が情報を共有し，本人の最善の実現のために一緒に考える共同意思決
定（SDM；shared decision-making）が提唱されるようになった。共同
意思決定においては，医療とケアに関する情報も患者の選好や価値
観・人生観・死生観も共有される。

　共同意思決定は，意思決定の「自己決定」型から「パターナリズム」
型へ振り子が半分戻ったものではなく，より上位の概念に収斂したと
みるべきものである。それは，両者間で情報を共有し，話し合って意
思決定しようとすると，対話によるダイナミズムが発生し，医療者も
患者も考え方や意思が変化する可能性があるからである。そうした互
いの変化はさらなる対話によってまた相互に影響しあう。相互に触媒
になることによって，さらに思考が深化する。

　このような対話を通した意思決定である共同意思決定において，医
療者は本人の意思決定を支援するという概念が生まれた。後述するよ
うに，意思決定支援は臨床倫理という学問領域において，近年，大き
な展開をみせている。

☐ インフォームド・コンセント

　コンセントとは，同意を意味する。インフォームド・コンセント
（informed consent；IC）は，医療者から治療法などに関して十分な説
明を提供された患者が，それを適切に理解した上で（informed），治療
法などの選択に関して医療者側に与える同意のことである。

　意思決定のための対話の中で，医療者は患者に検査や治療に関して
十分説明し，患者はそれを十分理解し，ある治療法を選択した場合に
自分の生活と人生がどのようになるかを医療者の助言も得て理解した
上で，治療法を選択する。医療者側はその治療法について患者からイ
ンフォームド・コンセントを得てから行う。これは患者の意思を尊重
し，患者にとって最善の選択に至ることを担保するための方法である。

　意思決定において患者の意思を尊重することは現代の医療の基本で
あり，一般に，インフォームド・コンセントを得ることはその具現化
であるといわれる。現代では，患者からインフォームド・コンセント

を得ることが可能な状況においてそうすることは，臨床倫理の基本であり法理でもある。

日本の医療現場の多くで，「医師が患者にICする」という表現が使われているが，これは誤用である。

しかし，医療の領域によっては患者からインフォームド・コンセントを得ることを免除されることがある。たとえば，救急医療現場においては，患者からインフォームド・コンセントを得ることが物理的に不可能な場合があり，そうした場合は，免除される。

☐ インフォームド・アセント

小児は法的な意味で医療者にインフォームド・コンセントを与える権利をもたない。身上監護者が意思決定し，医療者は身上監護者からインフォームド・コンセントを得る。それは多くの場合，親である。

しかし，法的な意思決定権をもたない小児の場合でも，倫理的に適切に意思決定プロセスを進めるべきという考え方が，近年，次第に広まってきている。小児も自分が受ける治療の当事者として，その発達段階に応じて意思決定プロセスに参加すべきであり，医療者はできるだけ小児が理解可能な言葉で説明し，可能な場合には小児から医療に対してアセント（assent）を得るべきという考え方である。

この考え方が発展したアメリカでは，インフォームド・コンセントには法的意味が付与されているのに対し，アセントには法的意味はなく，倫理的な要請だとしている。

このような小児領域におけるアセントの考え方は，認知症を有する高齢者への医療の分野に応用されつつある。

☐ アドバンス・ケア・プランニング

現代の臨床上の意思決定は共同意思決定によることが推奨されている。共同意思決定においては，治療などの選択に関して，本人にとって最善の意思決定に至るため，本人と医療・ケア従事者は対話を重ねる。しかし，多くの人は人生の最終段階においては意思疎通が困難になり，対話することができなくなる。そのときに備えて推奨されているのがアドバンス・ケア・プランニング（advance care planning；ACP）である。

アドバンス・ケア・プランニングはリビング・ウィルなどの事前指示の不足を補って発展してきたもので，対話のプロセスを重視している。本人の医学的な状態や意思は変化しうる。医学や医療技術の進展，さらに医療制度の変更を含め医療環境も社会環境も変化しうる。いっ

たん，リビング・ウィルを準備していても，ときが過ぎれば状況の変化への対応は難しくなる。また，本人がリビング・ウィルにつづった意思が家族らと共有されていなければ，人生の最終段階で家族らがリビング・ウィルに書かれた内容の意味を理解できず本人の真意を図りかね，記載内容を尊重しない事態も発生する。そのため，本人が一人で考えてリビング・ウィルの文書を準備した場合，その実効性と適切性には問題が生じやすい。

　そこで，アドバンス・ケア・プランニングでは本人と家族らが情報を共有し，それを医療・ケアチームとも共有するプロセスを大切にすることが求められているのである。本人の意思を「点」ではなく，「線」でフォローし，家族らの理解も「線」で得ようとする取り組みである。

　アドバンス・ケア・プランニングは1990年代半ばからアメリカやカナダで行われるようになり，次第に英語圏で広く行われるようになってきた。

　日本では2018（平成30）年に厚生労働省がアドバンス・ケア・プランニングの実施を方針として打ち出し，国民に広く浸透させるため，「人生会議」という愛称を選定した。

　そこで，日本老年医学会はアドバンス・ケア・プランニングの適切な実施を支援するために，2019（令和元）年に医療・ケア従事者向けに「ACP 推進に関する提言」を発表した。同学会はアドバンス・ケア・プランニングを「将来の医療・ケアについて，本人を人として尊重した意思決定の実現を支援するプロセスである」と定義している。

 ## 倫理のあり方

　保健医療に関する応用倫理の領域には，医療倫理や生命倫理，臨床倫理などがある。

　医療倫理という領域の最大の役割は，医療専門職（medical profession）の職業倫理，つまり医師の職業倫理ということである。

　保健医療にかかわる他の職種の倫理綱領も，その職種が専門職となる歴史的経過において整えられてきた。

　公益社団法人日本医療ソーシャルワーカー協会は，1961（昭和36）年に日本で最初のソーシャルワーカーのための倫理綱領を採択した。以来，必要な改訂を経て，現在の2020（令和 2）年版の倫理綱領とな

資料7-1 「ソーシャルワーカーの倫理綱領」の価値と原則

Ⅰ （人間の尊厳）ソーシャルワーカーは，すべての人々を，出自，人種，民族，国籍，性別，
　性自認，性的指向，年齢，身体的精神的状況，宗教的文化的背景，社会的地位，経済状況な
　どの違いにかかわらず，かけがえのない存在として尊重する。
Ⅱ （人権）ソーシャルワーカーは，すべての人々を生まれながらにして侵すことのできない
　権利を有する存在であることを認識し，いかなる理由によってもその権利の抑圧・侵害・略
　奪を容認しない。
Ⅲ （社会正義）ソーシャルワーカーは，差別，貧困，抑圧，排除，無関心，暴力，環境破壊な
　どの無い，自由，平等，共生に基づく社会正義の実現をめざす。
Ⅳ （集団的責任）ソーシャルワーカーは，集団の有する力と責任を認識し，人と環境の双方
　に働きかけて，互恵的な社会の実現に貢献する。
Ⅴ （多様性の尊重）ソーシャルワーカーは，個人，家族，集団，地域社会に存在する多様性を
　認識し，それらを尊重する社会の実現をめざす。
Ⅵ （全人的存在）ソーシャルワーカーは，すべての人々を生物的，心理的，社会的，文化的，
　スピリチュアルな側面からなる全人的な存在として認識する。

出所：日本医療ソーシャルワーカー協会（2020）「ソーシャルワーカーの倫理綱領」。

った。同綱領の「原理」を**資料7-1**に示す。

4 臨床倫理の原則と検討法

❑ 臨床倫理とは

　臨床倫理は1980年代から展開してきた学問領域であり，医療機関や介護施設や在宅医療・介護の場などの臨床現場において，一人ひとりの患者や利用者に関する倫理的な問題を扱う。

　臨床倫理において検討することは，医療・ケアの受け手である本人が直面する具体的な問題であり，問いの中心は治療法やケアや療養場所の選択にかかわる。複数の選択肢からどの方法を選択するのか，どのように意思決定プロセスを進め合意形成に至るかが焦点となる。

　各選択肢に関して，まず医学的なメリット（益）とデメリット（害）をあげ，次いで本人の生活と人生の物語り[(2)]のなかで各選択肢のメリットとデメリットを検討する。そして総合的に最もメリットが大きい選択肢を選ぶことができるよう，本人側と医療・ケアチーム側が共に考える。つまり共同意思決定に至る。

　そのようなわけで，臨床倫理は一人ひとりの患者／利用者本人にかかわるすべての職種がチームで推進すべきものといえる。医療ソーシャルワーカーも重要なメンバーである。介護サービスを受けている高齢者等の場合は，医療職だけでなく介護支援専門員や介護ヘルパーも医療・ケアチームのメンバーとなる。

表7-1　臨床倫理の原則

ビーチャムとチルドレスの4原則	清水の3原則
respect for autonomy（自律尊重）	人間尊重
beneficence（与益） non-maleficence（無危害）	与益
justice（正義）	社会的適切さ

出所：会田薫子（2022）清水哲郎・会田薫子・田代志門
　　　編「臨床倫理の基礎」『臨床倫理の考え方と実践
　　　──医療・ケアチームのための事例検討法』東京
　　　大学出版会。

☐ 臨床倫理の原則

　アメリカでビーチャム（Beauchamp, T.）とチルドレス（Childress, J.）
が確立した4原則と，日本で清水哲郎が確立した3原則の考え方があ
る（表7-1）。以下，3原則について説明しつつ4原則についても言
及する。

　① 「人間尊重」原則の意義──「自律尊重」原則との異同

　「人間尊重」原則は，患者／利用者本人や家族らを人として尊重す
ること，つまり，医療・ケア従事者の仕事の進め方にかかわる。

　また，「人間尊重」原則には，アメリカで成立したバイオエシック
スの中核である「自律尊重」原則も含まれるので，本人が意思決定能
力を有し自己決定を望む場合には，それを支援する。

　しかし，患者や施設の利用者や在宅医療・介護を受けている人は，
さまざまな疾患による症状や外傷や障害を有し，弱さをもつ人である。
人が何らかの弱さを抱えたとき，選択肢のメリットとデメリットを自
分で熟慮し理性的に意思決定することは非常に難しくなる。

　さらに医療とケアの対象者には高齢者が多く，加齢による問題によ
って自己決定が困難になる場合が少なくない。また，そもそも高齢者
においては意思の確認そのものが困難なことが少なくない。

　そのようなわけで，「人間尊重」原則に沿った医療とケアは，本人
を人として尊重するために，本人がどのような人なのかを理解しよう
とする姿勢をもって対応することによって行われる。

　② 「与益」原則とは

　「与益」原則は相手の益になるように，害にならないように医療と
ケアを行うこと，つまり医療・ケア活動の目的に関連する。

　ビーチャムとチルドレスは「与益」と「無危害」をそれぞれ原則と
して立てているが，清水理論では「与益」という一つの原則にまとめ
られている。

　それは，前述のように，ある治療法やケアや療養場所などの意思決

定をする場合，可能な選択肢をあげきり，それぞれの選択肢について
メリット（益）とデメリット（害）をあげきり，それらを総合的に評
価し，本人からみて最もメリットが大きい選択肢を選ぶためである。
つまり，益と害の相対評価を要するので，「与益」という1つの原則
で表現されているのである。

③ 「社会的適切さ」原則の意味

「社会的適切さ」原則の意味は，ビーチャムとチルドレスの"justice"
原則と同様であり，医療とケアの社会資源の活用，資源配分を含めた
利益と負担の配分の公平・公正さ，また，法やガイドラインの遵守な
どの社会的な側面に関連する。

たとえば，本人が病院での療養ではなく在宅療養を望んでいるとき，
医療・ケアの資源を活用すれば，家族に過度な介護負担をかけずに本
人の意向を尊重することが可能になる場合がある。医療ソーシャルワ
ーカーなど医療・ケアの資源について詳しい専門職が医療・ケアチー
ムの一員として意思決定支援に参画すると，こうした選択肢を実現す
ることが可能となる。

医療・ケア従事者にとって，関連する法やガイドラインについて知
識を適宜更新することも重要なことである。

☐ 臨床倫理の事例検討法

臨床倫理の事例検討法として，アメリカのジョンセン（Jonsen, A.）
らが開発した「4分割法」が知られている。当該事例の情報を①医学
的適応，②患者の意向，③生活の質（QOL），④周囲の状況の4ボック
スに分けて検討する。

①では適切な診断的・治療的介入に関して，②では患者自身の価値
観や患者が評価する利益と負担に基づく患者の意向について，③では
医学的介入の目標の一つであるQOLの回復・維持・改善に関する患
者の主観的評価を大切に検討し，④では①～③以外のすべての事柄に
ついて検討する。

4つのボックスをそれぞれ検討し，全体の問題がみえてきたら，何
を優先させるか検討する。具体的な方法に関しては，ジョンセンの
『臨床倫理学』を参照のこと（次頁参考文献参照）。

また，清水哲郎が石垣靖子や筆者らと開発した「臨床倫理検討シー
ト」を使用する方法もある。具体的な方法に関しては，清水らの『臨
床倫理の考え方と実践』を参照のこと（参考文献参照）。

❍注 ────

(1)　本人にとって不要な治療を行わずに尊厳ある最期の実現を目指す市民運動とともに用いられてきた "death with dignity（尊厳死）" という用語は，アメリカにおいて延命医療の終了が患者の権利として確立されてからは，医師による自殺ほう助（physician-assisted suicide；PAS）の合法化を実現する市民運動のなかで使用されるようになった。1997年にアメリカで最初にPASを法制化したオレゴン州の法律の名称は "The Oregon Death with Dignity Act（オレゴン尊厳死法）" という。

(2)　「物語り」は「物語」，"narrative"ともいう。日本では研究者によっていずれの用語も使用されている。「物語り」は人生の物語りを語るという動詞に焦点を当てた表現である。

❍参考文献 ────

ジョンセン，A. ほか／赤林朗・蔵田伸雄・児玉聡監訳（2006）『臨床倫理学──臨床医学における倫理的決定のための実践的なアプローチ』新興医学出版社。

会田薫子（2011）『延命医療と臨床現場──人工呼吸器と胃ろうの医療倫理学』東京大学出版会。

会田薫子（2017）「小児救急における意思決定に関する課題──臨床倫理の視点から」『救急医学』41(6)，724-729。

会田薫子（2019）『長寿時代の医療・ケア──エンドオブライフの論理と倫理』ちくま新書。

日本看護倫理学会臨床倫理ガイドライン検討委員会（2015）「身体拘束予防ガイドライン」（http://jnea.net/pdf/guideline_shintai_2015.pdf）。

公益社団法人日本医療ソーシャルワーカー協会（2020）「医療ソーシャルワーカー倫理綱領」（https://www.jaswhs.or.jp/about/kyoukai_rinri.php）。

日本老年医学会（2019）「ACP推進に関する提言」（https://www.jpn-geriat-soc.or.jp/proposal/acp.html）。

伏木信次・樫則章・霜田求編（2020）『生命倫理と医療倫理（第4版）』金芳堂。

清水哲郎・会田薫子・田代志門編（2022）『臨床倫理の考え方と実践──医療・ケアチームのための事例検討法』東京大学出版会。

■第8章■

保健医療サービスにおける専門職の役割

① 保健医療従事者と医療行為

❏ 医行為・医療行為とは

　一般に医行為と医療行為は同義語として扱われ，医師および医師の指示を受けた看護師などの医療従事者のみが行うことを認められた治療や処置のことをいう。しかし，学問的に明確な定義づけはされていない。

　法的には，医師法の第17条に「医師でなければ，医業をなしてはならない」という規定がある。医師法に，医行為または医療行為という言葉は存在せず，「医業」という言葉がこれらを含めた言葉である。2005（平成17）年に厚生労働省は同法第17条の解釈に関する通知を公表した。厚生労働省の見解によれば，「ここにいう「医業」とは，当該行為を行うに当たり，医師の医学的判断及び技術をもってするのでなければ人体に危害を及ぼし，又は危害を及ぼす恐れのある行為（医行為）を，反復継続する意志を持って行うこと」と説明している。

　この説明から解釈すれば，医行為とは，医師の医学的判断及び技術をもって行わねば人体に危害を及ぼす可能性のある行為のことをいう。たとえば外科治療では，がんを切除できたものの術中に健常な組織を傷つけてしまうかもしれない。内服薬であっても重篤な副作用やアナフィラキシー・ショック■を引き起こしてしまうかもしれない。医行為，つまり医師の行う治療や処置は，常に危害を及ぼす可能性を秘めている。したがって，医師として一人前になるには長い修練の時間を要する。Do no harm（患者に危害を加えるな）という言葉はヒポクラテスの時代からあり，この言葉は現代の医療倫理で最も大事なもののひとつである。

　医師法の第31条には，第17条の規定に反した者は懲役若しくは罰則を受けると記されており，医師以外の者が医業を行うことを許していない。

❏ 何が医行為で何が違うのか

　医行為をめぐっては，何が医行為で何が違うのか，どの職種がどの医行為をできるのかなど，介護保険施設をはじめさまざまな現場で議論の的となっている。その背景には，疾病構造が変化したこと，国民の医療知識が向上したこと，医学と医療機器の目覚ましい進歩により

➡️ アナフィラキシー・ショック
アレルギー反応の最重症型で，血圧が低下し，意識朦朧となりショック状態に陥ること。

表 8 - 1　医行為ではないとみなされる行為

	医行為ではないとみなされる行為	内容・条件など
1	体温測定	電子体温計による腋下での測定，耳式電子体温計による外耳道での測定
2	血圧測定	自動血圧計による測定
3	パルスオキシメーター	新生児以外の者，入院治療の必要がない者に対して酸素飽和度を測定
4	創傷処置	軽微な切り傷，擦り傷，やけど等について専門的な判断や技術を必要としない処置（汚物で汚れたガーゼ交換も含む）
5	①皮膚への軟膏塗布 ②皮膚への湿布の貼付 ③点眼薬の点眼 ④一包化された内服薬の内服 ⑤肛門からの坐薬挿入 ⑥鼻腔粘膜への薬剤噴霧	次の 3 つの条件を満たしていれば実施可能。(1)入院・入所をしての治療の必要がなく容態安定。(2)副作用や投与量調整のため医師・看護師の連続的な観察が不要な場合。(3)内服薬については誤嚥の可能性，坐薬については肛門からの出血の可能性がない場合。
6	爪切り，爪やすり	爪，爪周囲の皮膚に異常がなく，糖尿病などの専門的管理が不要な場合
7	口腔ケア	重度な歯周病などがない場合に，歯・口腔粘膜・舌の汚れを歯ブラシ，綿棒，巻き綿子などで汚れを取り除き清潔にする
8	耳垢除去	耳垢塞栓の除去を除く
9	ストマのケア	パウチにたまった排泄物を捨てることは可能。肌に接着したパウチの取り換えは除く
10	自己導尿の補助	カテーテルの準備，体位の保持
11	浣腸	市販のディスポーザルグリセリン浣腸器を用いる

注：1 については水銀体温計も可と記載されているが，水銀は有害なため，万一のことを考慮し現場では使われていない。
出所：平成17年 7 月26日医政発第0726005号を要約，改変。

病院でしかできなかった処置が在宅でもできるようになったこと，などがあげられる。

　表 8 - 1 に上記2005（平成17）年の厚生労働省の通知に基づき，医行為とされないものについて整理した。条件もあるが，体温測定，血圧測定，**パルスオキシメーター**➡，創傷処置，軟膏塗布，湿布貼付，内服薬の介助，点眼，鼻粘膜への薬剤噴霧，**坐薬**挿入➡，爪切り，口腔ケア，耳垢除去，**ストーマ**ケア➡，自己導尿の介助，市販の浣腸などは医行為とみなされず，介護職は日常業務の中で実施してよいと認められた。

　介護福祉士の医行為について整理すると，2012（平成24）年 4 月に社会福祉士及び介護福祉士法の一部改正により，喀痰吸引と経管栄養の管理を実施できるようになった。もちろん医療や看護と連携し安全が確保されていることなど一定の条件を整える必要はある。喀痰吸引については，口腔内，鼻腔内，**気管カニューレ**➡内部の 3 つで手技を実施することができる。経管栄養については，**胃ろう**または**腸ろう**，**経鼻経管栄養**➡の管理を実施できる。現在，介護福祉士養成課程では，医療的ケア実習としてカリキュラムに組み込まれている。

　一方，当事者や家族が行ってもよいが，介護福祉士が行ってはいけない医行為としては，**インスリン注射**➡，**血糖測定**，褥瘡処置，点滴の管理などがある。摘便も，看護職にとっては基本的な手技であるが，

➡パルスオキシメーター
皮膚を通して，酸素飽和度と脈拍を測る装置。一般的には指先に装着して計測する。

➡坐薬
肛門から挿入する薬のこと。

➡ストーマ
直腸がんの術後などに造設する人工肛門のこと。

➡気管カニューレ
気管切開カニューレの略語。呼吸困難を救う目的で気管を切開し挿入したカニューレ（管）のこと。

➡胃ろう
お腹から胃に直接小さな孔を開けて栄養を注入する方法。

医行為であり，介護福祉士は行うことはできない。

特別支援学校でも2012（平成24）年より，①口腔内喀痰吸引，②鼻腔内喀痰吸引，③気管カニューレ喀痰吸引，④胃ろうまたは腸ろう，⑤経鼻経管栄養，の5つの特定行為に限り，看護師の資格をもたない教員でも実施してもよいこととなった。ただし，研修を修了し，都道府県知事に「認定特定行為業務従事者」と認定され，一定の条件下でないと実施することができない。

☐ 医業類似行為

医業類似行為あるいは医療類似行為について，明確な定義づけはない。日本整形外科学会は「医業類似行為とは，医師または医師の指示以外による治療行為のこと」としている。代表的な療法としては，手技療法，電気療法，光線療法，温熱療法，刺激療法などのことを指す。法的に認可されているものとされていないものがあり，注意を要する。

法的に認可されているものには，あん摩マッサージ指圧，鍼（はり），灸（きゅう），柔道整復がある。これらは国家試験に合格して免許を取得することで施術を行うことができる。したがって，これらの免許を持っていない者が実施した場合は罰せられる。「あ・は・き」と呼ばれる職種があり，あん摩マッサージ指圧師・はり師・きゅう師の3師のことで，これらの頭文字ととったものである。「あ・は・き」の施術は，限定した病態だけだが，医師の同意書があれば療養費に医療保険が使える。2019（平成31）年よりこれまでの**償還払い**から**受領委任**となり話題となった。柔道整復師は，脱臼・捻挫・骨折などを扱っており，「整骨院」「接骨院」「ほねつぎ」などを名称で施術所を開業している。柔道整復は医師の同意書がなくても療養費については医療保険を使え，もともと受領委任である。

補足であるが，明治になるまで日本古来の医学は「漢方」と呼ばれ，現在の漢方薬のほか，あん摩，鍼，灸，手技療法，養生法などすべてを含む広い概念であった。1874（明治7）年の医制発布によって日本の医療が西洋医学に一本化された後，漢方薬を使う漢方医が排斥されていった。一方，あん摩，鍼，灸は視覚障害者の生活保護のために残され制度化された。手技療法は柔道家の副業として制度化され，柔道整復と名づけられた。視覚障害者の就労とも関係があり，「あ・は・き」の歴史的背景について，福祉職は知っておかねばならない。

法的に認可されていないものには，カイロプラクティック，整体，オステオパシー，リフレクソロジーなどがある。リラクゼーションを目的とした施術などは医業類似行為に入ると考えてよい。

➡ 腸ろう
お腹から小腸に直接孔を開けて栄養を注入する方法。

➡ 経鼻経管栄養
鼻腔から胃にチューブを挿入し，栄養を送り込む方法。

➡ インスリン注射
インスリンが分泌されない糖尿病の人への治療法。体外よりインスリンを自己注射する方法。

➡ 血糖測定
糖尿病患者は，指先を自分で穿刺し，簡易血糖測定器を用いて自己測定している。

➡ 償還払い
施術所窓口で施術料の全額を支払い，領収書を受け取り，患者が保険者に療養費申請する。審査後に療養費が患者に還元されるしくみ。

➡ 受領委任
施術者が医療保険（療養費）で定める施術を行い，患者からは一部負担金を受け取り，患者に代わって療養費申請を保険者に行う。患者から受療の委任を受けた施術者が療養費を受け取るしくみ。

　医業類似行為で問題となるのは健康被害と療養費である。健康被害については，施術による脊椎圧迫骨折，肋骨骨折，腰痛悪化，疾患の見逃し，などの報告が，長年にわたり一定の割合で続いている。特に法的に認可されている施術については，健康被害の他にも，療養費制度，同意書，償還払いか受領委任か，などについて議論が絶えない。

2 医療情報と医療安全

　古代ギリシャの医聖ヒポクラテスは，医療について，専門家である医師に任せるのが患者のためで，任された医師は愛情をもって患者の治療に努めるよう弟子に教えたという。日本でも「医は仁術」という言葉が古くからあり，医師の慈愛の気持ちが強調された。この考えは2000年以上にわたり容認されてきた。しかし20世紀に入り，劇的に医学が進歩し治療医学が発展すると，患者の期待も高まり，欧米を中心に個人主義に基づく民主主義社会の発展などと相まって，患者の権利という意識が高まっていった。医療におけるパターナリズムに疑問が投げかけられ，患者自身が決定すべきであるという考えが強まっていく。

❑ インフォームド・コンセント
　上記のような経緯で「お任せ医療」から患者の自己決定権を尊重する医療へ転換していくこととなった。そもそも医師と患者の間には情報の非対称性，すなわち，圧倒的な医学知識の差がある。情報の非対称性については他の専門職も同様である。そこで，医師は患者に十分な説明をしなければならないことになり，これをインフォームド・コンセント（informed consent；IC）という。くわしくは，本書第7章第2節を参照してほしい。

❑ 医療情報の公表
　2007（平成19）年施行の第五次医療法改正（第6章第2節参照）では，良質な医療を提供する体制の確立を目的に，患者等への医療に関する情報提供の推進が盛り込まれた。これは，患者等が医療に関する情報を十分に得ることができ，その上で，適切な医療を選択できるよう支援するものである。具体的には以下の3つがあげられる。
　第1に，都道府県が医療機関に関する情報を集約し，わかりやすく

住民に情報提供し，住民からの相談などに適切に応じるしくみを制度化した（医療法第6条の2）。医療機能情報提供制度と呼ばれるもので，厚生労働省の「医療情報ネット」のサイトから各都道府県の情報にアクセスできる。各医療機関の診療科目，診療日，診療時間，対応可能な疾患や治療内容などを検索することが可能となった。

第2に，入退院時における治療計画などの文書による説明を位置づけた（同法第6条の4）。入院時は，入院の原因となった病名または病状，入院から退院に至るまでに提供される検査，治療，栄養管理などについて記した入院計画書を作成・交付し，説明することが義務づけられた。退院時には，退院後に必要な保健，医療または福祉サービスに関する事項を記した療養計画書を作成・交付し，適切な説明をすることが努力義務化された。このように患者への情報提供を充実させることで，インフォームドコンセントの充実，EBM ➡ の推進，チーム医療の推進，多機関との連携などの効果を図った。

第3に，広告規制の緩和がなされた。医療スタッフの略歴や専門性，提供している診療，わかりやすい治療法の提示，医療機器，院内感染対策などの事項を広告することが可能となった。

☐ 医療安全

2007（平成19）年施行の第五次医療法改正では医療安全の確保についても規定が設けられた。医療機関の管理者に対し医療安全に関する義務を規定したこと，都道府県に医療安全支援センターの設置を求めたこと，の2点が改正点である（医療法第6条の9〜27）。

これによって医療機関の管理者は，医療安全を確保するための指針の策定，委員会の設置（医療にかかる安全管理，院内感染対策など），職員研修の実施（医療にかかる安全管理，院内感染，医薬品・医療機器の安全使用など），医薬品・医療機器の責任者の設置，院内の事故報告制度（ヒヤリハット➡など），医薬品の業務手順書の作成と実施，医療機器の保守点検計画などが義務づけられた。

医療安全支援センターは，同法第6条の13に基づき，都道府県，保健所を設置する市及び特別区により，日本全国に380か所以上設置されている。住民の医療に対する苦情や心配事の相談窓口であるとともに，医療機関，患者，住民に対して，医療安全に関する助言および情報提供等を行っている。

➡ EBM
evidence-based medicine の略語。エビデンスに基づいた医療のことをいう。臨床試験によるエビデンス，医師の臨床能力，患者の価値観を統合し，最良の医療を提供すること。

➡ ヒヤリハット
適切でない医療行為があったが患者には影響を及ぼさなかった事例。または誤った医療行為に事前に気づいて事故を防止できた事例など，文字通り，ヒヤリとしたり，ハッとした事例のことをいう。ヒヤリハットはインシデントと同義語で，報告書はインシデントレポートという。これに対して医療事故はアクシデントといい，報告書はアクシデント・レポートとなる。

医療従事者と国家資格

　保健医療にかかわる専門職の役割を理解するために，医療従事者とはどのような専門職を指すのか，また，国家資格をもつ専門職とはどのような職種なのかを整理する。

☐ 医療従事者

　医療従事者については明確な定義がない。医療に従事する者すべてと考えれば，医師から医療廃棄物回収業者まで，幅広い関係者が含まれる。ここでは厚生労働省が2022（令和 4 ）年に公表した『厚生労働白書（令和 4 年版)』を参考にすると，**表 8 - 2** のように医療関係従事者として22種類の職種が提示されていた。22職種の内訳は，医師，歯科医師，薬剤師，保健師，助産師，看護師，准看護師，理学療法士，作業療法士，視能訓練士，言語聴覚士，義肢装具士，診療放射線技師，臨床検査技師，臨床工学技士，歯科衛生士，歯科技工士，あん摩マッサージ指圧師，はり師，きゅう師，柔道整復師，救急救命士，となっている[1]。**表 8 - 3** は厚生労働省の「令和 2 年医師・歯科医師・薬剤師統計の概況」および「令和 2 年衛生行政報告例の概況」から筆者が作成した医療従事者数の推移である。医師，薬剤師，保健師，助産師，看護師は増加傾向にあり，歯科医師は横ばい，准看護師は減少傾向にある。医師は30万人を超え，看護師は120万人を超えた。これらの統計からわかるように，保健医療の現場では看護職の数が圧倒的に多い[2]。

　医療従事者はもちろんこれだけではない。病院で働く人達を想像してほしい。たとえば入院患者には，食事が必要である。糖尿病患者などさまざまな病気に合わせて栄養指導をしなければならない。管理栄養士をはじめ，栄養や調理の専門職が存在する。

　読者の中には将来，医療ソーシャルワーカー（MSW）を目指している人もいるのではないだろうか。医療ソーシャルワーカーが配置されている病院の部署は，地域連携室，患者相談窓口などと呼ばれる部署である。ここには，社会福祉士や精神保健福祉士が在籍し，入退院支援をはじめ患者のさまざまな相談に対応している。地域の中核病院などでは介護支援専門員を雇い，居宅介護支援など退院支援を行うところもある。

　介護福祉士は，介護保険施設だけでなく病院にも多く勤務している。

表8-2 厚生労働白書による医療関係従事者数

医師	323,700人	資料1	就業歯科衛生士	142,760人	
歯科医師	104,118人		就業歯科技工士	34,826人	
薬剤師	250,585人		就業あん摩マッサージ指圧師	118,103人	資料4
保健師	64,819人		就業はり師	126,798人	
助産師	40,632人	資料2	就業きゅう師	124,956人	
看護師	1,272,024人		就業柔道整復師	75,786人	
准看護師	305,820人				
			救急救命士	66,899人	資料5
理学療法士（PT）	100,964.5人				
作業療法士（OT）	51,055.7人				
視能訓練士	10,130.1人				
言語聴覚士	17,905.4人	資料3			
義肢装具士	127.6人				
診療放射線技師	55,624.3人				
臨床検査技師	67,752.0人				
臨床工学技士	30,408.9人				

資料1：厚生労働省政策統括官付保健統計室（2020）「令和2年医師・歯科医師・薬剤師調査」。
　　　医師・歯科医師は医療施設の従事者。薬剤師は薬局・医療施設の従事者。
資料2：厚生労働省医政局調べ（2019年）。
資料3：厚生労働省政策統括官付保健統計室（2020）「令和2年医療施設調査・病院報告」。常勤
　　　換算の数値。
資料4：厚生労働省政策統括官付行政報告統計室（2020）「令和2年衛生行政報告例」。
資料5：厚生労働省医政局調べ（2022年3月31日現在）。免許登録者数。
出所：厚生労働省（2022）『厚生労働白書（令和4年版）資料編』。

表8-3 医療従事者数の推移

（人）

		2008年	2014年	2016年	2018年	2020年
1	医師	286,699	311,205	319,480	327,210	339,623
2	歯科医師	99,426	103,902	104,533	104,908	107,443
3	薬剤師	267,751	288,151	301,323	311,289	321,982
4	保健師（就業）	43,446	48,452	51,280	52,995	55,595
5	助産師（就業）	27,789	33,956	35,774	36,911	37,940
6	看護師（就業）	877,182	1,086,779	1,149,397	1,218,606	1,280,911
7	准看護師（就業）	375,042	340,153	323,111	304,479	284,589
8	歯科衛生士（就業）	96,422	116,299	123,831	132,629	142,760
9	歯科技工士（就業）	35,337	34,495	34,640	34,468	34,826
10	あん摩マッサージ指圧師（就業）	101,913	113,215	116,280	118,916	118,103
11	はり師（就業）	86,208	108,537	116,007	121,757	126,798
12	きゅう師（就業）	84,629	106,642	114,048	119,796	124,956
13	柔道整復師（就業）	43,946	63,873	68,120	73,017	75,786

出所：1〜3は，厚生労働省（2020）「令和2年医師・歯科医師・薬剤師統計の概況」；4〜13は厚
　　　生労働省（2020）「令和2年衛生行政報告例の概況」より筆者作成。

入院患者の食事，着替え，移動などの介助をしたり，病院での患者の生活面のサポートをするなど，欠かせない専門職である。

　臨床心理士は，精神科や心療内科をはじめ緩和ケアの現場でも活躍している。

　医療事務の仕事もまた専門性が高く，受付業務のほか，レセプト業務，診療情報管理業務などがあり，通常の事務職とは仕事の内容が異なる。

他にも，国家資格ではないが複数の民間資格がある。

国家資格

　医師，歯科医師，薬剤師，保健師，助産師，看護師，理学療法士，作業療法士，視能訓練士，言語聴覚士，義肢装具士，診療放射線技師，臨床検査技師，臨床工学士，歯科衛生士，歯科技工士，あん摩マッサージ指圧師，はり師，きゅう師，柔道整復師，救急救命士の21職種が国家資格で，免許付与者は厚生労働大臣である。前項に記した22職種から１職種少ないと考えればよい。**国家資格**でないのは准看護師であり，免許付与者は都道府県知事となっている。医師，歯科医師，薬剤師には６年の修業年限がある。

　このように，医療機関というところは，国家資格をもつさまざまな職種がともに仕事をするという特殊な環境であることがよくわかる。

4 医師・歯科医師・薬剤師の役割と養成

医　師

　医師の定義は，医師法の第１条で「医師は医療及び保健指導を掌ることによつて公衆衛生の向上及び増進に寄与し，もつて国民の健康な生活を確保するものとする」と定められている。第17条では「医師でなければ，医業をなしてはならない」と規定されており，これは**業務独占**を意味している。「医業」についての解釈は，本章第１節を参照されたい。第18条には「医師でなければ，医師又はこれに紛らわしい名称を用いてはならない」とあり，これは**名称独占**を意味する。

　医師数は年々増加しており，2020（令和２）年の時点で33万9,623人である。医師の95.3％は医療施設に従事している。その内訳は，63.7％が病院勤務であり，31.6％が診療所である。**介護老人保健施設**での従事者は1.0％である。

　上記以外では，医育機関の臨床系以外の勤務者または大学院生が1.1％，医育機関以外の教育機関または研究機関が0.4％，行政機関・産業医・保健衛生業務が1.2％となっている。

　医師になるためには大学の医学部で６年間修業し，医師法第２条にあるように「医師国家試験に合格し，厚生労働大臣の免許を受けなければならない」とされている。2004（平成16）年に定められた新医師臨床研修制度によって，医師免許取得後，診療に従事しようとする医

▶**国家資格**

文部科学省によれば，国家資格とは国の法律に基づいて各種分野における個人の能力，知識が判定され，特定の職業に従事すると証明される資格。

▶**業務独占**

その資格をもっている人だけが，その業務（仕事）を行うことができる資格をさす。

▶**名称独占**

その資格をもっている人だけが，その名称を名乗ることができる資格をさす。

▶**介護老人保健施設**

介護保険施設の一つで，通称，老健。要介護者の自宅復帰を目指し，介護，看護，リハビリテーションを提供する施設。一定期間で退所することが前提となっている。

師は，2年以上の臨床研修を受けることが義務づけられた。これまで努力規定だった臨床研修が必修化されたのである。それ以前は，大学病院における専門科の医師を養成する臨床研修が主流であった。こうして育った医師が「病気はみるが，人をみない」と評されたり，初期救急が診れない，あるいは研修医の給与が低額のためアルバイト暮らし，など若い医師の諸問題が表面化していた。そこで，医師としての人格涵養，地域医療やプライマリ・ケアの基本的能力の必修化，研修医の処遇改善などがなされた。

前節で学んだように，病院勤務の医師が圧倒的に多いが，国は地域包括ケアシステムという流れの中で，在宅医療を推進している。具体的には，24時間体制で在宅医療を行う在宅療養支援診療所というしくみをつくり，在宅で看取りまで行える体制を2025年に向けて構築したいとしている。

医療機関以外の医師の役割としては，幼稚園の嘱託医である園医，学校・特別支援学校などの嘱託医である学校医が，児童の健康と安全を守るという，地域で重要な役割を果たしている。そのほか職場の健康を守る産業医という仕事がある。労働安全衛生法では，50人以上従業員がいる事業所では産業医を設置しなければならないと定めている。また保健所や行政に勤務し，公衆衛生にかかわる医師もいる。

☐ 歯科医師

歯科医師法第1条によれば，歯科医師は「歯科医療及び保健指導を掌ることによつて，公衆衛生の向上及び増進に寄与し，もつて国民の健康な生活を確保するもの」と定められている。第17条には「歯科医師でなければ，歯科医業をなしてはならない」とあり業務独占を意味する。第18条には「歯科医師でなければ，歯科医師又はこれに紛らわしい名称を用いてはならない」とあり名称独占を意味する。

表8-3に示したように2020（令和2）年の歯科医師数は10万7,433人で，ここ数年は，人数は横ばいである。勤務先は医療施設が97％と圧倒的多数を占めている。医師の分布と異なるのはその内訳で，病院従事者が11.5％，診療所の従事者が85.4％と，ほとんどの歯科医師が診療所に勤務している。医師と同様に，歯科医師になるためには大学の歯学部で6年間修業し，国家試験を受けなければならない。歯科医師免許取得後は，臨床研修制度により，1年以上の研修を行わなければならない。

歯科医師は，歯，歯肉など口腔内の専門職である。歯の治療，入れ歯の作成のほか，近年は，摂食嚥下の専門職として介護・福祉の分野

で重要な役割を担っている。地域包括ケアシステムという動きの中で，訪問歯科診療も知られるようになってきた。

□ 薬剤師

　薬剤師法第1条によれば，薬剤師は「調剤，医薬品の供給その他薬事衛生をつかさどることによつて公衆衛生の向上及び増進に寄与し，もつて国民の健康な生活を確保するもの」とされている。

　2020（令和2）年の薬剤師数は32万1,982人であり，**表8-3**に示したように年々増加傾向にある。主に従事している施設・業務の種別をみると，薬局の従事者が58.7％と最も多い。次いで医療施設での従事者が19.1％（病院が17.4％，診療所が1.8％）である。薬局も医療施設も増加傾向である。一方，製薬会社に勤める薬剤師は減少傾向にある。

　このように薬剤師は，診療所や病院，保険薬局，製薬会社などで仕事をすることが多いが，保健所や県庁などの行政職，学校薬剤師などの役割もある。在宅医療推進という時代の中で，独居や**老々介護**で薬局に来れない利用者の，自宅やサービス付き高齢者向け住宅に，薬剤師が訪問薬剤指導を行うというしくみもできている。

➡ 老々介護
65歳以上の高齢者が，高齢者を介護していること。たとえば80歳の男性が82歳の妻を介護する，70歳の女性が94歳の母親を介護するなど。

❺ 保健師・助産師・看護師の役割と養成

□ 法律による保健師・助産師・看護師・准看護師の位置づけ

　看護職は「保健師助産師看護師法」に基づき規定されている。

　第2条で，保健師とは「厚生労働大臣の免許を受けて，保健師の名称を用いて，保健指導に従事することを業とする者」と規定している。

　第3条で，助産師とは「厚生労働大臣の免許を受けて，助産又は妊婦，じよく婦若しくは新生児の保健指導を行うことを業とする女子」と定めている。

　第5条では，看護師を「厚生労働大臣の免許を受けて，傷病者若しくはじよく婦に対する療養上の世話又は診療の補助を行うことを業とする者」としている。

　これに対し准看護師は，第6条に「都道府県知事の免許を受けて，医師，歯科医師，看護師の指示を受けて，傷病者若しくはじよく婦に対する療養上の世話又は診療の補助を行うことを業とする者」とある。

　保健師については，名称独占はあるが，業務独占はない。厚生労働省は「保健業務自体は業務独占ではないが，保健業務においては名称

独占が規定されており，違反には罰則が課せられる」と説明している。これに相当する条文が第29条の「保健師でない者は，保健師又はこれに類似する名称を用いて，第2条に規定する業をしてはならない」である。保健師の名称独占については，第42条の3第1項に「保健師でない者は，保健師又はこれに紛らわしい名称を使用してはならない」と規定されている。

　一方，助産師と看護師は，名称独占と業務独占の両者が規定されている。第30条に「助産師でない者は，第3条に規定する業をしてはならない」，第31条に「看護師でない者は，第5条に規定する業をしてはならない」とあり業務独占を指す。第42条の3第2～4項には，助産師，看護師，准看護師の名称独占に関する条文が記されている。

❏ 看護職の人数と就業先

　保健師，助産師，看護師，准看護師の数の年次推移は2020（令和2）年の時点で保健師5万5,595人，助産師3万7,940人，看護師128万911人，准看護師28万4,589人である。保健師，助産師，看護師は年々増加傾向にあるが，准看護師は減少傾向である。具体的には2016（平成28）年から2020（令和2）年の4年間で，看護師は約14万人増加したが，准看護師は約4万人減少しているとデータを読むことができる。4職種を合わせた看護職の総数としては増加傾向にある。保健医療における他の専門職と比べても看護職は圧倒的に多い。

　2020（令和2）年の就業先をみていくと，保健師は市区町村が最も多く54.8％，次いで保健所15.3％である。つまり，多くの保健師は行政か保健所に在籍している。市区町村の保健師は，予防接種や住民健診・検診，健康教育などが主な仕事である。統計には反映されていないが，産業保健師，養護教諭として地域で活躍する保健師もいる。産業保健師は企業に，養護教諭は学校の保健室に勤務している。

　助産師の就業先は，病院61.5％，診療所22.6％，助産所6.2％，市区町村3.9％である。助産師は病院や診療所で妊婦や褥婦のケアをするだけでなく，市区町村や保健センターに勤務し妊婦や出産後の母親と育児指導にあたる。また，助産院を開業することもできる。特定妊婦やハイリスク出産には欠かせぬ専門職である。

　看護師の就業先は，病院が69.0％と圧倒的に多く，次いで診療所が13.2％，介護保険施設が7.9％，訪問看護ステーションが4.9％となっている。介護保険施設や障害者施設では医師が嘱託医の設定が多く，看護師は医療職のリーダーとして活躍している。在宅医療では訪問看護師として，あるいは訪問ステーションの管理者となって事業所を運

営している場合もある。

　准看護師の就業先は，病院が38.2％，診療所が32.2％，介護保険施設が23.2％，社会福祉施設が3.3％である。看護師に比べると，診療所，介護保険施設，社会福祉施設に勤務している割合が高い。

◯ 看護師の役割と養成

　保健師助産師看護師法第5条にあるように看護師の業務は，「傷病者若しくはじよく婦に対する療養上の世話又は診療の補助」とされている。療養上の世話とは，症状などの観察，療養環境の整備，清拭，食事の世話，排泄の介助，生活指導などを指し，看護師の主体的な判断と技術をもって実施する。看護師の本来の業務である。一方，診療の補助とは，医師による医行為の補助を指し，医師の指示に基づき検査や治療が円滑に進むようサポートする。ここには各処置などの医行為が含まれる。

　保健師と助産師は看護師の資格をもっていることが条件となっている。同法第7条第1項には「保健師になろうとする者は，保健師国家試験及び看護師国家試験に合格し，厚生労働大臣の免許を受けなければならない」とあり，第2項には助産師に対する同じ内容の条文が規定されている。すなわち，保健師と助産師は，看護師の上級資格に位置づけられている。

　医療の高度化と専門化が進む中，看護の役割も広がり，さまざまな分野に専門分化している。日本看護協会は資格認定制度をつくり，**専門看護師**，**認定看護師**，**認定看護管理者**などを養成している。

　特定行為についても触れておきたい。2025（令和7）年に向けて，さらなる在宅医療等の推進を図っていくためには，個別に熟練した看護師のみでは足りず，医師または歯科医師の判断を待たずに，手順書により一定の診療の補助（たとえば脱水時の点滴など）を行う看護師を養成する必要があるとし，「特定行為に係る看護師の研修制度」が創設され，2015（平成27）年より実施されている。実施できる特定行為は，気管カニューレの交換，人工呼吸器からの離脱，一時的ペースメーカーの操作および管理，胃ろうカテーテルの交換，中心静脈カテーテルの抜去，褥瘡の壊死組織の除去，橈骨動脈ラインの確保など，38行為が定められた。

　一方で，医療の細分化が進む中，専門職も分化している。前記の第31条にあるように，本来，診療の補助は看護職以外はしてはならないのであるが，理学療法士，作業療法士，言語聴覚士，視能訓練士，臨床工学士，臨床検査技師，診療放射線技師，義肢装具士，歯科衛生士，

▶専門看護師
水準の高い看護を効率よく行うための技術と知識を深め，卓越した看護を実践できると認められた看護師。がん看護，精神看護，地域看護，老人看護，小児看護，母性看護，慢性疾患看護，急性重症患者看護，感染症看護，家族支援，在宅看護，遺伝看護，災害看護など13分野がある。

▶認定看護師
高度化し専門分化が進む医療の現場で，水準の高い看護を実践できると認められた看護師。救急看護，集中ケア，新生児集中ケア，透析看護，認知症看護，緩和ケア，がん性疼痛，皮膚・排泄ケア，摂食嚥下，慢性心不全看護，訪問看護など21分野がある。

▶認定看護管理者
病院や介護老人保健施設などで管理者として必要な知識をもち，患者・家族や地域住民に対して質の高いサービスを提供できるよう組織を改革し発展させることができる能力を有すると認められた看護師。

救急救命士などの業務はこの規定にかかわらず行うことができる。

 その他の医療関係職種の役割と養成

☐ 理学療法士・作業療法士

　理学療法士（physical therapist；PT）と作業療法士（occupational therapist；OT）はリハビリテーションを行う専門職である。両専門職は，理学療法士及び作業療法士法によって規定されている。

　理学療法は「身体に障害のある者に対し，主としてその基本的動作能力の回復を図るため，治療体操その他の運動を行なわせ，及び電気刺激，マッサージ，温熱その他の物理的手段を加えることをいう」と同法第2条第1項に定義されている。同法第2条第3項では，理学療法士とは，「厚生労働大臣の免許を受けて，理学療法士の名称を用いて，医師の指示の下に，理学療法を行なうことを業とする者」としている。名称独占の資格である。

　一方，作業療法は「身体又は精神に障害のある者に対し，主としてその応用的動作能力又は社会的適応能力の回復を図るため，手芸，工作その他の作業を行なわせることをいう」と同法第2条第2項に規定されている。理学療法士と同様に同法第2条第4項で，作業療法士とは，「厚生労働大臣の免許を受けて，作業療法士の名称を用いて，医師の指示の下に，作業療法を行なうことを業とする者」としている。名称独占であり，理学療法士同様に医師の指示のもと，それぞれの業を行うものとして位置づけられている。

　理学療法士の数は，日本理学療法士協会によれば，2022（令和4）年度の有資格者数の累計で20万2,243人である。作業療法士については日本作業療法士協会による2020（令和2）年の集計で9万4,255人である。

　理学療法士の業務を簡単に説明すれば，寝返る，起き上がる，立ち上がる，歩くなど基本となる動作のリハビリテーションを行う。筋力の回復訓練，関節を動かすなどの印象があるかもしれないが，近年内部障害が増加しており，たとえば呼吸器疾患では呼吸リハビリテーションなど，四肢だけでなく，対応する疾患や障害の範囲は幅広い。病院，診療所のほか，介護老人保健施設，介護老人福祉施設，デイサービス，デイケア，訪問看護事業所，障害者施設，児童福祉施設などで仕事をしている。訪問リハビリテーション事業所を開設する理学療法

士もみられるようになった。

作業療法士の業務は，食事をする，料理をする，字を書くなど日常生活をスムーズに送るためのリハビリテーションを行う。理学療法士と異なり，細かい作業を中心とする。病院や診療所で身体障害者に対応するほか，精神科病院や精神科デイケアなどでも活躍している。子ども領域では，知的障害や発達障害の児童を対象に小児病院，児童福祉施設，デイサービス等で仕事をする。老年領域では，認知症への作業療法が脚光を浴びており，認知症専門病院や介護保険施設，訪問看護事業所や訪問リハビリテーション事業所も活躍の場となっている。

他の専門職との関係については，同法第15条第 1 項に「理学療法士又は作業療法士は，保健師助産師看護師法第31条第 1 項及び第32条の規定にかかわらず，診療の補助として理学療法又は作業療法を行なうことを業とすることができる」とある。同法第15条第 2 項には「理学療法士が，病院若しくは診療所において，又は医師の具体的な指示を受けて，理学療法として行なうマッサージについては，あん摩指圧マッサージ師，はり師，きゅう師等に関する法律第 1 条の規定は，適用しない」とされている。これはあん摩マッサージ指圧師などの免許がなくても実施できることを意味している。

☐ 言語聴覚士

言語聴覚士法第 2 条では，言語聴覚士（speech-language-hearing therapist；ST）とは，「厚生労働大臣の免許を受けて，言語聴覚士の名称を用いて，音声機能，言語機能又は聴覚に障害がある者についてその機能の維持向上を図るため，言語訓練その他の訓練，これに必要な検査及び助言，指導その他の援助を行うことを業とする者」と定めている。名称独占の資格である。

日本言語聴覚士協会によれば2022（令和 4 ）年 3 月の時点で，有資格者の累計は 3 万8,200人で増加傾向にある。うまく発語できない，声が出しにくい，話が理解できないなど，コミュニケーション全体のリハビリテーションを行う。また関連して，食べる，飲み込むなどの嚥下障害のリハビリテーションも行う。実際，同協会の会員動向によると，摂食嚥下の仕事をしている言語聴覚士が最も多い。理学療法士や作業療法士に比べると人数が少ないが，需要は高く，現場で貴重な専門職である。胃ろうを造設したが，リハビリテーションの結果，口から食べられるようになったなどの事例も珍しくない。緩和ケアの領域でも，最期まで口から食べることを支援している。

同法第42条第 1 項には「言語聴覚士は，保健師助産師看護師法第31

条第1項及び第32条の規定にかかわらず，診療の補助として，医師又は歯科医師の指示の下に，嚥下訓練，人工内耳の調整その他厚生労働省令で定める行為を行うことを業とすることができる」とあり，看護職との関係性が示されている。

☐ 視能訓練士

視能訓練士法第2条では，視能訓練士とは，「厚生労働大臣の免許を受けて，視能訓練士の名称を用いて，医師の指示の下に，両眼視機能に障害のある者に対するその両眼視機能の回復のための矯正訓練及びこれに必要な検査を行なうことを業とする者」と定めている。2019（平成31）年3月の時点で，1万6,199人の有資格者がいる。理学療法士，作業療法士，言語聴覚士と同様に名称独占であり，保健師助産師看護師法の規定にかかわらず業とすることができる。創生期は斜視や弱視の視能訓練が主であったが，現在は眼科一般分野で活躍している。

☐ 栄養士・管理栄養士

栄養士も管理栄養士も，同じ栄養士法で規定されている。同法第1条第1項では，栄養士とは，「都道府県知事の免許を受けて，栄養士の名称を用いて栄養の指導に従事することを業とする者」と定めている。同法第1条第2項では，管理栄養士とは，「厚生労働大臣の免許を受けて，管理栄養士の名称を用いて，傷病者に対する療養のため必要な栄養の指導，個人の身体の状況，栄養状態等に応じた高度の専門的知識及び技術を要する健康の保持増進のための栄養の指導並びに特定多数人に対して継続的に食事を供給する施設における利用者の身体の状況，栄養状態，利用の状況等に応じた特別の配慮を必要とする給食管理及びこれらの施設に対する栄養改善上必要な指導等を行うことを業とする者」とされている。つまり，栄養士は都道府県による資格で，管理栄養士は国家資格である。同法第6条には「栄養士でなければ，栄養士又はこれに類似する名称を用いて第1条第1項に規定する業を行つてはならない」とあり，管理栄養士にも同様の条文があり，いずれも名称独占の資格である。管理栄養士の国家試験を受けるには栄養士の資格があることが前提となる。

栄養士と管理栄養士は医療，介護，福祉，行政，教育，スポーツ，企業などあらゆる分野で活躍しているが，社会福祉士が連携し協働するのは管理栄養士であることが多い。病院，診療所，介護保険施設，障害者施設，児童福祉施設などで業務ができるのは管理栄養士だからである。ちなみに入院患者への食事や栄養指導については医師の指示

の下に行うことになっている。同法第 5 条の 5 に「管理栄養士は，傷病者に対する療養のため必要な栄養の指導を行うに当たつては，主治の医師の指導を受けなければならない」とある。医療保険においても介護保険においても栄養に関する管理料や加算は多くあり，専門職としての役割は大きい。

　厚生労働省は管理栄養士数を26万4,181人（2021年），栄養士数を113万2,211人（2020年）と報告している。

❏ 臨床工学技士

　臨床工学技士法第 2 条第 2 項では，臨床工学技士とは，「厚生労働大臣の免許を受けて，臨床工学技士の名称を用いて，医師の指示の下に，生命維持管理装置の操作及び保守点検を行うことを業とする者」としている。同法第 2 条第 1 項では，生命維持管理装置を「人の呼吸，循環又は代謝の機能の一部を代替し，又は補助することが目的とされている装置」と定めている。具体的には，人工心肺装置，血液透析装置，人工呼吸器などを指す。人工心肺装置とは，心臓と肺の機能を一時的に代用する装置で，新型コロナウイルス感染症の蔓延の際に，エクモ（ECMO）➡ が報道されたのは記憶に新しい。

　臨床工学技士の免許取得者は累計で 4 万人を超えていると報告されているが，実際に就業している人数は約 2 万4,000人と日本臨床工学技士教育施設協議会は見積もっている。数は他の専門職に比べると少ないが，高度で専門的な医療機器を扱う専門職である。同法第37条には，保健師助産師看護師法の規定にかかわらず診療の補助として生命維持管理装置の操作をできること，同法第38条には，医師の具体的な指示を受けなければ，生命維持管理装置の操作を行ってはならないことが明記されている。

❏ 義肢装具士

　義肢装具士法第 2 条第 3 項では，義肢装具士とは「厚生労働大臣の免許を受けて，義肢装具士の名称を用いて，医師の指示の下に，義肢及び装具の装着部位の採型並びに義肢及び装具の製作及び身体への適合を行うことを業とする者」と定めている。

　国家試験合格者数は累計で2020（令和 2）年の時点で5,722人，日本義肢装具士協会の会員数は2,368人と他の専門職に比べると極端に少ない。しかしながら，身体障害児・者とかかわる社会福祉士にとっては，貴重かつ重要な専門職といえる。同法第37条には，他の専門職と同じく，保健師助産師看護師法の規定にかかわらず行えること，同法

➡ エクモ（ECMO）
extracorporeal membrane oxygenation の略で，日本語訳は体外式膜型人工肺。人工肺とポンプを用いた体外循環回路のことをいう。

第38条には，医師の具体的な指示を受けなければ行ってはならないことが明記されている。

☐ 診療放射線技師

診療放射線技師法第2条第2項では，診療放射線技師とは，「厚生労働大臣の免許を受けて，医師又は歯科医師の指示の下に，放射線を人体に対して照射することを業とする者」と定めている。保健師助産師看護師法の規定にかかわらず診療の補助として行える。

人数については，明らかな数字が見つからないが，**表8-2**の厚生労働省の「医療施設調査・病院報告」の5万5,624人を参照されたい。

☐ 臨床検査技師

臨床検査技師等に関する法律第2条では，臨床検査技師とは「厚生労働大臣の免許を受けて，臨床検査技師の名称を用いて，医師又は歯科医師の指示の下に，人体から排出され，又は採取された検体の検査として厚生労働省令で定めるもの及び厚生労働省令で定める生理学的検査を行うことを業とする者」と定めている。

血液検査，尿検査，喀痰検査のほか，心電図や呼吸機能検査なども行う。保健師助産師看護師法の規定にかかわらず，診療の補助として採血や検体採取を行える。

☐ 救急救命士

1991（平成3）年に新設された救急救命士法の第2条第2項では，救急救命士とは，「厚生労働大臣の免許を受けて，救急救命士の名称を用いて，医師の指示の下に，救急救命処置を行うことを業とする者」と定めている。保健師助産師看護師法の規定にかかわらず，診療の補助として救急救命処置を行える。2020（令和2）年の時点で救急救命士は6万6,899人である。

☐ 歯科衛生士・歯科技工士

歯科衛生士は歯科衛生士法に基づく国家資格で，「厚生労働大臣の免許を受けて，歯科医師の指導の下に，歯牙及び口腔の疾患の予防処置」を行うことを業とする者と定められている。高齢化が進む中，摂食嚥下の分野で歯科衛生士の躍進が目覚ましい。**表8-3**のように歯科衛生士の人数は2020（令和2）年に14万2,760人である。

歯科技工士は歯科技工士法に基づく国家資格で，「厚生労働大臣の免許を受けて，歯科技工を業とする者」と定められている。歯科技工

とは，歯科治療における，被せもの，詰めもの，入れ歯，矯正器具，インプラントなどをつくることである。**表8-3**のように歯科技工士の数は2020（令和2）年に3万4,826人である。

　歯科衛生士は保健師助産師看護師法の規定にかかわらず，診療の補助ができる。

❍注

(1)　**表8-2**に記載された各専門職の人数については，医療施設調査・病院報告などから掲載されているものもあり，一律ではない。よって，この表からは，医療従事者はどのような職種かという意味で参照していただきたい。
(2)　**表8-2**と**表8-3**は，厚生労働省の資料に基づいて作成したが，担当部署や調査方法の違いから，同じ年度であっても数値が異なっていることをご了承いただきたい。各職種の概算の人数をこれらの表から把握してほしい。

❍参考文献

厚生労働省医政局長（2005）「医師法第17条，歯科医師法第17条及び保健師助産師看護師法第31条の解釈について（通知）」平成17年7月26日医政発第0726005号。

日本整形外科学会（2019）「医師のための保険診療基礎知識：医療類似行為Q&A　2019年改訂版」日本整形外科学会。

町野朔（2018）「インフォームドコンセントの誕生と成長」『医の倫理の基礎知識（2018年版）』日本医師会。

厚生労働省（2019）「平成30年（2018年）医師・薬剤師・歯科医師統計の概況」（https://www.mhlw.go.jp/toukei/saikin/hw/ishi/18/index.html）（2020.3.26）。

厚生労働省（2019）「平成30年衛生行政報告例（就業医療関係者）の概況」（https://www.mhlw.go.jp/toukei/saikin/hw/eisei/18/dl/gaikyo.pdf）（2020.3.26）。

日本理学療法士協会「統計情報」（http://www.japanpt.or.jp/about/data/statistics/）（2020.4.21）。

日本作業療法士協会事務局統計情報委員会（2018）「2017年度日本作業療法士協会会員統計資料」日本作業療法士協会誌，79。

日本言語聴覚士協会「会員動向」（https://www.japanslht.or.jp/about/trend.html）（2020.4.21）。

日本臨床工学技士教育施設協議会「臨床工学技士について」（http://www.jaefce.org/qa/required-number/）（2020.4.22）。

第9章

疾病にともなう生活課題と
医療ソーシャルワーカー

① 医療ソーシャルワークとは

◻ 人びとにとっての医療

　日本医師会は，医療と医学を「医療は医（科）学の実践であり，医（科）学に基づいたものでなければならない」と整理し，医療の目的を「患者の治療と，人びとの健康の維持もしくは増進（病気の予防を含む）」としている。[1]

　医療法第１条の２に記載された法の目的では，医療に関して「医療を受ける者の心身の状況に応じて」「単に治療のみならず，疾病の予防のための措置及びリハビリテーションを含む良質かつ適切な医療」を提供することと記載されている。

　人が「医療」の利用者となるのは疾病や傷害を負った時であるが，新生児から高齢者まで，生きている以上誰しも傷病を避けることはできない。たとえば福祉施設や介護施設を利用する機会と医療機関を利用する機会を比較すると，後者の機会が圧倒的に多い人が大部分を占めるだろう。医学は専門性が高く一般には理解できない部分が多い学問領域であるのに対し，医学を実践する医療は人々の生活に必要不可欠で身近なサービスといえる。

◻ 傷病と生活課題

　医療の対象となる傷病には，**生活習慣病**のように一人ひとりが留意することで発症を予防できる可能性が高い疾病もあれば，専門的知識・技術に裏打ちされた医療サービスに依存せざるを得ない傷病もある。いずれにせよ傷病が重症化・長期化・慢性化するのにともない，たとえば治療費という新たな支出と休職による収入の中断が重複して生じる経済的困難など生活上の困難，つまり生活課題が生じる。生活課題が解決されないと医療の継続を妨げる要因となり，新たな生活課題を生じさせるという悪循環に至る可能性が高まる。

　傷病を負ったとき，多くの人はまず「この病気やケガは治るのか」という不安を覚える。ある日突然，自分の身に生じた傷病にとまどいつつ，治癒すれば以前の生活に戻れると考え，早く元通りの生活を送りたいと願う。やがて治療経過における生活課題の出現にともない新たな不安が出現する。

　医療機関で顕在化しやすい課題の一つが経済的課題である。医療機

→**生活習慣病**
脳卒中，がん，心疾患，糖尿病，高血圧など，食生活，運動習慣，喫煙，休養，飲酒などの生活習慣が発症・進行に関与する症候群のこと。従来「成人病」と呼ばれていたが1996年頃から「生活習慣病」という用語が用いられるようになった。死因の高位を占め，死因となる疾患の原因疾患ともなり，また国民医療費の約３割を生活習慣病が占めていることから，早期発見はもちろん発症予防のための健康管理が重要とされている。

関への支払いはもちろん，治療のために働くことができなくなれば収入が途絶する，家事や育児，介護などを担えなくなれば費用を支払ってサービスを利用せねばならない。また家族が入院先へ通う費用や時間が必要となり，時間がない分は何らかの代替サービスを利用することにもなる。収入と支出のバランスが崩れることで生じる経済的課題は，患者，家族にとって脅威であり，不安の要因となる。学校へ通えないため教育が受けられない，友人や地域とのつながりが途絶してしまうことなど，環境との関係の変化も課題となる。

　家族の 1 人が入院すると，他の家族は不在となった家族が担っていた役割を補完し新たな生活を構築していかねばならない。共に過ごす時間が減少することで，家族のつながりが脆弱化し家族のあり方が根底から揺らぐ要因ともなる。

　傷病をきっかけに，それまでは潜在化していた課題が表面化することもある。不安定な雇用状況で貯蓄がない，家族関係に軋轢があるなど，もともと課題が存在していたものの何とか生活してきたが，傷病によって大きくバランスが崩れた結果，複数の課題が一気に噴出することもある。

　患者や家族は，疾病そのものに対する不安と，治療しながらの生活という未知の経験に対する不安に直面する。

▢ ソーシャルワークによる生活課題への取り組み
——医学モデルから生活モデルへ

　ケースワークの母と呼ばれた**リッチモンド**（Richmond, M. E.）は『社会診断』（1917年）において，医学で用いられていた調査→診断→治療の概念をクライエントの個別支援に適用した。問題に関する情報を収集するための調査を実施して問題の原因を特定する「社会診断」を行い，個人の内面を変化させることで問題を解決・改善し，最終的には利用者のパーソナリティの発達を目指す「社会治療」を行った。リッチモンドの考え方は，個人と環境とに着目していたものの「診断」という言葉を用いており，後の「医学モデル」発展の端緒となった。

　精神医学を基盤とした「医学モデル」は，病理モデル，治療モデルともいわれるように，クライエントの病理的側面つまり弱い部分，苦手な事柄に着目し，ソーシャルワーカーが主体となってクライエントを変化させるという考え方であった。しかし北米で1960年代に発生した貧困問題や人権問題などに対して，従来の「医学モデル」では解決を見いだせなかったことへの反省・批判から，環境へのかかわりや社

▶リッチモンド
（Richmond, M. E.）
ケースワークの母と呼ばれる。ボルティモアの COS（charity organization society ＝慈善組織協会）に勤務した後，ニューヨーク博愛事業学校で教育に携わった。1917年『社会診断』でケースワークを科学的援助方法として体系化し，1922年『ソーシャルケースワークとは何か』でケースワークを「人間とその社会環境とのあいだを個々に応じて意識的に調整することによりパーソナリティの発達をはかるさまざまな過程」とした。

会変革の必要性が認識されるようになる。

　1980年代にジャーメイン（Germain, C. B.）とギッターマン（Gitterman, A.）によって体系化されたのが，生態学と一般システム理論を取り入れた「生活モデル」である。「医学モデル」の関心は個人の内面へ焦点化されていたが，「生活モデル」は「人と環境との交互作用」に着目した。人と環境はお互いに影響を及ぼし合い変化するが，その関係は一対一ではなく"あらゆる要素がお互いに"影響を及ぼし合っているとし，個人とさまざまな環境との関係を全体的・包括的にとらえることで個人の生活を理解しようとした。クライエントのコンピテンス（力量）に着目し，クライエントを主体とした援助をめざした「生活モデル」は，クライエントの能力や強さ（**ストレングス**➡）を重視した支援，**ナラティブアプローチ**➡へとつながった。

☐ 医療ソーシャルワークとは

　「医療ソーシャルワーク」は，文字通り「医療（分野）」における「ソーシャルワーク」である。医療の場で発生する生活課題をソーシャルワークの専門性に基づいて解決・軽減・予防する実践である。

　人は医療機関でのみ「患者」と呼ばれる。傷病によって，ある日突然「患者」という役割を付与されて生活していくことを余儀なくされた結果，家庭や職場，学校，地域などで，それまで与えられた役割や果たしていた機能が果たせなくなることもある。患者を傷病とともに生きる「生活者」としてとらえ，適切な医療や社会環境を確保できるように患者本人や家族にかかわるのが医療ソーシャルワーカー（MSW）であり，医療における社会福祉実践だといえる。

　医療ソーシャルワークは患者の社会的側面と心理的側面の力動に着目し，医療が患者の身体的側面に働きかける過程を支援する。医療ソーシャルワーカーの職能団体である公益社団法人日本医療ソーシャルワーカー協会では「保健医療機関において，社会福祉の立場から患者さんやその家族の方々の抱える経済的・心理的・社会的問題の解決，調整を援助し，社会復帰の促進を図る業務を行う」と説明している。

　1987（昭和62）年から1989（平成元）年まで日本医療ソーシャルワーカー協会（当時は日本医療社会事業協会）の会長を務めた中島さつきは，「医療の有効性は，社会福祉と結びついた時に，はじめてその目的が達せられる」とし，限りある生命の中で人の心に触れることこそが，医療ソーシャルワークの神髄であると述べている。[2]

医療ソーシャルワークの特徴

☐ 医療ソーシャルワーカーと他職種

　2014（平成26）年に示された**ソーシャルワーク専門職のグローバル定義**にある通り，ソーシャルワークは「人々の生活課題に取り組みウェルビーイングを高めるよう，人々やさまざまな構造に働きかける」。医療ソーシャルワークは，傷病から発生する生活課題に取り組むため，医療にかかわるさまざまな職種やサービスと有機的に連携することが必要不可欠である。健康を保持し疾病や障害の治癒・軽減を目指す保健医療分野で，医療が適切に機能するよう社会福祉の立場から働きかける職種であることが，医療ソーシャルワークの特徴といえる。医療政策の中で医療機関が発揮すべき機能や役割が分化されるのに応じ，医療ソーシャルワーカーの業務や必要とされる知識は，所属する医療機関の機能によってある程度特徴づけられる。しかし当然ながら，ソーシャルワークの目的や価値・倫理は変わらない。

　医療ソーシャルワーカーが支援するクライエントは，患者だけでなく家族，そして地域住民を含む。

　患者・家族は，それぞれの生活歴や価値観をもち，それらは疾病や治療の受け止め方に大きな影響を与える。ソーシャルワーカーは患者・家族の個別性に着目し，医療職が診断した傷病像と患者・家族が理解する傷病像との間を調整し，それらが一致するよう働きかけることで傷病と共に生活する人々を支える。

　ただし杉本は，患者とその家族を心理・社会的に援助するのはソーシャルワーカーだけではないと指摘している。患者とかかわる医師，看護師，セラピスト，**コメディカルスタッフ**，事務職員などすべての職種が，患者を人間としてとらえて医療を実践していくなかでこそ，患者・家族への援助は実現されるとしている。

　科学的根拠を重視してきた医学でも，1980年代半ば以降，患者の語りに耳を傾け病歴を理解しようとするナラティブ・ベイスド・メディスン（Narrative Based Medicine）の考え方が採用されている。日本医師会は，終末期医療について患者が主体的に考え意思決定できるように，あらかじめ家族や医療・ケアチームと話し合う「人生会議（Advance Care Planning；ACP）」を普及させるよう活動している。何度も繰り返し話し合う過程で，医療従事者が患者の思いを共有できる

→ ソーシャルワーク専門職のグローバル定義

ソーシャルワークの国際的定義として2000年に定められた内容が改訂され，2014年に新たな定義が国際ソーシャルワーカー連盟及び国際ソーシャル学校連盟によって採択された。これに基づき日本でも，日本ソーシャルワーカー連盟構成4団体によりグローバル定義の「日本における展開」としての取り組みが示され，また各団体で倫理綱領の改訂作業も実施された。

→ コメディカルスタッフ

英語では paramedical staff と称される医師を補助するスタッフをさす和製英語。para は補助という意味をもつため，日本では「協働」を意味する co を接頭語とした co-medical という呼び方が提唱され，患者を支援するチーム医療の考え方にも合致したことから一般的に用いられている。コメディカルスタッフには，医療技術職のみでなくソーシャルワーカーや事務職も含まれ，協働して適切な医療の実践をめざす。

という考え方は，患者の語りに耳を傾けることに通じる。

☐ 医療ソーシャルワークの特徴──エコロジカルな視点から

　ジャーメイン（Germain, C. B.）は医療ソーシャルワークをエコロジカルな視点からとらえ，①保健医療システムの中で勤務する，②病院組織で他職種と連携する，③専門職としての枠組みをもつ，④傷病のある人を支援する，という特徴に着目し，全人的医療を展開するためのソーシャルワークについて言及している。

　医療ソーシャルワーカーは，保健医療制度によって機能を決定された保健医療機関という組織に所属する。そのため，組織において医療が効率的・効果的に提供されるよう支援することが，医療ソーシャルワーカーの機能の一つとなる。

　こうした機能を発揮するために，医療ソーシャルワーカーは，医療政策や医療経済を含む医療システムの潮流についての知識をもち，所属する組織の特徴についても理解しておく必要がある。病院に代表される保健医療機関は専門職集団であり，各専門職が与えられた任務を果たすことで一つの組織として活動する。その中で医療ソーシャルワーカーは，傷病をもつ患者だけでなく，家族や地域住民をも支援対象とする。体調の変化に気づき医療機関を受診した後，診断・治療が進んでいく過程は，患者や関係者がどのように傷病を理解するかによって影響を受ける。傷病のとらえ方は，知的能力だけでなく，文化的背景や心理状態などに影響され，個別性が高い。医療ソーシャルワーカーは医療者側の説明と患者側の理解の間に生じる齟齬を減らす役割を果たすために，個人はもちろん地域の特徴についても把握しておかねばならない。

　そして，医療ソーシャルワーカーは，患者が傷病にともなって生じるさまざまな課題を乗り越えられるよう支援するために，地域に存在するあらゆる社会資源を活用する。

☐ 医療ソーシャルワークと医師

　ソーシャルワーカーを初めて配置した医師として知られるキャボット（Cabot, R. C.）は，疾病の要因には，経済的問題，生活様式，心理的問題などがあり，医師がそれらを知らないと治療の効果は上がらない，医師が患者の身体を診察することで得られる「前景」「情報」に加えて，食事，睡眠，生活環境や経済状況などを含む患者の「背景」を知るためには，ソーシャルワーカーによる情報収集が必要だと述べた。ダウニー（Downi, R. S.）は，経済状況や住宅環境が原因となり病気に

なることがあるなど健康と福祉は関連していることから健康を保つために福祉が必要だと指摘し，「医師とソーシャルワーカーは互いに補助者とならねばならない」[3]と医療ソーシャルワーカーの必要性に言及している。

　この２人の主張について，医師を医療（職）に置き換えると，傷病の治癒・軽減を第一義の目的とする医療におけるソーシャルワークについて考えることができる。医療の場で患者・家族にかかわる専門職はすべて，患者・家族の幸福を目指している。医療職が患者の疾病や障害に着目し，**終末期医療**などを含む有効な治療を選択するために患者の生活に視点を拡げていくのに対し，ソーシャルワークは，病気になった「人」と出会い，疾病が生活に与える影響をとらえ，「人」としての生活を支援する。こうした視点の向け方の相違があるからこそ，多職種がかかわる意義がある。

③　医療ソーシャルワーカーの役割

❏ ソーシャルワークの機能

　医療における医療ソーシャルワーカーの業務の範囲及び方法については「医療ソーシャルワーカー業務指針」で示されている。ソーシャルワークの機能・役割についても，さまざまな文献で多様に分類されている。

　たとえば，日本ソーシャルワーク学会の分類では，仲介機能，調停機能，代弁機能，連携機能，処遇機能，治療機能，教育機能，保護機能，組織機能，ケアマネジャー機能，社会変革機能をあげている。岡村は，評価的機能，調整的機能，送致的機能，開発的機能，保護的機能の５つに分類している。医療ソーシャルワーカーは，こうしたソーシャルワークの機能を発揮し保健医療領域での役割を果たしている。

❏ つなぐ──医療を保障するための医療ソーシャルワーク①

　現在の日本の医療保険制度は，①国民皆保険の下，②患者が希望する医療機関を自由に選択・受診し（フリーアクセス），③一定額を負担することで必要な医療サービスを利用できる（現物給付）という３つの大きな特徴をもつ。少子高齢化の進展，国民の生活状況や意識の変化にともない，社会保障制度をいかに持続させるかが課題となっている。

❏ **終末期医療**
治療によっても延命が望めない状態を指すが，疾病や患者の状態によって期間や容態は多様である。2008（平成20）年に厚生労働省から示された「終末期医療に関するガイドライン」は，その後改訂が重ねられ，2018（平成30）年「人生の最終段階における医療・ケアの決定プロセスに関するガイドライン」と名称変更され，在宅医療や介護における医療・ケア，アドバンス・ケア・プランニング（ACP）の重要性についても言及された。

2001（平成13）年に，厚生労働省高齢者医療制度等改革推進本部が提示した，「医療制度改革の課題と視点」では，医療保険制度を持続させるために目指すべき方向として，持続可能で安定的な医療保険制度の構築などを提言している。増大を続ける国民医療費に比例して，医療保険制度における被保険者負担として窓口で支払う一部負担額や保険料も増加している。

　非正規雇用者や退職後の高齢者（75歳以上の者などは後期高齢者医療制度に加入する）が多く加入する国民健康保険では，保険料が支払えず「短期被保険者証」や「資格証明書」が交付されることもある。救急搬送された患者が医療保険の加入者資格を持っていない場合，医療を利用するための迅速な支援が必要になる。

　また妊娠後，さまざまな事情で定期検診を受けることなく出産に至るいわゆる「駆け込み（飛び込み）出産」では，出産後の母子への支援も必要である。

　医療ソーシャルワークは，患者・家族が医療の専門性を有効・適切に利用できるよう，医療と患者・家族をつなぐ役割を担う。2019（令和元）年12月26日に厚生労働省から示された「地域共生社会に向けた包括的支援と多様な参加・協働の推進に関する検討会（地域共生社会推進検討会）最終とりまとめ」では，保健医療福祉等の専門職による対人支援について「具体的な課題解決を目指すアプローチ」と「つながり続けることを目指すアプローチ」の2つを組み合わせていくことが必要であると指摘している。ソーシャルワークにとって「つながる」ことは，課題解決の重要な手段であるとともに，クライエントを含むすべての人が安心・安全に生活していける地域づくりの手段でもあった。

　医療機関で勤務するさまざまな専門職の中で，ソーシャルワーカーは疾病の治療に直接かかわるのではなく，治療のために患者の環境を整える。たとえば医療費の支払い，転院，リハビリテーション，介護，家事や育児，職場や学校での配慮など，さまざまな環境に働きかけて，患者が疾病や障害とともに生活できるよう調整する。

　医療ソーシャルワーカーは，生活課題を解決するために多様な資源と患者をつなぎ，時には傷病を負った患者と家族が新たな生き方を模索できるよう患者と家族をつなぐ。医療ソーシャルワーカー自身も，医療機関内の他職種，地域に存在するサービスなどさまざまな人や組織とのつながりによってソーシャルワークの機能を発揮し，患者や家族を支援する。

☐ まもる・つくる──医療を保障するための医療ソーシャルワーク②

　「生活」の概念は幅広い。**国際生活機能分類（ICF）**では，生活機能とは，人が生きること全体を指すとして，身体にかかわる要素を「心身機能・構造（生命レベル）」，日常生活，職業，余暇などを「活動（生活レベル）」，家庭内での役割や地域社会での役割，社会的役割を「参加（人生レベル）」と整理し，各レベルと環境因子，個人因子，健康状態の相互作用を重視している。ソーシャルワークは2001（平成13）年に採択されたソーシャルワークの定義に示されている通り，「人びとがその環境と相互に影響し合う接点に介入」するという特徴がある。

　傷病は人間の身体に発生するが，傷病の原因や治療は個人の生活歴や価値観，物的・人的・社会的環境と影響を及ぼし合う。生活習慣病は文字通り発症が生活習慣と深くかかわっている。たとえば食生活を改善するよう医師から指導されたとしても，自炊の経験がなく仕事が多忙でファストフード中心の生活にならざるを得ない単身生活者と，栄養バランスのとれた食事を作ってくれる家族と同居している人とでは，改善状況は大きく異なる。

　医療に対する思い，治療にかけられる費用や時間，家族や同僚などの理解，公的な保障に上乗せとなる付加給付をはじめとする企業内制度や地域の社会資源などは，傷病の治癒・軽減と関連する。傷病を負った患者は，社会の中で他者との交わりの中で生きていく人であるという自身の外側への思い，自分らしい人生を送るという自身の内側への思い，という2つの思いの間で葛藤することもある。

　医学は人々の生命をまもることで人々の生活を支援している。医学が進歩し新たな治療方法が開発されることと，医学の実践としての医療を患者が利用できること，この2つが実現されてこそ意味がある。社会保障制度を持続していくために，ユーザーである患者は一定の負担を求められる。しかし経済的負担は患者・家族の心理的不安の大きな要因となる。医療機関の機能分化による効果的・効率的医療と並行して，患者・家族が機能分化の狭間で困惑することなく，適切に選択し決定できる権利を「まもる」支援が求められる。医療者側が伝えたいことと患者が理解した内容が一致し，可能な限り患者・家族の生活状況や希望を反映した治療が選択されることも重要である。

　医療サービスが真に国民のためのサービスとして機能するための働きかけとして，既存の社会資源では課題を解決できない時には，新たな資源を「つくる」ことも重要である。クライエントを支えるネットワークづくりから，時には新たな制度を構築するために政治に働きかける力も求められる。

■ 国際生活機能分類（ICF）
International Classification of Functioning, Disability and Health の日本語訳で，2001年にWHO総会で採択された。「健康状態」と心身機能・構造，活動，参加の3レベルからなる「生活機能」「環境因子」「個人因子」は「すべてがすべてと影響しあう」とし，人の生活全体をとらえると同時に個別性を尊重している。従来のICIDH（国際障害分類，1980年）は疾病の結果に着目したのに対し，ICFはさまざまな要因の相互作用に着目した。

□ 医療ソーシャルワーカーが果たす役割

「医療」と「福祉」はともに人の幸福を願い，人間の生活を支える営みであるが，人が幸せであることを阻害する要因はさまざまである。「疾病」から生じる痛みや苦しみから人を解放しようとする医療と，「生活上の困難」から生じる苦しみを軽減・解消しようとする福祉とは，ともに人の幸福を実現するためにさまざまに発展してきた。「医療と福祉」は，車の両輪というよりもむしろ各々の一部が融合して患者や関係者を支える存在だといえる。「医師は病気を診る」「ソーシャルワーカーは生活を観る」などといわれたこともあるが，本節で確認したように，医療と福祉に明確な境界線は存在しないと考えられる。互いに重なり合いながら補い合ってこそ，患者と関係者を支えることができる。医療ソーシャルワーカーには，専門職としての倫理，知識，技術を修得し，他専門職と連携していくことが求められる。

○注

(1)　日本医師会（2000）『医の倫理綱領注釈』。
(2)　中島さつき（1985）『医療ソーシャルワーカーの臨床と教育──医療と社会福祉の架け橋として』誠信書房，1。
(3)　Downie. R. S., Elizabeth T.（1980）*Caring and Curing*, Routledge Kegan & Paul, 35.

○参考文献

Germain, C. B.（1984）*Social Work Practice in Health Care: An Ecological Perspective*, Free Press.

Greenhalgh, T., Hurwitz, B.（1998）*Narrative Based Medicine: Dialogue and Discourse in Clinical Practice*, B M J Books.（＝2001，斎藤清二・山尾和利・岸本寛史監訳『ナラティブ・ベイスト・メディスン』金剛出版）

小松源助編（1979）『リッチモンド：ソーシャル・ケース・ワーク（社会的診断論を中心に）』有斐閣。

久保紘章・副田あけみ編著（2005）『ソーシャルワークの実践モデル──心理社会的アプローチからナラティブまで』川島書店。

Morales, A. T., Sheafor, B. W.（2008）*Social Work: A Profession of Many Faces*（10th ed.）, Allyn & Bacon.

中島さつき・杉本照子（1978）『ソーシャルワークの臨床的実践』誠信書房。

日本社会福祉士会・日本医療社会福祉協会編（2004）『保健医療ワーク実践』中央法規出版。

日本社会福祉実践理論学会ソーシャルワーク研究会（1998）『ソーシャルワークのあり方に関する調査研究』日本社会福祉実践理論研究，日本社会福祉実践理論学会。

岡村重夫（1983）『社会福祉原論』全国社会福祉協議会。

Richard, C. C.（1972）*Social Work: Essays on the Meeting-Ground of Doctor and Social Worker*, Ayer Co Pub.

Richmond, M. E.（1917）*Social Diagnosis*, Russell Sage Foundation.（＝2012，

　　佐藤哲三訳『社会診断』あいり出版）

Richmond, M. E.（1971）*What is Social Case Work: An Introductory Description*, Russell Sage Foundation.（＝1991，小松源助訳『ソーシャル・ケース・ワークとは何か』中央法規出版）

杉本照子（1981）『医療社会福祉学入門』医学書院。

■ 第10章 ■

医療ソーシャルワーカーの歴史

① イギリスにおける医療ソーシャルワーカーの歴史

❏ アーモナーの誕生

医療ソーシャルワーカーの歴史は，1895年にロンドンのロイヤルフリー病院（Royal Free Hospital）にアーモナー（almoner）という有給職員として，スチャート（Stewart, M.）が採用されたことにより始まる。

当時のイギリスは産業革命により，世界の工場といわれ，大都市に労働者が集まり，景気の変動などにより，失業者や貧窮者が増加し，多くの病人も生み出していた。これらの貧窮者に対し行われていた私的な慈善活動を統合し，無秩序な施与を組織だてるために，設立された組織が COS（Charity Organization Society：慈善組織協会）であった。COS では，貧民の生活実態の調査を行い，救済の種類や程度を決定し，友愛訪問と呼ばれた訪問活動を通して，貧民の生活改良をめざしていた。

当時の施療病院は常に混雑しており，COS の事務局長のロック（Loch, C. S.）は，患者が診療費を支払うべき立場にあるのかどうかを判断するために，またそれを患者自身に考えさせることによって，外来部門の濫用を防ぐために，訓練されたアーモナーを配置することを主張した。そして，COS はロイヤルフリー病院にアーモナーの採用を申し入れ，試験的にスチャートが採用された。

病院理事会からアーモナーへの期待は，医療費の支払い能力のある人の濫用を防ぐことであったが，スチャートは COS でソーシャルワークの訓練を受けていたため，患者の経済的な状況を含めた生活状況を調査し，その厳しい生活状況や幅広い生活ニーズを明らかにしていった。そして，患者を救貧法や私的慈善団体から支援を得ることなど，必要としていることにつないだ。当初，医師からは外来患者数を抑制することに対する反感から理解を得ることが難しかったが，このような地道な実践を積み重ねることで信頼を得ていき，病棟にもアーモナーが採用されていった。

❏ アーモナーの広がり

1901年にはセントジョージ病院にマッド（Mudd, E.）が，1905年にはセントトーマス病院にカミンス（Cummins, A.）が採用されるなど，数年間に多くの病院にアーモナーが増えていった。

➡ COS（慈善組織協会）
‥‥‥‥‥‥‥‥‥‥
19世紀後半のイギリスで，慈善活動が増加していったにもかかわらず救済者数が増加し貧困問題が顕在化していたことに対し，慈善団体相互の活動を関係づけて，組織化し，無秩序におこなわれていた慈善を秩序だてることを目的として設立された。COS はアメリカでも設立され，各都市に広がっていった。ケースワークやコミュニティオーガニゼーションの先駆的実践を行ったとされる。

　1903年にはアーモナー委員会が組織され，アーモナーの業務の指針が策定された。それは，浮浪患者数を減少させること，医師の忠告が十分守られているか面接すること，倹約を奨励することであった。19世紀末から20世紀初頭はブースやラウントリーの調査により，貧困の原因は本人の責任ではなく，社会問題としてとらえる必要があることが指摘された時代であり，COSでも当初の自由主義的個人主義の思想は次第に変化していくが，これまでの倹約の奨励や自助の思想が反映されていることがわかる。

　1907年には病院アーモナー協議会が設立され，アーモナーの教育訓練を担っていった。その後，アーモナーは，1935年までにはアメリカやフランス，スウェーデン，オーストラリアなどにも広がっていった。

　イギリスにおける医療ソーシャルワーカーの始まりは，資本主義社会の発展に伴い生じた貧困と疾病の密接なつながりと，社会保障制度が未発達な中で顕在化する医療社会問題への対処から始まっている。これはアメリカや日本とも共通した。そのような状況のなか，COSという貧困者への支援の経験をもっていた団体により，医療を秩序立てて行うことを目的として導入されていく。アーモナーは患者を選別する管理的な役割を期待されていたが，患者と向き合い，彼らのその悲惨な生活状態を明らかにして，必要な援助を行うことで，周囲からの信頼を得てアーモナーを発展させていった。開拓者としてのアーモナーたちの努力と，専門職としての組織化と教育の必要性もイギリスの実践から学ぶことができる。

 ## アメリカにおける医療ソーシャルワーカーの歴史

　アメリカでは，1905年にマサチューセッツ総合病院（Massachusetts General Hospital）の医師キャボット（Cabot, R. C.）が，ペルトン（Pelton, G. I.）を医療ソーシャルワーカーとして採用したことがそのはじまりである。

　アメリカでもすでにCOS（慈善組織協会）が発足しており，その後社会改良運動が活発化し，環境の改善や貧困の予防にも活動が広がっていた。ケースワークを確立したといわれるリッチモンド（Richmond, M. E.）もバルチモアCOSで活躍していた。リッチモンドは，ケースワークを専門的，科学的なものへと発展させたと評されているが，同時期の20世紀初頭にはケースワークの問題領域が広がり，医療の他に

教育の分野などにもケースワーカーが採用された時期でもあった。キャボットはその著書 *SOCIAL WORK* で，リッチモンドの *Social Diagnosis*（『社会診断』）が社会事業の発展に大きな貢献をしたと評価している。

☐ キャボットの思想

キャボットは内科医で，ハーバード大学を卒業後，マサチューセッツ総合病院の外来医師として勤務していた。それ以前，診療所の医師として働いた時に，患者の経済状況や性格，生活歴や生活環境などがわからず，十分な診断や治療ができないことに苦痛を感じていた。そしてボストン小児援護協会の仕事の経験から，医療機関にも**ソーシャルワーカー**が必要だと考えた。

キャボットは，協会の職員が，子どもを理解するために，子どもの性格や気質，学校での成績などを念入りに調査し，関係する大勢の専門家（教師や医師，聖職者など）と協力し合って，子どもの問題を解決していく方法を知っていた。また，その子どもたちを外来で診た時，他の子どもたちと比較して子どもの病気について，キャボット自身がよく理解できていることに気づいていた。

キャボットはフランスの医師カルメット（Calmette, A.）やグランチェ（Grancher, J.）の実践から，待っているだけではなく，その家庭を訪問し，栄養や住環境の改善，患者に病の性質を理解させること，診療所に自ら現れない家族などにも関心をもち，受診を必要とする患者を探し出すという積極的な態度が必要だとして，この役割をソーシャルワーカーに求めた。また診療所は貧困者のためにのみあるという古い考えから解放され，病は貧富を問わず誰でもかかるものであり，公衆衛生の観点からすれば，診療所は貧困家庭のみを対象としたものではないという考え方も学んでいた。これはソーシャルワーカーの対象者は貧困者のみではないというキャボットの主張につながっていた。

また，キャボットは，症状に現れた現象を前景とみるならこれを説明する背景があるはずで，これら全貌を把握しないで本当の診断に到達することはできないとして，ソーシャルワーカーには，患者の経済的，精神的，道徳的な事実といった背景を把握し，それらの情報を医療に役立てること，そしてその問題の解決を求めた。

キャボットは，医療ソーシャルワーカーが病院組織の一部として位置づけられ，組織が有効に働くためには，組織に対して責任をもつことが必要であると考えた。病院組織に正式に組み入れられるまで，人件費等の心配をし，多忙な時間を割いてケースの相談にのり，ソーシ

➡ ソーシャルワーカー

ソーシャルワークを用いて実践を行う社会福祉の専門職のこと。生活上の何らかの課題やニーズをもち，支援を必要としている人たちに対し，専門職としての価値や倫理に基づき，専門的な知識や方法，技術を用いて支援を行う。今日では，医療の他，行政，児童，高齢者や地域など，さまざまな場で実践を行っている。

ャルワーカーの発展を支えた。

❏ ソーシャルワーカーの実践と広がり

　セツルメントの看護婦（当時）として働いていたペルトンが採用された時，その対象者の多くは，結核患者であった。長期療養所への入所を勧められても病気に対する無知や，家庭や仕事のことなどの問題を抱えて困惑している人たちだった。ペルトンはキャボットの信頼に応えて仕事をしていたが，病気のため短期間で退職し，その後はキャノン（Cannon, I. M.）が医療社会事業部を発展させていった。キャノンは訪問看護婦の経験があり，社会事業学校で学んだ後，マサチューセッツ総合病院で働くこととなった。

　アメリカでも当初，キャノンたちが仕事をする上で，医師の無理解と無関心が大きな障害だった。キャボットのような医師ばかりではなく，大多数の医師は新しい仕事をする彼らをすぐには受け入れなかった。ソーシャルワーカーは一つひとつのケースをていねいに扱い，医師が関心をもった病気のケースには，その病気に関連した問題を調べて提出するなどの仕事をして，医師たちとの関係を築いていった。

　キャノンが全米の医療ソーシャルワーカーを調査して1923年に著した *Social Work in Hospital*（『病院社会事業』）によれば，患者の社会的な困難は，退院後の生活，結核に罹ったことによる精神面，慢性疾患による長期療養，仕事や住居のこと，未婚の母親，精神疾患や知的障害による生活上の問題，自殺企図者のことなど，全国どこでもあまり変わらないとしている。しかし，社会資源の状況は都市や州によって大きく異なる。地域にどのような資源があり，活用できるのかを理解しておかなければならないため，索引カードをつくるなどの方法が有効であるとし，マサチューセッツ総合病院では約2,000種の施設の目録をカード式カタログの形に整理していると紹介している。

　また，ソーシャルワーカーに必要な資質として，社会事業の包括的な知識と，支援する上での技術上の熟練が必要であると述べている。さらに教育があり，広い観察力を有し，多数の意見を理解する能力をもった人であり，組織能力を有することも必要であるとしている。また，医師や他の社会事業と協力する力が必要であるとしている。そして開拓者であるソーシャルワーカーには覚悟と忍耐とが必要であること，どの病院でも全く障害のない道はなく，一歩ずつ道を拓かなければならなかったと述べている。

　キャボットの取り組みに感銘をうけて，1906年にニューヨークのベルビュー病院，1908年にバルチモア市のジョンズ・ホプキンス大学附

属病院に社会事業部が設立されるなど，医療ソーシャルワーカーは全米に広がっていった。同じく日本でも，その実践のはじまりにはキャボットからの影響が大きかった。

アメリカにおける医療ソーシャルワーカーのはじまりは，キャボットという医師が，医療を行うには患者を全人的にとらえる包括的医療が必要であり，それは医師のみではできないと考えたことであった。さらに，医療ソーシャルワーカーをチームの一員としてとらえ，その役割を認識し，ソーシャルワーカーの定着と発展を強力にサポートしたことにある。そして初期の医療ソーシャルワーカーたちがその期待に応え熱心に働いたこと，未開拓の仕事を開拓していく力強さと粘り強さはイギリスのアーモナーと共通する。また，イギリスでのアーモナーの実践やアメリカにおいても COS がすでにその実践を始めていたこと，リッチモンドの社会事業の方法や考えが，キャボットの思想や行動に影響を与えていたことも重要な視点である。

 日本における医療ソーシャルワーカーの歴史

▢ 戦前の医療ソーシャルワーカーの歴史

日本における医療ソーシャルワーカーの歴史は，1919（大正 8）年に泉橋慈善病院（現三井記念病院），1925（大正14）年に東京市療養所，1926（大正15）年に済生会病院（現東京都済生会中央病院），1929（昭和 4）年に聖路加国際病院などの施療機能をもった病院に，病人相談所や社会部が設置された頃といえよう。

当時の日本は，イギリスやアメリカと同じく，急速に資本主義が発展する中でさまざまな社会問題が生じ，都市に多数の貧民が存在し，その劣悪な生活実態が明らかとなっていた。貧民の医療制度は，特別救済立法や**救護法**などにより対応されたものの，十分な内容ではなかった。一方，無料で医療を提供する施療病院は，一部の公共団体や民間の救療機関が担っていたが，1911（明治44）年には「施薬救療の詔」のもと，恩賜財団済生会が発足した。済生会は全国各地に設置され，公的な救療制度の代替的な役割を果たした。

泉橋慈善病院は財閥である三井家が開設した病院で，病人相談所は，賛助婦人会が設置，運営した。設立にあたっては，三井家総代や事務長などがそれぞれイギリスのアーモナーやアメリカの社会事業部を視察し，院長も欧米のソーシャルサービスを理解していた。このような

▶救護法
第一次世界大戦後の戦後恐慌，金融恐慌等により，それまでの恤救規則では増大する貧困問題に対応できないことから，1929年に成立し，1932年に施行された救貧法。生活扶助，医療扶助，助産扶助，生業扶助の種類があり，居宅保護が原則だが，施設での保護も認めた。公的扶助義務を初めて認めた法律だが，対象者が限定的で保護請求権が認められていないなどの問題があった。

理解者がその活動を支えた。病人相談所では，入院相談，結核患者の相談，手紙の代筆など，あらゆる困りごとの相談に応じた。相談の際には，説諭などの道徳心を醸成させるような方法や金銭的な恵与も行うなど，徹底的に世話をするという姿勢でかかわった。

　東京市療養所は，東京市が設立した結核専門の施療病院であった。当時，結核は根治療法が確立されておらず，死病と恐れられていた病気であった。社会部は，所長の田沢鎌二が，アメリカのソーシャルワークや訪問看護をイメージしてその機能を導入したもので，看護婦と相談員を置いた。患者は，長期間に及ぶ死と隣り合わせの療養生活で，家族のことや退院後のことなど，療養の妨げとなる心配ごとが生じやすかった。このような心配ごとの相談のほか，入所希望者の調査や，主に看護婦は家庭訪問をして，入所待機者の家庭での療養指導などを行った。

　済生会病院に社会事業の必要性を主張したのは，アメリカでキャボットの実践を見聞した**生江孝之**であった。生江は患者の全生活を調査して診断をし，治療を施すべきで，患者の心配ごとを取り除き，療養に専念できるようにすることが必要だと主張した。済生社会部は，寄付金などのほか，売店事業の利益を資金として，病院から独立して運営された。相談事業の他，困っている患者に金品を与える救済事業，演芸や映画の上映などを行う患者慰安事業，外来患者が同伴する子どもたちを預かる託児事業なども行った。初代の相談員は清水利子であった。日本女子大学校で生江から教育を受け，中央社会事業協会の研究生として1年間の専門教育を受けた後に入職した。相談員は，病人の生活状態や家族の状況などの調査や，経済的な問題への援助や入院に関する相談などを行った。

　聖路加国際病院は聖公会によって設立されたキリスト教的人道主義を掲げた病院であった。初代の医療社会事業部員は日本女子大学校を卒業後にアメリカの大学で医療社会事業と教育学を学んだ**浅賀ふさ**であった。浅賀が入職した際，このような病院であっても医療社会事業は理解されていなかったため，周囲に理解してもらうために，まずは社会事業の必要性が高い結核患者の相談からはじめ，ていねいに粘り強く仕事を行った。医師の診断や治療の助けとなるような患者の情報を提供したり，院内のあらゆる人と関係をつくる努力を重ねた。院長や公衆衛生看護婦などの理解者も得ながら，部門を拡大していった。スーパーバイザーとして来日したシップス（Shipps, H. K.）はキャノンの指導を受けた専門家であり，ほかにも大畠たね，中島さつき，吉田ますみなど，その後の斯界の発展に貢献した人材を輩出している。業

生江孝之
1867年生まれ。東京英和学校（現・青山学院）在学中に社会事業に関心をもち，その後，教戒師や出獄人保護の活動や内務省嘱託などを行い，1911年に恩賜財団済生会が設立された当初より参事についた。済生社会部の設立に尽力し，医療社会事業の発展に貢献した。十数回の外遊を行い，海外の社会事業の紹介や研究を行い，日本女子大学等で教鞭を取り，社会事業の教育にも力を注いだ。代表的な著書に『社会事業綱要』がある。

浅賀ふさ
1894年生まれ。聖路加国際病院の初代の医療ソーシャルワーカーで，1938（昭和13）年に結婚のため退職。戦後，厚生省児童局の事務官等を務めた後，1953年に中部社会事業短期大学（現日本福祉大学）に赴任と同時に，日本医療社会事業家協会初代会長となった。日本の医療ソーシャルワークの発展に多大な功績を残した。

務は患者や家族への専門性の高いケースワークで面接や家庭訪問を通して行われたが，教育や研究活動も行い，地域で人形劇を使った公衆衛生活動なども行った。

戦前の病院社会事業は，いずれも施療病院において，病気によって生じる生活上の問題に対応するために組織的に行われた事業であり，実践である。社会事業のニーズが存在し，そのニーズへの対応も病院の本来果たすべき使命の一つであると理解した院長などにより，病院社会事業の導入がなされた。導入にあたっては，いずれもイギリスやアメリカの実践などから学んでいた。社会福祉の歴史という観点からみると，同時代には**方面委員**による貧困層への相談活動も始まっており，それらの影響も受け，慈善事業から感化救済事業，社会事業への移行期に生じた実践であった。それは対象者へのかかわり方や，相談員が専門教育を受けていたかどうかといった点からも混沌とした時代の実践であった。そして，新しい職業を継続し発展させていくための相談員の忍耐力と開拓精神は，日本においても必要とされる資質であった。

☐ 戦後の医療ソーシャルワーカーの発展

戦後の医療ソーシャルワーカーの歴史は，連合国軍最高司令官総司令部（以下，GHQ）の指導のもと，保健所に医療ソーシャルワーカーが導入されたことに始まった。戦後日本は極度の食糧難や住宅難に陥り，国民の生活状態は荒廃し，外地から復員兵や引揚者の帰国が始まり，急性伝染病や，結核，性病などが蔓延するなど，社会問題となっていた。このような中で，新憲法が1946（昭和21）年に公布され，第25条には，国は社会福祉，社会保障，公衆衛生の向上と増進に努めることが規定された。

1947（昭和22）年には保健所法が改正され，第2条第6項に「公共医療事業の向上及び増進に関する事項」が定められた。これを受け，まず全国のモデル保健所となった東京の杉並保健所に，1948（昭和23）年に医療社会事業係が置かれ，出渕みや子がその職についた。同年，全国の都道府県のモデル保健所が順次開設され，医療社会事業係が置かれた。

しかし，当時は**医療社会事業**を正確に理解していた者は少なかったため，1949（昭和24）年にはGHQの指導によるものや厚生省主催の講習会が開催されるなど，講習会を通じて，その普及や教育を行った。講習会修了者は全国に広がり，保健所のほか，日本赤十字社，済生会，国立療養所などで医療社会事業が始まった。

各地域で実践を始めた医療社会事業家たちにより，1950（昭和25）年には愛知県医療社会事業家協会が設立されるなど専門職団体が結成された。1953（昭和28）年には全国組織である日本医療社会事業家協会（現・日本医療ソーシャルワーカー協会）が設立され，初代会長は浅賀ふさであった。同団体は，身分法の制定や全国の保健・医療施設への医療ソーシャルワーカーの設置，専門職としての質の向上を目的に活動を始めた。

昭和20年代は，社会保障制度も不十分で，ソーシャルワーカーは特に結核患者の医療費の問題や入院先の確保などの問題解決に苦労した。

昭和30年代から40年代は，日本は高度経済成長期に入り，経済大国となる一方，公害や労働災害，**サリドマイド**や**スモン**などの医原病による社会問題や生活問題が顕在化した。経済発展を背景に，多様な社会福祉ニーズに対し社会保障制度が拡充され，1961（昭和36）年には国民皆保険，皆年金制度が構築された。また，社会福祉の施設や専門職，社会福祉の教育機関や研究者も増加していった。

1956（昭和31）年にはWHOからベックマン（Beckman, G.）が派遣され，日本の医療社会事業について視察し，医療社会事業の専門的指導と教育訓練の必要性，その体制整備についての提言がなされ，その後の教育養成のあり方に影響を与えた。1965（昭和40）年には『医療と福祉』の誌上で，医療社会事業とは何か，その本質をめぐって孝橋正一や中村優一，中園康夫，児島美都子により，医療社会事業論争が行われた。これは1950年代から60年代にかけて社会福祉事業の本質をめぐって起こった論争の延長線上にあるものであった。

実践はこれまで同様の経済的な問題や精神的な問題，社会復帰に関する問題など，患者や家族へのケースワークを主流に行われた。また，脳卒中や交通事故，労働災害等による中途障害者の増加とともに，リハビリテーション医療も発展し，リハビリテーションチームにも医療ソーシャルワーカーが配置されるなど，その実践は広がっていった。

昭和50年代以降，実践の場はさらに広がり，医療ソーシャルワーカーの配置は増えていった。職業病，腎透析，アルコール依存症，難病，植物状態などの重度の難治性，慢性化した疾病をめぐる心理・社会的問題や，在宅療養への支援などを行った。他職種や他機関と連携を取りながら支援を行い，患者や家族の**ケースワーク**中心の業務から，患者会や家族会の育成などの**グループワーク**なども行っていった。

現代の社会・医療状況の変化とソーシャルワーカーの課題は後に述べるが，現在，医療ソーシャルワーカーは，病院や老人保健施設，在宅クリニックなどさまざまな機関で働いている。近年は患者サービス

➡ サリドマイド

西ドイツで発売され，日本では1958年から睡眠薬・つわり止めとして市販された薬だが，母親が服用することで，先天的に身体に障害をもつ子どもが生まれた。当時，西ドイツの小児科医が警告を出した後も日本では販売が続けられていたため，被害が拡大したといわれている。

➡ スモン

subacute myelo-optico-neuropathy（亜急性脊髄・視神経・末梢神経障害）の頭文字「SMON」からつけられた疾患。1950年代後半から70年代にかけて使用された整腸剤キノホルムの副作用により，全身のしびれ，痛み，歩行困難，視力障害などを引き起こした薬害。1971年にスモン患者らが製薬会社と国を相手に訴訟を起こし，製薬会社と国の責任が明らかとなった。1972年に特定疾患治療研究事業の対象疾患となり，医療費の自己負担分は全額公費負担となっている。

➡ ケースワーク

ソーシャルワークの援助の方法の一つで，主に個人と家族を対象とした援助の方法をいう。個別援助技術のこと。個人や家族が遭遇する生活上の問題解決を援助するために用いられる専門的な援助技術。ケースワークは，「ケースワークの母」と称されるリッチモンドにより理論的に体系化された。

➡ グループワーク

ソーシャルワークの援
助の方法の一つで，主
に集団を対象とした援
助の方法をいう。集団
援助技術のこと。グル
ーププログラムの体験
を通して，グループの
相互作用を活用して，
グループメンバーやグ
ループ全体が直面して
いる問題の解決と成長
を促す援助技術。

の観点や診療報酬の影響から，一つの職場に多人数のソーシャルワー
カーが雇用されるようになってきた。また，退院支援部門や地域連携
部門など，複数の職種によって構成される組織も増加し，上司が他職
種という場合もある。各職場の実情を踏まえた部門内の組織マネジメ
ントやスーパービジョン体制の構築などにも積極的に取り組むことが
必要である。

☐ 医療ソーシャルワーカーと社会福祉士資格に関する歴史

　専門職団体である日本医療社会事業協会は，その設立当初より資格
化を目指して活動をしていた。1956（昭和31）年に来日したベックマ
ンの報告により，資格の具体化へ取り組む契機となり，その後，1970
年代から80年代にかけて，協会の働きかけにより厚生省内でも資格化
が検討されたが，資格化には至らなかった。

　1987（昭和62）年には「新たな医療関係職種の資格制度の在り方に
関する検討会」が開催され，医療ソーシャルワーカーも「医療福祉士」
としての資格制度化が進められたが，同時期に社会福祉士法案も検討
されており，最終的には「医療福祉士」で調整できず，資格化には至
らなかった。同年，社会福祉士及び介護福祉士法が成立したが，保健
医療分野はこの中には含まれなかった。こののち，日本医療社会事業
協会では，資格化に対し，さまざまな議論が行われたが，①学問的基
盤は社会福祉，②４年制大学卒，③専門性を十分に発揮できる条件を
整えるという方針を決めた。

　この間，1989（平成元）年に「医療ソーシャルワーカー業務指針」
が厚生省から通知された。本指針は2002（平成14）年に改正され，社
会的にも医療ソーシャルワーカーの業務を示すものとなった。

　2006（平成18）年の社会福祉士及び介護福祉士法の改正により，実
習指定施設に医療機関・老人保健施設が追加され，2007（平成19）年
の同法改正により，社会福祉士の職域拡大として，司法，教育，労働，
保健医療分野があげられた。これにより社会福祉士の資格の中に医療
分野が位置づけられたことになる。さらに現在，日本医療ソーシャル
ワーカー協会が認定する「認定医療社会福祉士」，認定社会福祉士認
証・認定機構が認定する「認定社会福祉士」があり，より質の高い医
療分野の社会福祉士を担保するためのしくみが構築されている。

　また，診療報酬の算定要件において「社会福祉士」が明記され，入
退院支援加算や回復期リハビリテーション病棟入院料などに社会福祉
士の配置が評価対象となっている（第４章第５節参照）。

◻ 現代社会と医療ソーシャルワークの課題

　保健医療分野の主要な政策的な課題の一つに，地域包括ケアシステムの構築と医療機関の機能分化と連携があげられる。昨今の診療報酬改定の影響を受け，医療ソーシャルワーカーの入退院支援業務が増大しているが，入院期間を短縮化することや単に退院先を探すことがソーシャルワーカーの支援ではなく，患者の望む退院後の生活を見据えながら，限られた時間の中で，患者や家族の主体性を尊重し，ストレングスに注目しながら支援していくことが求められる。

　その際，患者や家族の個別の支援である**ミクロレベル** の支援から，**メゾレベル** ，**マクロレベル** へ展開できる視点と力量が要求される。ソーシャルワーカーは，地域の実情を把握し，所属する医療機関が地域に果たす役割を認識しながら，地域のさまざまな社会資源と連携を取り，開拓し，地域づくりに貢献できる力が必要となる。

　さらに，毎年のように全国で起こる震災や台風などの自然災害，虐待やDVなど，苛酷な状況にある人たちへの支援は，適切なニーズの把握とアセスメント力，トラウマ経験を考慮に入れたチームでの支援が必要となる。

　また医療と貧困，経済的な問題は，医療ソーシャルワーカーがその歴史の始まりから常に支援してきた経緯がある。受診・受療の抑制，治療や退院先の自己決定が尊重できないなど，経済的な問題の内実はその時代を反映する課題の一つでもある。

　治療技術の進歩等により，がんと診断された人の生存率も高まり，働きながら外来で治療を受けることが可能になってきたが，仕事と治療の両立は十分に進んでいない。HIV/AIDS，難病，医療的ケアが必要な子どもなどの医療と職業や教育の機会の保障など，医療の進歩に社会の理解やシステムの構築が不十分な状況は常に存在する。当事者と関係者，専門職と連携しながら，当事者のよりよい生活の実現に共に取り組むべく方法や技術を身に付けることも必要である。

　さらに，高齢化の進展や家族構造の変化により，身元保証人がいない患者の入院などの課題が提起されている。2019（令和元）年に発見され，全世界に蔓延した新型コロナウィルス感染症は，日本においても医療や人々の生活に多大な影響を及ぼしている。ソーシャルワーカーは医療・社会の変化に敏感になり，患者・家族の権利を守る視点を常にもち，価値や倫理に基づいた実践が展開できるように，その知識やスキルを高める努力を怠ってはならない。

ミクロレベル
個人や家族を対象としたソーシャルワークをミクロレベルのソーシャルワークという。ミクロレベルの実践を効果的に行う上で，メゾやマクロレベルの視点をもつことが重要である。

メゾレベル
地域を対象としたソーシャルワークをメゾレベルのソーシャルワークという。具体的には，施設やサービスの運営・管理，経営や，チームアプローチなどである。特に昨今，医療ソーシャルワークの部門が多様化しており，部門内での運営・管理はミクロレベルの実践を行う上で欠かせない。

マクロレベル
国や地方自治体などの社会福祉に関連する制度や政策，計画など，巨視的なものを対象としたソーシャルワークをマクロレベルのソーシャルワークという。ミクロ・メゾレベルのソーシャルワークを効果的に行うための基盤整備という視点につながる。

○参考文献 ────

Cabot, R. C.(1919)*SOCIAL WORK: Essays on the Meeting-ground of Doctor & Social Work*, Houghton Mifflin Company.(＝1969，森野郁子訳『医療ソーシャルワーク　医師とソーシャルワーカー』岩崎学術出版社）

Cannon, I. M.(1923)*Social Work in Hospitals*（＝1925，簡易保険局訳『病院社会事業』簡易保険局）

Baraclough, J., Dedman, G. and Osborn, H. et al.(1996)*100 Years Of Health Related Social Work 1895-1995: Then-Now Onwards.*（＝1999，児島美都子・中村永司監訳『医療ソーシャルワークの挑戦　イギリス保健関連ソーシャルワークの100年』中央法規出版）

50周年記念誌編集委員会編（2003）『日本の医療ソーシャルワーク史』川島書店。

Badawi, M., Biamoti, B.(1990)*Social Work Practice in Health Care*, Woodhead-Faulkner.（＝1994，児島美都子・中村永司監訳『医療ソーシャルワークの実践』中央法規出版）

川上武（1982）『現代日本病人史』勁草書房。

中島さつき（1980）『医療ソーシャルワーク』誠信書房。

日本医療社会福祉協会編（2015）『保健医療ソーシャルワークの基礎──実践力の構築』相川書房。

日本医療社会福祉協会・日本社会福祉士会編（2017）『保健医療ソーシャルワーク──アドバンスト実践のために』中央法規出版。

髙橋恭子（2016）『戦前病院社会事業史──日本における医療ソーシャルワークの生成過程』ドメス出版。

髙橋恭子（2020）「第4章第1節　ソーシャルワーク前史」『社会福祉学習双書』編集委員会編『社会福祉援助技術論Ⅰ　社会福祉学習双書2020』全国社会福祉協議会。

第11章

医療ソーシャルワーカー業務指針と
ソーシャルワーク実践

① 医療ソーシャルワーカー業務指針

　医療ソーシャルワーカーの業務内容を示した国レベルの指針には，「保健所における医療社会事業の業務指針」と「医療ソーシャルワーカー業務指針」がある。後者の「医療ソーシャルワーカー業務指針」は1989（平成元）年に通知されたが，その後2002（平成14）年に改正され，現在に至っている。本章ではこれらの内容等を紹介するとともに，現行の「医療ソーシャルワーカー業務指針」で示されているソーシャルワーク実践の内容について解説する（本書巻末に資料として掲載）。

◯ 保健所における医療社会事業の法的根拠と業務指針

　1945（昭和20）年の終戦後，わが国の国民のほとんどが食料や住居の確保等に難渋するといった状況にあり，貧困が疾病を生み，疾病が貧困を生むといった悪循環を呈していた。当時は結核をはじめとした伝染病が多発し，早期に医療へ結び付けることが喫緊の課題であるにもかかわらず，経済問題や入院病床の不足ゆえに十分な医療を受けることができない患者が数多く存在していた。

　このような状況に対し，連合国軍最高司令官総司令部（GHQ）は1947（昭和22）年に保健所法を全面改正し，同法第2条第6号には「公共医療事業の向上及び増進に関する事項」が加えられた。これが保健所における医療社会事業の法的な根拠となり，1948（昭和23）年3月にはモデル保健所である東京都杉並保健所に初めて医療社会事業係が設けられ，全国の保健所に専任の**医療社会事業員**▶が配置されることとなった。

　医療社会事業員の業務内容に関しては，同年7月に発刊されたGHQ提供厚生省編纂の保健所運営指針の第14章「保健所に於ける医療社会事業」において示されたが，その職務は「医療の一部」と表されていた。その内容は「患者及びその家族に対して彼らの当面している医学的，社会的な困難及び理由を了解せしめること」などのケースワークを中心とした職務にとどまっており，現在のような患者の全体性に視点を置いた業務内容には至っていなかった。

　その後，1950（昭和25）年7月に厚生省事務次官通達ならびに厚生省公衆衛生局保健所課長通知の「医療社会事業の振興について」や1956（昭和31）年のベックマン（Beckman, G.）の「日本における医療

▶**医療社会事業員**
保健所の医療社会事業係において医療社会事業に従事する専任の職員を指す。杉並保健所で最初に医療社会事業を担当したのは出淵みや子であり，保健所の医療ソーシャルワーカー第1号であった。

社会事業視察計画に関する報告書」（Report on Medical Social Service Project in Japan）[4] 等を経て，1958（昭和33）年7月28日，厚生省公衆衛生局長通知として「保健所における医療社会事業の業務指針について」が各都道府県知事・各政令市長宛に出された。この通知では，医療社会事業は「医療ならびに保健機関などの医療チームの一部門として，社会科学の立場から医師の診断を助けるとともに，疾病の治療，予防，更生の妨げとなる患者や，その家族の経済的，精神的，あるいは社会的諸問題を満足に解決もしくは調整できるように，患者とその家族を援助する一連の行為をいう[5]」と定義され，医療社会事業に従事する者は社会科学の立場から援助を行うことが示された。

　また，医療社会事業に従事する者を「医療ケースワーカー」と称し，医療ケースワーカーの要件にはケースワークに関する十分な理論と技術，高い人格と識見などがあげられた。業務内容はケースワークのほか，グループワーク，普及活動，実習生指導，研究調査等と広範に及んでいた。

☐ 医療ソーシャルワーカーの資格制度と業務指針

　1987（昭和62）年，わが国初のソーシャルワーカー資格の根拠法である社会福祉士及び介護福祉士法が制定されたが，医療ソーシャルワーカーは社会福祉士制度より除外された。厚生省健康対策局（当時）は医療職での法制化（医療福祉士）を提案したが，医療ソーシャルワーカーの職能団体（窓口は日本医療社会事業協会）は社会福祉士以外の国家資格を求めなかった。この議論が収束しなかった大きな理由は，医療ソーシャルワーカーの業務範囲（医師の指示の範囲）と養成課程に必要な学歴（高等学校卒か大学卒かなど）に対する考え方の相違にあった。

　資格化は先送りとなったものの，厚生省健康政策局は医療ソーシャルワーカーの必要性に鑑み，まずは業務指針の作成とその普及による資質の向上を図ることを目的に，医療ソーシャルワーカー業務指針検討会を設けて検討を行った。その成果として完成したのが「医療ソーシャルワーカー業務指針[6]」である。

　この業務指針は1989（平成元）年3月30日，厚生省健康政策局長通知として全国に周知された。この業務指針において，医療ソーシャルワーカーは「社会福祉の立場から患者や家族の抱える経済的，心理的・社会的問題の解決，調整を援助し，社会復帰の促進を図る」と説明され，社会福祉分野の専門職であることが明示されることとなった。

　また，医療ソーシャルワーカーは「管理者の監督の下」で業務を行

図11-1 医療ソーシャルワーカー業務指針に定められた
「業務の範囲」

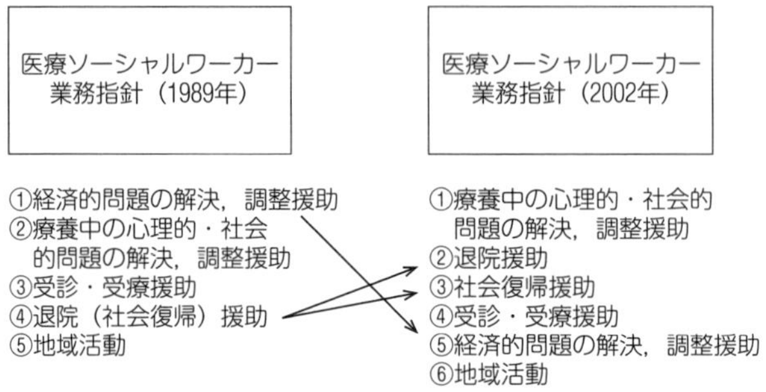

```
┌─────────────────────┐        ┌─────────────────────┐
│  医療ソーシャルワーカー  │        │  医療ソーシャルワーカー  │
│  業務指針（1989年）     │        │  業務指針（2002年）     │
└─────────────────────┘        └─────────────────────┘
```

①経済的問題の解決，調整援助　　　　①療養中の心理的・社会的
②療養中の心理的・社会　　　　　　　　問題の解決，調整援助
　的問題の解決，調整援助　　　　　　②退院援助
③受診・受療援助　　　　　　　　　　③社会復帰援助
④退院（社会復帰）援助　　　　　　　④受診・受療援助
⑤地域活動　　　　　　　　　　　　　⑤経済的問題の解決，調整援助
　　　　　　　　　　　　　　　　　　⑥地域活動

出所：厚生省健康政策局長通知「医療ソーシャルワーカー業務指針」
　　　（1989）と，厚生労働省健康局長通知「医療ソーシャルワーカー
　　　業務指針」（2002）をもとに筆者作成。

うこととされ，その内容には「経済的問題の解決，調整援助」「療養中
の心理的・社会的問題の解決，調整援助」「受診・受療援助」「退院
（社会復帰）援助」「地域活動」の５領域があげられた。加えて，医師
との関係に関しては業務全般において医師の医学的判断を踏まえるこ
と，また，他の保健医療スタッフとの連携を密にすることが重要であ
ることが示された。前者の医師との関係については，医療との密接な
関連をもつ業務である「受診・受療援助」について，医師の指示を受
けて実施することとされたが，医師の指示は「受診・受療援助」に限
定された。後者の他の保健医療スタッフとの連携を密にすることにつ
いては，患者にはさまざまな職種がかかわっていること，患者の心理
的・経済的・社会的問題に傷病の状況が密接に関係していることが多
いことが理由であった。ジャーメイン（Germain, C. B.）は保健医療領
域のソーシャルワークの特徴のひとつに医療関係専門職種との連携・
協働をあげており，理に適った内容であった。

　「医療ソーシャルワーカー業務指針」は，その後保健医療を取り巻
く環境の変化等を理由に2002（平成14）年に改正された。この指針で
は，精神保健福祉士も含めて医療ソーシャルワーカー全体の業務内容
に対応した規定であること，かつ，医療ソーシャルワーカーが社会福
祉学を基盤とした専門性を有する旨が明示された。

　改正前後の業務の範囲については，図11-1のとおりである。業務
の範囲を示す順番が変更され，医療ソーシャルワーカーへの期待が社
会情勢や患者ニーズの変化に影響を受けていることがうかがえる。な
かでも，退院（社会復帰）援助が改正後には退院援助と社会復帰援助
に二分されたが，これは医療機関の機能分化や地域における自立生活
実現の推進など医療施策，高齢者・障がい者関連施策などの動向が反

➡ジャーメイン
（Germain, C. B.）
....
北米のソーシャルワー
ク理論の研究者であり，
ギ ッ タ ー マ ン
（Gitterman, A.）とと
もに生活モデルを提唱
した人物。医療ソーシ
ャルワークの特徴につ
いてジャーメインは，
その対象者が傷病や何
らかの健康問題にかか
わっていること，その
支援には医療専門職と
の連携・協働が欠かせ
ないこと，多様な外部
資源を動員する必要が
あることを述べている。

映されたものといえる。本章では次節より，改正後（現行）の業務指針において示された業務の範囲について，項目ごとに具体的な解説と事例紹介を行う。

 # 医療ソーシャルワーカーの主な業務

2002（平成14）年に厚生労働省健康局長より通知された「医療ソーシャルワーカー業務指針」によると，医療ソーシャルワーカーの業務の範囲は「療養中の心理的・社会的問題の解決，調整援助」「退院援助」「社会復帰援助」「受診・受療援助」「経済的問題の解決，調整援助」「地域活動」の6つに分類されている。本節では各業務について解説する。

☐ 療養中の心理的・社会的問題の解決，調整援助

「療養中の心理的・社会的問題の解決，調整援助」は業務指針の一番目にあげられている。その内容については，「入院，入院外を問わず，生活と傷病の状況から生ずる心理的・社会的問題の予防や早期の対応を行うため，社会福祉の専門的知識及び技術に基づき，これらの諸問題を予測し，患者やその家族からの相談に応じ，次のような解決，調整に必要な援助を行う」と，医療ソーシャルワーカー業務指針に記されている。

この援助の視点は，傷病に伴って発生する可能性のある潜在的な心理的・社会的問題を早期に発見し，深刻化することを回避あるいは軽減するところにある。心理的・社会的問題の種は傷病という突然の雨により発芽する可能性が高いが（**図11-2**），初期段階での介入により早期の解決につながりやすい。

医療ソーシャルワーカーには，患者や家族の心理的・社会的背景を多角的に評価して潜在する「種」を推測・探索することが求められる。「療養中の心理的・社会的問題の解決，調整援助」については，医療ソーシャルワーカー業務指針に，次の9点が提示されている。

① **受診や入院，在宅医療に伴う不安等の問題の解決を援助し，心理的に支援すること**

患者や家族は，受診や入院，在宅医療といった今までとは異なる環境下に置かれることとなった場合，療養生活のイメージができにくいことから不安を抱くことが多い。医療ソーシャルワーカーは，患者や

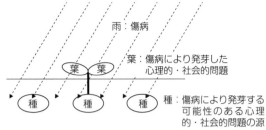

図11-2　心理的・社会的問題の発芽

雨：傷病

葉：傷病により発芽した
　　心理的・社会的問題

種：傷病により発芽する
　　可能性のある心理
　　的・社会的問題の源

出所：竹本与志人（1995）「看護福祉学への第一歩～看護福祉
　　　の教育と実践から～（社会福祉の実践の場から）」『看
　　　護・福祉研究会全国研究大会誌』7巻，13の図を筆者修
　　　正。

➡ MMFF(McMaster Model of Family Functioning)

家族集団の臨床研究から生み出された家族機能を評価する理論モデルの一つ。家族システム論を基礎としており，家族の健康状態から重篤な病理状態までを評価する下位概念として，問題解決（Problem Solving），意思疎通（Communication），役割（Role），情緒的反応（Affective Responsiveness），情緒的関与（Affective Involvement），行動統制（Behavior Control）の6機能が設定されている。わが国では，MMFFを理論的根拠としたFamily Assessment Device（FAD）などの評価尺度が緩和ケア医療を中心に用いられている。

➡ アウトカム

ある要因と事象の間に「原因」と「結果」の関係が認められる場合，この関係を因果関係という。アウトカムとは「結果」を示し，家族機能の変化（低下など）が患者の精神状態に影響（悪化など）している場合，前者が「原因」，後者が「結果」となる。

家族の訴えを積極的に傾聴しながら不安の言語化を促し，今後の生活をイメージすることが可能となるよう情報提供や助言等を行う。また，医師や看護師等の医療専門職へ患者や家族の心情の理解を求めるために情報提供を行い，心理的安定に向けた助言等を依頼することも重要である。スピールバーガー（Spielberger, C. D.）[10]らは，不安にはある一定の状況下で起こる「状態不安」と個人の性格としての「特性不安」の2種類があると述べている。面接においては，介入可能な「状態不安」に対してその起因と機序を明らかにし，過度の不安を抱いて不眠状態や強迫観念などがみられる場合には，専門医の助言や指導を依頼することも必要である。

② 患者が安心して療養できるよう，多様な社会資源の活用を念頭に置いて，療養中の家事，育児，教育就労等の問題の解決を援助すること

傷病の治療により，病前に行っていた家庭内外のさまざまな役割が遂行できなくなる場合がある。医療ソーシャルワーカーには，傷病によって起こった社会生活の変化と患者の不安や心配事の関連を確認しながら，患者が治療に専念できるよう，問題解決に向けて社会資源を活用するなど具体的な介入を行うことが求められる。エプスタイン（Epstein, N. B.）[11]らは，**MMFF**（McMaster Model of Family Functioning）の下位概念の一つである役割（Role）の機能評価について，家族成員に役割責任とその割り当てが適切に行われているか否かを確認すべきであると述べている。役割の機能不全は他の下位概念の家族機能にも影響を与え，家族全体の機能不全へとつながる可能性がある。家族機能の低下は患者の精神状態に影響を及ぼし，生きる意欲にも影響を与えかねないため，これらの**アウトカム**を意識した家族評価が求められる。

がんや難病など，長期の治療により学業や就業を中断しなければな

らない状況にあるにもかかわらず，学業の遅れや休業による収入減等を心配し，治療を拒否あるいは遅延することがある。学業に関しては，院内学級や訪問教育などの利用，治療と教育との両立の実現可能性に関する教育機関との交渉，休学等の検討など，治療を最優先できる体制を整えるための援助が必要である。

　就労に関しては，休業による収入減のみならず医療費の心配等も不安の原因になっている場合も少なくない。経済面の心配は患者や家族側から発信しにくいことに鑑み，治療中の医療費や休業中の収入確保に係る社会保障制度の活用方法を，援助者側からルーティン業務として提示することも重要である。

コラム1　療養中の心理的・社会的問題の解決，調整援助

　Aさん，40歳，5歳の子どもと二人暮らし。

　外来の看護師より，「クローン病で通院中だが，今後の生活について悩んでいる様子があり，一度話を聞いてほしい」と依頼があり，ソーシャルワーカーはAさんと面談することとなった。

　Aさんは，一生懸命に働いてひとりで子育てをしている中で病気になり，思うように働けず，将来は不安でいっぱいであること，医師からは手術を勧められているが，決めかねていることなどを言葉少なに話した。ソーシャルワーカーはAさんの不安を傾聴しながら，今までひとりで頑張ってきた努力に対し共感した。家族状況を確認すると，近隣に両親が住んでいるが，数年前より疎遠になっていることがわかった。

　ソーシャルワーカーは，安心して治療が受けられるように，経済的なこと，療養中の子どもの世話，両親との関係について，一つずつ一緒に話し合うこととし，次回の受診後にも面談を予定した。

　ソーシャルワーカーは次回の面談までに，医師へ身体障害者手帳や障害年金の該当の有無を確認し，また子育て支援のサービスやショートステイについて，こども家庭センターや市の子育て支援課より情報収集した。

　2回目の面談時に，ソーシャルワーカーは情報収集した内容を説明し，Aさんの意向を確認すると，「今までずっとひとりだった。だれに相談していいのかわからなかった……」と涙を流し，「両親にも全然会ってないから，どんな顔で，どのように病気のことを言っていいのかわからない」と話した。

　ソーシャルワーカーは，病気の説明は医師からもできることを伝え，子どものことを考えて，一度，両親に連絡をとってみるように促した。

　その後，Aさんは母親と一緒に来院し，医師からの病状説明をきき，母親は手術を早く受けてほしいとAさんへ伝えた。ソーシャルワーカーは，母親も含めてAさんと一緒に入院期間中の子どもの世話等について相談し，日中はこのまま保育所を利用し，夜は両親宅で過ごすことが決まり，Aさんは手術を受けることを決心した。

ポイント：Aさんの置かれている環境を評価しながら，利用可能な社会資源を情報提供するとともに，家族（両親）との関係を再生し，療養中の不安が軽減できるように調整した事例である。

③ 高齢者等の在宅療養環境を整備するため，在宅ケアの諸サービス，
介護保険給付等についての情報を整備し，関係機関，関係職種等との
連携の下に患者の生活と傷病の状況に応じたサービスの活用を援助す
ること

高齢者の場合，傷病が原因で身体機能の低下や認知症等の発症をき
たしやすく，医療ニーズに加えて介護ニーズが生じることが少なくな
い。また，若年者においても傷病が起因となり心身に後遺症が生じた
場合にも両ニーズが発生する。医療ソーシャルワーカーは，医療と介
護の双方に視点を置き，医師から助言を得て必要な医療・介護サービ
スが提供されるよう関係機関，関係職種等との連携を行う。患者が高
齢者の場合は，**介護保険制度**➡の申請を早急に行い，在宅生活の整備に
向けた調整等を行うことが求められる。その際には居宅介護支援事業
所との連携が重要であり，傷病の状態を踏まえた居宅介護支援計画の
立案が可能となるよう，医師との調整等を行うことも医療ソーシャル
ワーカーの重要な役割である。

若年者の場合は，40歳以上で医療保険加入者，**特定疾病**➡による要介
護状態であれば介護保険制度を申請し，社会復帰に向けた援助等，介
護保険制度では対応できないニーズについては障害者総合支援法等の
サービスを利用することも検討する。いずれの場合においても，患者
と介護者となる家族の双方に視点を置き，彼らの要望を十分に汲みな
がら，質の高い療養生活が実現するよう，必要な人や機関に結びつけ
るリンケージ（linkage）が必要である。

④ 傷病や療養に伴って生じる家族関係の葛藤や家族内の暴力に対応し，
その緩和を図るなど家族関係の調整を援助すること

家族内に患者が発生することにより，家族内の勢力構造に変化が生
じる。新たな環境に家族システムが適応できれば家族危機を乗り越え
ることができるが，家族内の役割交代などが円滑にできず，結果不適
応状態になり，家族内葛藤が深刻となる場合がある。医療ソーシャル
ワーカーは家族システム論や家族ストレス論等に則った家族機能評価
を行い，家族全体の機能評価と介入ポイントを見定める必要がある。
家族内の司令塔（家族全体を統率する家族成員）がいない場合は，一定
期間調整のためにその役を担うことも一方法である。家族システムの
回復の程度を逐次モニタリングしながら，新たな司令塔を家族内に設
けるための介入も同時進行で行う必要がある。その際には，**偽解決**➡⑫に
荷担しないよう介入効果の検証が逐次求められる。

⑤ 患者同士や職員との人間関係の調整を援助すること

治療の長期化や難治性疾患ゆえに治癒の見通しがつかない場合等，

➡介護保険制度

人口の高齢化や核家族化の進行に伴い，家族のみでの高齢者介護が困難となり，社会全体で取り組む必要性から創設された社会保険方式の制度。市町村が徴収した保険料と公費を財源とし，ケアプラン（支援計画）に則って保健医療福祉サービスが提供される。

➡特定疾病

介護保険の被保険者は65歳以上の第1号被保険者と40歳以上64歳未満で医療保険加入者である第2号被保険者に分けられる。後者は特定疾病によって要介護状態または要支援状態であることが認定されなければならない。特定疾病とは，加齢に伴って生じる心身の変化に起因する疾病を指しており，がんや関節リウマチ，脳血管疾患などの16疾病が規定されている。

➡偽解決

専門的見地より，よい援助と判断して繰り返し行っている援助者の行為そのものが，クライエントの生活問題や課題を維持・深刻化させている状態。援助者が家族機能の回復を願ってその司令塔を継続することにより家族の依存性を高め，かえって家族機能の回復が困難となるケース，援助者が問題解決等に有用であると考える福祉サービスを再々紹介するにもかかわらず，クライエントが頑なにその利用を拒み，状況が改善しないケースなどがその例としてあげられる。

時間の経過とともに慢性**ストレッサー**が累積してくると，患者のストレス耐性は脆弱化する。その結果，些細なことでも他の患者や職員と衝突し，軋轢が生じやすくなる。人間関係の調整・修復には，感情表出を促し，自らの心情を客観視できるような心理状態を獲得させることが先決である。患者同士の関係調整では，各々の患者がストレスに感じていることを具体的に言語化させながら，援助者側は非審判的態度でもって**傾聴**することが重要である。

　職員との関係については，職員に患者の心理状態とその原因に関する情報を提供し，患者への理解を求め，職員側が患者の心理状態に応じた適切な対応が可能となるよう調整する。職員から繰り返される療養指導が，患者に**心理的リアクタンス**を生じさせていることも少なくない。医療ソーシャルワーカーは，療養指導と患者のストレスの関係を分析し，よりよい対人関係の構築のための有用な助言を行う。

　⑥　学校，職場，近隣等地域での人間関係の調整を援助すること

　精神疾患や難病，感染症など，疾病に対する周りの理解不足により患者が苦悩していることがある。また，就学や就労等の環境下での人間関係が起因となり，心身症等を発症している場合もある。医療ソーシャルワーカーには，どのような人間関係が患者の心理的・社会的問題の原因となっているのかを評価し，その解決のための援助を行うことが求められる。疾病が人間関係を変化させ，人間関係の変化が疾病を悪化させる双方向因果の可能性も念頭に置きながら，患者を取り巻く環境にも目を向け，患者と環境との交互作用を確認することが重要である。

　⑦　がん，エイズ，難病等傷病の受容が困難な場合に，その問題の解決を援助すること

　治癒が困難な傷病を受け入れ，傷病とともに人生を歩んでいくことのできる心理状態を獲得するためには，そのための十分な時間と心理的段階に応じた適切な介入が必要である。医療ソーシャルワーカーは，コーン（Cohn, N.）[13]やフィンク（Fink, S. L.）[14]，アギュレラ（Aguilera, D. C.）[15]，ムース（Moos, R. H.）[16]らの危機モデルなどを理論的根拠に，患者や家族の危機回避や受容に向けた心理的段階の進行を促すことが求められる。これらの危機モデルにはモデル開発の過程でターゲットとなった疾病があるため，疾病の特徴に合ったモデルを選定し，援用することが重要である。しかしながら，これらの大前提として傾聴を行うことが先決である。それは，患者の心情を理解しようと努める姿勢を示すことより援助が始まるからである。

▶ストレッサー

ストレスの源となる要因をさし，急性ストレッサーと慢性ストレッサーに区分される。前者は一時的な短期間の出来事（自身や家族の事故あるいは発病など），その衝撃の大きさから，出来事を認識することにより心身へのダメージが大きいストレッサーである。一方，後者は日常生活の些細で継続性のある出来事（家事や育児，介護，長時間の通勤など）を指し，一つひとつのストレッサーの影響は小さいが日々累積していくことによりストレスを増大させることになるストレッサーである。

▶傾聴

単に「聞く」ということではなく，能動的に相手の心に耳を傾ける（聴く）ことをいう。この際にはクライエントのペースに合わせ，援助者とクライエントの心的距離はクライエントが決めることができるよう，決して援助者主導にならないことが重要である。

▶心理的リアクタンス

人は元来自分のことは自分で判断し，決定・行動したい願望をもっている。そのため，他者より指示や強制されたことが正しい場合でも，時にその指示等に対して自らの決定や行動が制限されたととらえ，無意識に反発する心理が働くことがある。このように，説得されることから起こる自由の脅威への抵抗をいう。

⑧　患者の死による家族の精神的苦痛の軽減・克服，生活の再設計を援
　　助すること

　ライフイベントのストレス度を評価するホームズ（Holmes, T. H.）
らの社会的再適応評価尺度[17]によると，43項目のなかで配偶者の死が人
生最大のストレッサーとなっており，親族の死が第5位，家族の健康
上の大きな変化が第11位となっている。大西ら[18]は，遺族に関する先行
研究を整理した結果，死別ストレスがもたらすさまざまな問題には，
遺族の死亡率の上昇，身体疾患の罹患，うつ病有病率の上昇，高い自
殺率，引きこもり傾向があると述べている。遺族ケアは診療報酬の対
象外であり，遺族が心身の不調を訴えて受診しなければ，実質的には
対応困難となっている。

　医療ソーシャルワーカーは，診療報酬にかかわらず，医療専門職と
協働しながら**グリーフケア**▶の機会を設けるなど，遺族が深刻な結末を
迎えないよう援助することが必要である。医療ソーシャルワーカーは，
遺族が生きていく意味を見出し新しい人生の一歩を踏み出すまでの過
程に寄り添うことが重要である。それが亡くなった患者の最大の願い
であるからである。

⑨　療養中の患者や家族の心理的・社会的問題の解決援助のために患者
　　会，家族会等を育成，支援すること

　患者や家族の心理的・社会的問題は，以上の援助の中で軽減・解決
の方向へ導くことが可能であるが，同病者や同じ立場の人とのかかわ
りの中で諸問題が好転することがある。**セルフヘルプグループ**▶の機能
について中田は，リースマン（Riessman, F.）の**ヘルパーセラピーの原
則**[19]▶をあげ，他者に援助を与え，他者を癒すことは同時に自分自身が援
助を受け，癒されることであると述べている。

　さらに，ボークマン（Borkman, T. J.）の体験的知識[21]を理論的根拠に，
体験的知識に長けた人（Lay Expert）は専門職者と並び称されると述
べている。医療ソーシャルワーカーには，これらの知見を手掛かりに
患者会や家族会等のセルフヘルプグループの育成ならびに支援を行う
ことが求められる。

☐ 退院援助

　「退院援助」とは，「生活と傷病や障害の状況から退院・退所に伴い
生ずる心理的・社会的問題の予防や早期の対応を行うため，社会福祉
の専門的知識及び技術に基づき，これらの諸問題を予測し，退院・退
所後の選択肢を説明し，相談に応じ，次のような解決，調整に必要な
援助を行う」と医療ソーシャルワーカー業務指針に記されている。

▶**グリーフケア**
家族や親族など大切な
人の死によって悲しみ
の中にいる遺族に対し，
悲しみを癒し，立ち直
りへと向かう過程を経
ることができるよう援
助すること。人口高齢
化に伴い，多死社会へ
と進展する今日，遺族
が負の転帰を迎えるこ
とのないよう援助が求
められてきている。

▶**セルフヘルプグ
ループ**
同じ状況あるいは立場
に置かれている人々が，
互いの経験や情報の共
有などを行い，おのお
のが抱える問題や課題
を乗り越えようと支援
し合う自助集団をいう。
当事者組織やその家族
により組織されたもの
などがあり，ロールモ
デルの獲得にもつなが
る。

▶**ヘルパーセラピ
ーの原則**
援助者を行う者は被援
助者の優位にあるので
はなく，援助を通して
最も援助を受けること
ができるという考え方。

166

コラム2　🏠　退院援助

　Bさん，78歳，男性，妻との二人暮らし。娘は隣の市在住。

　心臓弁膜症で手術を受けるために，予定入院となる。入院申込時に，入院支援の看護師が面談し，スクリーニングの結果「介護保険未申請」であったことから退院支援の対象者とされ，本人と家族へ「必要に応じて，介護保険の申請援助など退院支援を行います」と説明がされた。本人と家族は，「手術をすれば今より動けるようになると聞いているので……」と話していた。

　手術から2週間後，主治医より，病棟担当のソーシャルワーカーへ「手術の合併症で，下半身に不完全麻痺が出ている。このまま自宅に退院するのは難しい。家族にはリハビリしてから帰りましょうと話しているので，転院先を調整してほしい」と依頼があり，本人，家族と面談を行うことにした。

　ソーシャルワーカーは面談前に，病棟師長より「本人は予想外の出来事で，受容できていない様子だが，リハビリには前向きである。妻はとまどっている」と聞き，リハビリスタッフからは「介助がないと歩行不可ではあるが，今後は補装具を利用すれば，自立歩行もできるかもしれない。妻は小柄なため，移動の介助は難しい」との情報を得た。

　ソーシャルワーカーが本人へ意向を確認すると，「心臓の手術をして，歩けなくなることは想像していなかった。妻も身体は丈夫ではないので，このままでは退院できないと思う」と話し，妻は「このまま退院だなんて，どうしてですか？」と不安と怒りを表した。

　ソーシャルワーカーは傾聴しながら，本人，

家族に今後の生活をイメージしてもらうために，回復期リハビリテーション病院の機能・役割や介護保険制度により利用できるサービスの情報提供を行った。また今後の退院支援はソーシャルワーカーが担当することを説明し，同意を得た。

　カンファレンスにてソーシャルワーカーは「本人，家族は自宅での生活を希望しているが，今のADLでは，妻の介護力も低く，娘も遠方のため難しい。せめて移動動作が自立となれば，介護保険を利用した在宅生活を考えていくことができる」と報告すると，リハビリスタッフから「リハビリが継続できれば自立歩行を獲得できる可能性は高い」との意見があがった。

　ソーシャルワーカーは再度，本人，家族（妻，娘）と面談する機会を設け，カンファレンスで話し合われた内容を伝え，近隣の病院の情報をいくつか提示した。妻は入院継続を希望したが，娘は「よりリハビリに特化した病院に行って，集中してリハビリすることが大事だと思う」と回復期リハビリテーション病院への転院を希望し，本人も同意した。

　その後，ソーシャルワーカーが提案した複数の病院へ見学に出向き，G病院への転院を希望。G病院のソーシャルワーカーへは，将来的には移動動作の自立により自宅での生活を希望していること，心臓疾患は当院で経過を診ていくことを情報提供し，転院の調整を行った。

ポイント：退院に対する患者や家族の思いを十分に受け止めたうえで，退院先選定に必要な情報を総合的に収集・提供し，今後の治療の場の選定に対する自己決定を支えた事例である。

2018（平成30）年度の診療報酬改定では，入退院支援加算の算定要件である退院困難要因の評価項目へ被虐待者やその疑いのある人，医療保険未加入者，生活困窮者などが追加された（2022〔令和4〕年度にはヤングケアラー及びその家族が追加）。また，入院時支援加算が新設されるとともに，退院時共同指導料に医師及び看護職員以外の医療従事者として社会福祉士が明記され，さらには介護支援等連携指導料の評価対象に相談支援専門員との連携が加えられた。入院前から早期退院の実現に向けた策が政策的にも講じられることとなり，心理的・社会的問題へ対応する医療ソーシャルワーカーへの期待はさらに高まってきている。

　近年の医療機関の機能分化の推進に伴い，一医療機関において継続的な医療が提供されていた状況から，主に病期により医療機関を変更するシステムへと変化してきている。それに伴い，医療ソーシャルワーカーは，患者や家族とともに「自宅療養あるいは施設での生活」を長期目標に据えながらも短期目標としての転院を主に援助することが多くなっている（図11-3）。医療ソーシャルワーカーの退院援助に関する研究は，実践報告の積み重ねにより理論構築が徐々に行われているところであるが，概ね図11-4のようなプロセスで展開されているものと推測する。すなわち，医療ソーシャルワーカーは客観的・主観的情報の収集から心理的・社会的問題の評価を行い，患者や家族とともに退院後の療養生活の青写真を描き，その実現に向かって伴走するといったプロセスを展開しているのである。

　業務指針の退院援助については，次の5点が提示されている。

①　地域における在宅ケア諸サービス等についての情報を整備し，関係機関，関係職種等との連携の下に，退院・退所する患者の生活及び療養の場の確保について話し合いを行うとともに，傷病や障害の状況に応じたサービスの利用の方向性を検討し，これに基づいた援助を行うこと

　患者が退院後安心して地域生活を送ることができるよう，地域のさまざまな社会資源を活用してサポート・ネットワークを構築することが求められる。そのためには動的な社会資源の情報を逐次確認・収集し，患者の傷病や障害の状況に応じた社会資源を選定し，各々の社会資源が有機的に機能するよう関係機関，関係職種等と情報交換等を行い，連携・協働を促進することが重要である。

　患者や家族の具体的な在宅生活に対する要望を組み入れつつ，在宅生活を支えるさまざまな関係機関，関係職種の専門的助言を取り入れながら，傷病や障害を抱えながらも安心した療養生活が可能となるよ

図11-3　医療機関の機能分化と退院援助の変化

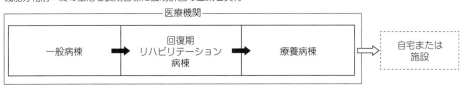

機能分化前：終の生活を長期目標に援助計画の立案と実行

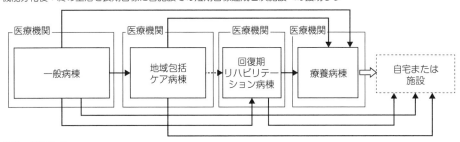

機能分化後：終の生活を長期目標に自施設での短期目標達成と次施設への援助リレー

出所：筆者作成。

図11-4　退院援助のプロセスの一例

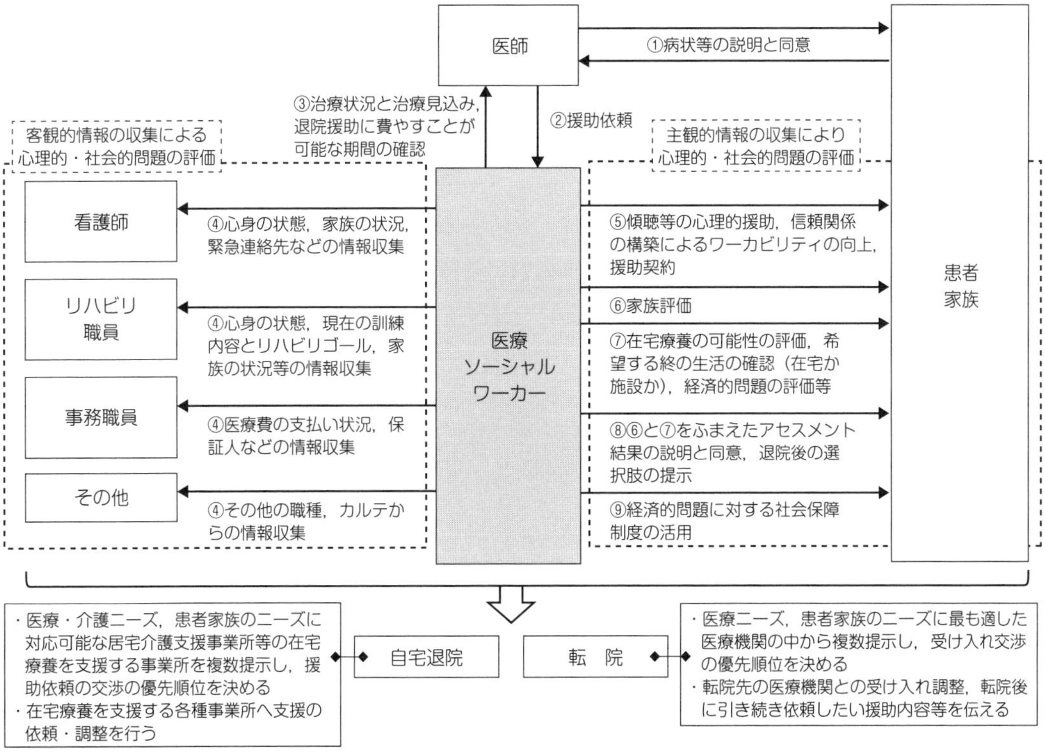

出所：筆者作成。

➡ **モニタリング**
ソーシャルワークの展開過程の一つであるプランニングにおいて設定した目標（主に短期目標）を達成するため，プランニングの進捗状況を定期的あるいは継続的に観察する段階をいう。モニタリングでは，プランニング通り進捗しているかについての確認や，援助の実施による新たな問題や課題の発生等の有無を確認する。モニタリングの結果は，援助の効果測定や終結を決定する重要な指標となる。

➡ **カンファレンス**
医療機関では，医師や看護師をはじめさまざまな専門職が患者の治療等に携わることから，随時あるいは定期的な情報交換等が必要となる。また，退院後の療養生活を担保するためには地域の専門職等との連携・協働も欠かせない。このように患者にとって最善の医療の提供と療養生活を保障するために会議や打ち合わせなどを行うことをカンファレンスという。カンファレンスの目的により，ケースカンファレンスあるいはケアカンファレンスと呼ぶこともある。

➡ **アドボケイター**
クライエントの利益を考慮して弁護するソーシャルワーカーの主要な役割の一つ。医療機関においては少なからずパターナリズムが存在しており，患者や家族が十分に自らの希望や意思を伝えにくい現状があることが否めない。医療ソーシャルワーカーは彼らの思いを代弁するとともに，それを機に自らの力が発揮できるようエンパワメントする（問題や課題に取り組む力を増強させる）ことが求められる。

う，コーディネートすることが必要である。在宅生活の経過に従い，患者の傷病や障害の変化のみならず家族介護者の状況も変化する可能性がある。そのため，適宜**モニタリング**➡を実施しながら各種サービスの有用性を確認し，サービスの調整を行うことも必要である。

② 介護保険制度の利用が予想される場合，制度の説明を行い，その利用の支援を行うこと。また，この場合，介護支援専門員等と連携を図り，患者，家族の了解を得た上で入院中に訪問調査を依頼するなど，退院準備について関係者に相談・協議すること

要介護状態となった高齢者等の患者の場合，退院後の在宅生活に向けて介護保険制度の申請が必要となる。医療ソーシャルワーカーは，患者や家族の理解力に配慮しながら制度の説明を行い，入院中に要介護認定の申請，訪問調査を終えることができるよう調整を行う。また，居宅介護支援事業所の介護支援専門員に居宅介護支援計画の立案を依頼し，退院準備のための**カンファレンス**➡の機会を設ける。カンファレンスでは，主治医や看護師などの医療専門職より医療面からの助言を得ながら，主体である患者や家族が安心した在宅生活を営むために自らの考えを述べることができるよう，医療ソーシャルワーカーには**ア**➡**ドボケイター**の役割が求められる。

③ 退院・退所後においても引き続き必要な医療を受け，地域の中で生活することができるよう，患者の多様なニーズを把握し，転院のための医療機関，退院・退所後の介護保険施設，社会福祉施設等利用可能な地域の社会資源の選定を援助すること。なお，その際には，患者の傷病・障害の状況に十分留意すること

退院の時点で自宅復帰が困難な場合，あるいは継続した入院医療が今後も必要な場合は，傷病・障害の状況に応じた転院先を選定し，調整を行う。一般病棟からの転棟あるいは転院先となる**地域包括ケア病棟**の入院期間は60日が限度であり，また，回復期リハビリテーション病棟は，患者の疾病の種類により入院上限期間が定められている。療養病棟は医療区分と ADL 区分が定められ，介護保険施設や社会福祉施設等に関しても，それぞれ受け入れに関する要件がある。医療ソーシャルワーカーは，医師をはじめとするさまざまな医療専門職から情報収集等を行い，患者の医療ニーズや介護ニーズ等を評価した上で，最も適切な転院先を選定する。心理的・社会的問題など，今後も援助を要する場合は，患者や家族の同意の下，転院先の医療ソーシャルワーカー等へ引き継ぐことも必要である。

④　転院，在宅医療等に伴う患者，家族の不安等の問題の解決を援助すること

　医療機関側からの早期の退院勧告は，患者や家族にとって青天の霹靂であることが多く，怒りや悲しみといった感情を抱くことも少なくない。そしてこれらの感情は現実化した"退院に対する不安"へと変化していく。医療ソーシャルワーカーは，まずは積極的に傾聴を行い，**カタルシス**が得られた段階で医療機関の機能分化等の制度の説明を行うことが求められる。次いで，患者や家族が不安に感じていることの言語化を促し，患者の傷病・障害の状況に応じた転院先の紹介，在宅医療の実現に向けた具体的な方法を説明することが必要である。

　前述のとおり，転院，在宅医療等にともなう患者，家族の不安は，怒りや悲しみから生成されたものであることが多く，それゆえに**ワーカビリティ**（workability）が低いことが多い。転院や在宅医療への移行が患者や家族の課題であるという認識の下に援助を展開するためには，ワーカビリティを高める必要がある。パールマン（Perlman, H.）は，クライエントが問題解決に取り組む力（自身で解決していこうとする意欲）をワーカビリティと称し，「動機づけ（Motivation）」「能力（Capacity）」「機会（Opportunity）」により構成される MCO モデルを提唱している(22)。患者や家族のための退院援助となるよう，医療ソーシャルワーカーにはワーカビリティの向上に視点を置いた援助が求められる。

⑤　住居の確保，傷病や障害に適した改修等，住居問題の解決を援助すること

　患者の傷病・障害の状況により，病前の療養環境では療養が困難な場合がある。ホームレスの患者の場合は，療養可能な住居の確保が重要であり，要介護状態となった患者の場合は，動線に応じた家屋改修や家族が介護しやすい住環境の整備が必要となる。医療ソーシャルワーカーは，これらの整備のために，生活保護制度や介護保険制度，障害者総合支援法に基づくサービス等が活用できるよう援助を行う。治療により寛解した傷病が再発・悪化しないよう，安全かつ快適な療養環境を整備することが求められる。

　これらの療養環境の整備に加え，通院または往診可能な医療機関の確保も必要である。さらに急変時の搬送方法を念頭に，緊急車両が通過・停止できる道路幅や担架の搬入の可否についての確認も必須である。医療ソーシャルワーカーは，家屋状況のみならず自宅周辺の環境にも目を向けた退院計画を考案することが重要である。

▶ **地域包括ケア病棟**

2014年度診療報酬改定により亜急性期病棟が廃止され，それに代わりに新たに設置された病棟。この病棟の役割は，急性期から患者を受け入れて患者の在宅等の復帰支援を行うとともに，緊急時に介護施設や自宅等から患者を受け入れるところにある。2020年度診療報酬改定では，地域包括ケア病棟入院料の施設基準において入退院支援ならびに地域連携業務を担う部門の設置が要件となり，配置される職種として看護師と社会福祉士が明記された（73頁参照）。

▶ **カタルシス**

クライエントの心に鬱積している不満や不安などの負の感情を吐露させ，浄化すること。バイスティックの7原則の一つである「意図的な感情表出」は，カタルシス効果を得ることを目的に行うことが多い。クライエントは自らの表出した感情に対し，共感・反応してほしいと考えているため，援助者はクライエントの感情表現の意味を共感的に理解し，反応することが求められる。

▶ **ワーカビリティ（workability）**

クライエントが援助者の力を活用し，自らが抱える問題の解決や課題の達成に取り組もうとする意欲をいう。ワーカビリティが高いクライエントをボランタリーなクライエント，ワーカビリティの低いクライエントをインボランタリーなクライエントという。

❏ 社会復帰援助

「社会復帰援助」とは，「退院・退所後において，社会復帰が円滑に進むように，社会福祉の専門的知識及び技術に基づき，次のような援助を行う」と，医療ソーシャルワーカー業務指針に記されている。この援助については，次の2点が提示されている。

① 患者の職場や学校と調整を行い，復職，復学を援助すること

傷病によって心身の状態が変化した場合，就学や就業に支障が生じる場合がある。退院後も継続的な治療が必要な場合，医療ソーシャルワーカーは主治医と連携を図りながら，病後の状態に対する配慮について職場・学校との調整役を担い，傷病に対する理解を得ることが求められる。学業に支障がある患児の援助においては，スクールソーシャルワーカーとの連携も重要である。

厚生労働省は，脳・心臓疾患や精神疾患，がんなどを抱える人等が増加し，患者が就労継続を希望している現状から，治療と就労との両立支援を推進するため事業主の取り組みに対する支援策を提示している[23]。医療ソーシャルワーカーは，関連施策の最新情報を収集しながら，患者と事業主と医師の調整役を担い，患者が治療と就労が両立できるよう社会福祉の立場から援助を行うことが必要である。

② 関係機関，関係職種との連携や訪問活動等により，社会復帰が円滑に進むように転院，退院・退所後の心理的・社会的問題の解決を援助すること

傷病の後遺症により永続的な障害等を抱えた場合，将来を悲観してうつ状態や自暴自棄等になる場合がある。まずは患者や家族の嘆きや怒りなどの思いを積極的に傾聴しながら，悲観する事象を具体化し，医師等の医療専門職と協働しながら障害受容に向けた援助を行うことから始める。患者や家族が描く社会復帰とはどのようなものなのか，そのためにどのような努力が必要なのか等を言語化させ，その社会復帰が現実的に可能か否かについて医師等の意見を聴き，患者や家族の要望とのすり合わせを経て目標を定めるプロセスが重要となる。これには解決志向アプローチが有効といえる。

傷病の後遺症により現職場の業務遂行に支障がある場合は，主治医の意見も参考にしながら職場との調整が必要となる。現職場への復帰が困難な場合は，障害者総合支援法に基づく就労移行支援や就労継続支援の利用が可能となるよう，関係機関との調整が求められる。

❏ 受診・受療援助

「受診・受療援助」は「入院，入院外を問わず，患者やその家族等に

コラム3　🏠　社会復帰援助

　Cさん，48歳，女性，夫と子どもとの三人暮らし。

　乳がん再発で，術後の抗がん剤治療中のCさんより，がん相談支援センターのソーシャルワーカーへ面談の希望があった。

　Cさんは，「現在仕事を休職しているが，休職期間がまもなく終わる。退院後はできれば仕事復帰をしたい。しかし，今の体力では治療を続けながら仕事を行うことに不安がある」と話した。

　ソーシャルワーカーはCさんの不安を傾聴するとともに，状況を整理しながら，仕事復帰に向けての課題や不安について，ひとつずつ一緒に解決策を考えていくことを伝えた。また，治療と就労の両立ができるように，厚生労働省から「治療と仕事の両立支援のためのガイドライン」が公表されていることを情報提供したうえで，まずはCさんから会社へ復帰の意向を伝えることや伝え方を助言し，主治医や会社との間の調整役としてソーシャルワーカーが介入できること説明した。

　ソーシャルワーカーが主治医へ今後の治療方針を確認すると，「点滴の抗がん剤治療が終了すれば退院を予定しており，その後は服薬での抗がん剤とホルモン剤の治療継続を予定している。副作用で倦怠感などが強く出る可能性があるので，立ち仕事などは難しいかもしれない」とのことだった。

　後日，Cさんより，「会社の上司に復帰の意思を伝えたところ，医師の診断書が必要と言われた。本当に復帰できるでしょうか……」と復職に対する不安な気持ちが語られた。ソーシャルワーカーはCさんの通勤状況や仕事の内容，業務負荷などの詳細を確認し，復職後も同じ職務に従事できるかどうか，職務の変更等が必要かどうか，健康管理上気をつける点などを医師へ確認したうえで，診断書を作成してもらうように依頼した。

　退院後に会社の人事担当者より，主治医へ病状等の確認を行いたいと，Cさんを通じてソーシャルワーカーへ連絡が入った。ソーシャルワーカーは人事担当者と連絡を取り，会社としてどこまで業務内容等の配慮が可能か検討してほしい旨を伝えたうえで，Cさん，主治医，会社の上司，人事担当者，ソーシャルワーカーが話し合える場を設定した。今後のCさんの両立支援プランが話し合われた結果，すぐに元の業務に就くことは難しいと考えられ，会社からは，現在の業務から座ってできる業務への変更が提示された。3か月間は短時間での勤務を行い，様子を観たうえで，徐々に勤務時間を伸ばしていくこととなった。

　定期受診後のCさんは，「徐々に仕事の生活に慣れてきている。これからも病気とうまく付き合いながら，元の生活に戻していきたい」と話し，ソーシャルワーカーは，病気との付き合い方の参考になればと，院内で実施している乳がん患者サロンについて情報提供した。

ポイント：職場復帰に対する不安を傾聴しながら，不安に対する課題を一つひとつ患者とともに考え，患者が望む復職が可能な限り叶うよう，復職を目的とした話し合いを設定し，会社と主治医を調整した事例である。

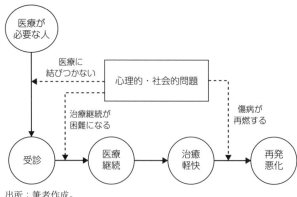

図11-5　医療と心理的・社会的問題の関係

出所：筆者作成。

対する次のような受診，受療の援助を行う」と医療ソーシャルワーカー業務指針に記されている。この援助は，医療ソーシャルワーカー業務指針の中で唯一医師の指示を受けて実施する業務である。医療ソーシャルワーカーは，患者やその家族等が安心して必要な医療を受けることができるよう，その阻害要因となる心理的・社会的問題を評価し，介入する。この援助の目的は医療の達成にあり，その潤滑油的な役割を医療ソーシャルワーカーが担うことから医師の指示を受けて実施する。医師の指示に関しては，医療ソーシャルワーカー業務指針の「三　業務の方法等」の「(5)受診・受療援助と医師の指示」において，受診・受療援助は医療と特に密接な関連があることから，医師の指示を受けて実施することとされている。

　必要な医療等に対する心理的・社会的問題の負の影響は図11-5のとおりである。医療が必要な人は受診に結び付くべきであるが，これらの問題ゆえに受診が不可能になる。また，受診が可能となった場合においても，これらの問題ゆえに継続した医療が実現しない。

　さらに継続医療が可能となって治癒・軽快した場合においても，患者の療養環境等が原因で再発・悪化する。これらの負の交互作用に対する医療ソーシャルワーカーの役割は，医療の達成を念頭に置き，心理的・社会的問題を軽減・解決することにより，(1)医療の必要な人を医療に結びつける，(2)必要な医療を継続可能にする，(3)治癒・軽快後の再発・悪化を回避する点にある。「受診・受療援助」の具体的な内容については，次の7点が提示されている。

①　生活と傷病の状況に適切に対応した医療の受け方，病院・診療所の
　　機能等の情報提供等を行うこと

　傷病の回復のためには適切な医療を受けることが最も重要であるが，患者の生活状況により適切に医療を受けることができない場合がある。

コラム4　受診・受療援助

Dさん，82歳，女性，要介護の夫と息子との三人暮らし。

夫より，「最近，妻の様子がおかしい。何度も同じことを聞いてくる」と民生委員である隣人へ相談があり，民生委員より病院のソーシャルワーカーへ受診の相談があった。

ソーシャルワーカーは，本人の客観的な状態や状況が不明であることから，夫へ了解を得て，管轄の地域包括支援センターへ状況の確認を依頼した。地域包括支援センターの職員が訪問したところ，「町内会の役員をしなくてはならない」という架空の話に振り回されたり，ごみ出しの日を間違えたり，ごみの分別ができていないなどの状況があることがわかった。

また，夫のために訪問診療にきている医師からも，「最近は理解力が低下してきている。一度きちんと検査を受けた方がよい」との話があった。本人は，自覚症状が全くない様子で，「私は大丈夫」と言って受診を拒否しており，夫は一度診察を受けた方がよいと思っているが，自身の体が不自由なため，受診に連れていけない状況であることがあきらかとなった。

物忘れ外来の担当医師へ現状を伝えたところ，「息子の意向を確認したうえで，受診の付き添いは家族でなくても，Dさんの日常生活を知っている人でも構わないため，一度受診できるように調整してほしい」と話があった。

ソーシャルワーカーは息子へ連絡を取り，本人の様子をどう感じているか，受診に同行が可能かなどを確認したところ，「たしかに物忘れは進んできているような気がする。病院に行くと薬漬けにされるのではないか。認知症はそもそも治らないでしょう」と受診には消極的であった。ソーシャルワーカーは，早期受診の必要性を説明し，受診への理解は得たものの，息子は就労しているため，受診に付き添うことは難しいとのことであった。

ソーシャルワーカーは夫に受診方法について相談したところ，夫より「息子は昼間家にいないため，妻のことはほとんど知らない。お隣さんとはとても親しく，妻の様子もわかっているし，お隣さんの言うことなら妻も聞くかもしれない」との話があった。

地域包括支援センターを通じて，受診の付き添いについて民生委員へ相談してみたところ，了解が得られ，Dさんにも，「一緒に病院に行って，検査してもらおう」とうまく説明してくれ，後日，民生委員が付き添って受診した。

診察の結果，初期のアルツハイマー型認知症と診断されたため，ソーシャルワーカーは再度，息子へ連絡を取り，医師からの病状説明を受ける機会を調整し，病状説明の後，ソーシャルワーカーからは介護保険制度の利用について情報提供した。

また，夫，息子の了解を得て，地域包括支援センターへ診断結果を情報提供し，今後の生活や介護保険制度の申請などの支援を依頼した。

ポイント：病識の乏しい患者の場合，本人が納得したうえで受診へとつながらなければその後の治療は中断し，介護サービスに関しても導入が困難になる。本人が納得して受診できるよう，地域の関係機関等と連携しながら，重要な人生の転機にかかわった事例である。

たとえば，糖尿病により合併症が生じている場合，主な診療科は内科でありながらも，眼科や脳神経内科など複数の診療科での治療が必要な場合がある。通院日数の多さは，患者や家族にとって身体的にも精神的にも負担であり，そのことが治療の中断を招き，病状が悪化することにもつながりかねない。

このような場合は，診療科間で情報を共有して同日の診療が可能となるよう調整する，あるいは一部の診療科を他の医療機関に変更するなどの工夫が必要である。医療ソーシャルワーカーは，患者の通院手段や通院に関する負担感などの情報を収集し，医師に情報を提供して継続医療が可能となる方法を検討する。血液透析療法を受けることで就労への影響がある場合は，医師と相談のうえ，夜間透析が可能な医療機関の紹介も行う。

医療ソーシャルワーカーは，患者の生活への影響を最小限に抑えることを念頭に，必要な医療を生活の中に組み入れる方法について，医師の指示を得ながら検討することが重要である。

往診や訪問診療，訪問看護などの在宅医療を受けながら療養する患者の場合は，さまざまな機関や事業所等がどのような役割を担うかを整理しておく必要がある。たとえば，筋萎縮性側索硬化症に代表される神経難病の患者の場合，かかりつけ医は2診療科（脳神経内科と内科）をもち，一般状態の管理は神経内科の医師が訪問診療を行い，緊急時には内科医が往診にて対応後に入院施設のある医療機関へ搬送するなど，病状の変化に伴いどのような医療機関がどのような役割を担うかを，あらかじめ決めておく必要がある。

在宅医療では入院医療に比べて医療専門職の不在の時間帯が多いため，患者や家族は病変に対する対処の判断に迷い，緊張と不安を抱くことが多い。医療ソーシャルワーカーは，医師や他の医療関係職と話し合い，さらに患者や家族を含めてどのような体制で在宅医療を受けるかを綿密かつ明確に計画立てておくことが重要である。同時に，患者や家族にはさまざまな医療機関の役割や機能について説明し，同意を得ておくことも大事である。複雑な医療制度の説明時には，患者や家族との共通概念を意識し，理解しやすい言葉を用いることが求められる。

② 診断，治療を拒否するなど医師等からの医療上の指導を受け入れない場合に，その理由となっている心理的・社会的問題について情報を収集し，問題の解決を援助すること

診断や治療を拒否する場合，患者側の理由としては，(1)疾病に対する理解不足，(2)診断・治療に対する不安感，(3)治療により就学や就労

などが制限されることに対する抵抗感，(4)生きる意欲の低下，(5)医療費の支払いや生活費の確保が困難になるなどの経済的理由等が考えられる。医療ソーシャルワーカーは，面接を通して患者が治療等を拒否する理由となっている心理的・社会的問題を明らかにし，これらの問題の軽減・解決のための援助を行う。

　診断や治療の拒否は，患者側のみならず医師側の対応に原因がある場合もある。医師の病状説明が難しく理解できない，予後の説明や治療による合併症のリスク等に関する説明に対し患者や家族が過剰に反応している，医師の態度に気分を害しているなどの場合が考えられる。

　このような場合は，再度医師に状況を報告した上で病状説明の機会を設け，医療ソーシャルワーカーがその場に同席をして通訳・代弁を行うことも有効である。また，患者が最も信頼を置く家族または親戚などをキーパーソンに据え，患者の心理的安定を図り，理解を促すための協力者の役割を依頼することも一方法である。

　サース (Szasz, T. S.) ら[24]は，医師と患者の関係について，能動 - 受動型 (Activity-Passivity Model)，指導 - 協力型 (Guidance-Cooperation Model)，相互参加型 (Mutual-Participation Model) の3つのモデルを示している。インフォームド・コンセントが重視されるようになった今日，医師のパターナリズムが表面化する，能動 - 受動型や指導 - 協力型よりも相互参加型が望ましい関係といえる。医療ソーシャルワーカーは医師と患者の関係性を確認しながら両者の関係を調整することが必要である。

③　診断，治療内容に関する不安がある場合に，患者，家族の心理的・社会的状況を踏まえて，その理解を援助すること

　近年インターネットが普及し，傷病やその治療法に関するさまざまな情報を容易に入手できるようになった。それゆえに，診断や治療内容について独自に解釈し，過度に不安を感じている場合がある。なかには，家族や親戚，友人などに同病者がおり，医療関係者以外の人からの情報が不安を助長している場合もある。

　医療ソーシャルワーカーは患者や家族の不安がどのような情報から形成されているのかについて面接を通して明らかにし，正確な情報が得られるよう，医師と連絡を取り，説明が受けられるよう調整する。不安の強い患者や家族の場合は，その説明の場面に同席することも必要となる。医師からの説明が理解しづらい場合は通訳を行い，医師には患者や家族が理解できていないことを伝えるなど代弁を行うことが有効である。

④　心理的・社会的原因で症状の出る患者について情報を収集し，医師
　　等へ提供するとともに，人間関係の調整，社会資源の活用等による問
　　題の解決を援助すること

　心身症などの場合，日常生活におけるさまざまな出来事が原因で症
状が出現し，状態が悪化する場合もある。医療ソーシャルワーカーは，
医学モデルにより患者が抱える心理的・社会的問題等を探索しつつも，
同時に生活モデルを用いて環境にも視点を向け，患者と環境との交互
作用を評価し，それらの情報を医師に伝え，環境調整を行う。また，
不定愁訴により過度の受診や**ドクターショッピング**を行う患者の場合
は，その背景に精神疾患が潜んでいることがある。この場合は，患者
に関するさまざまなエピソードを主治医へ情報提供し，精神科領域の
疾患の可能性を鑑み，精神科への受診援助の必要性について意見を求
めることが必要となる。

　患者がいじめや虐待などを受け，それらが原因でさまざまな精神症
状や身体症状を呈している可能性が想定される場合は，法的な対応も
想定しながら医師や法曹家など関係機関等と連携を行い，介入のため
の調整を行う。

⑤　入退院・入退所の判定に関する委員会が設けられている場合には，
　　これに参加し，経済的・心理的・社会的観点から必要な情報の提供を
　　行うこと

　入退院支援加算の算定要件には退院困難な要因が示されているが，
そのほとんどが医療ソーシャルワーカーの援助対象になり得る要因で
ある。医療ソーシャルワーカーは，これらの退院困難な要因が入院中
に軽減・解決されているか否か，あるいは今後軽減・解決の見込みが
立っているか否かについて委員会で報告する必要がある。

　なかでも入院を契機に要介護状態になった患者については介護保険
制度等の申請が必要であり，医療保険未加入者や生活困窮者の場合は，
継続医療が困難になるとともに衣食住に関する問題も生じる。入院医
療により改善された病状が退院後に悪化することのないよう，医療ソ
ーシャルワーカーには経済的，心理的・社会的観点からの評価と介入
による成果が求められる。

⑥　その他診療の参考となる情報を収集し，医師，看護師等へ提供する
　　こと

　医師や看護師等の医療専門職は，基本的には各々が，患者や家族か
ら必要な情報を収集する。しかしながら，患者や家族は経済的問題や
家庭内不和，家屋状況など，治療上直接関係がないと考える情報（プ
ライベートな情報）は発信しないことが多い。これらの情報は時に必

要な医療を阻害する要因と化すことがあるため，医療ソーシャルワーカーは面接等で得た情報の中で医療に影響を及ぼすと考えるものに関しては，患者の同意を得たうえで医師や看護師に提供することが求められる。

⑦　通所リハビリテーション等の支援，集団療法のためのアルコール依存症者の会等の育成，支援を行うこと

治療により一定の効果がみられ病状が安定あるいは回復しても，患者個々人の努力のみでは良好な状態を維持することが難しい場合がある。たとえば脳血管障害による後遺症により身体に麻痺が生じている場合，外出頻度が少なくなり，閉じこもりの時間が多くなることで後遺症の程度が悪化することがある。また，アルコール依存症や薬物依存症などの場合，治療により一時的に回復しても，患者個人の努力のみではその状態を維持することが難しい場合がある。

集団療法では，同病者同士の**ピアカウンセリング**によるカタルシス効果が期待でき，かつ，**ロールモデル**の獲得により疾患管理に対する意欲を向上させる効果がある。医療ソーシャルワーカーは，医師の指示を受けながら患者らの間に起きている集団力動についてソシオグラムなどを用いて評価し，集団の正の作用を活性化させながら患者の疾患管理を側面から援助することが求められる。

☐　経済的問題の解決，調整援助

「経済的問題の解決，調整援助」は「入院，入院外を問わず，患者が医療費，生活費に困っている場合に，社会福祉，社会保険等の機関と連携を図りながら，福祉，保険等関係諸制度を活用できるように援助する」と記されている。2018（平成30）年度の診療報酬改正では，入退院加算の算定要件の退院困難な要因には「医療保険未加入者又は生活困窮者であること」が加わり，入院早期から福祉関係機関等との連携が必要とされている。

経済的問題は在宅療養や転院での困難要因であるが，受診や治療継続といった外来診療上においても阻害要因となる。**図11-5**（前出）では心理的・社会的問題について示したが，経済的問題においても同様の阻害要因になり得る（**図11-6**）。このため，心理的・社会的問題とともに早期の段階でスクリーニングを行い，深刻化することを回避し，軽減または解決することが重要である。

経済的問題の解決では，「医療費の軽減」と「生活費の確保」に重点を置いた援助を行う。「医療費の軽減」のための制度活用法については，**図11-7**のとおりである。

➡ ピアカウンセリング
同じ状況，立場の人（仲間）同士での支え合い。同じ体験をもつ人との対話により，クライエントは精神的に支えられるとともに，苦悩を乗り越えてきた人たちの経験や有用な社会資源等の情報を得ることができる。これらの効果がクライエントの自立支援につながることも少なくない。

➡ ロールモデル
疾病やその後遺症，障害を抱えながらも人生を前向きに歩んでいる人，これらの状況を克服あるいは受け入れて自立している人等の存在は，クライエントが自身の将来像（努力の成果）を描く（推測）ことができることから，疾患管理に対する努力や意欲を向上させることが少なくない。このようにクライエントが模倣する，あるいは目標とする人・人物像をいう。

コラム5 　経済的問題の解決，調整援助

　Eさん，62歳，男性，ひとり暮らし。

　建設作業中に意識を失い，救命救急センターへ搬送される。

　糖尿病性腎症があり，血液透析が導入された結果，徐々に意識が回復してきた。病棟の看護師より，「保険証を所持しておらず，面会の家族もないため，入院の手続きができていない」とソーシャルワーカーへ連絡が入った。

　Eさんのベッドサイドにて面談をしたところ，日雇いの仕事をしていたこと，健康保険証は持っていないこと，家族とは長年連絡をとっていないことがわかり，本人からは「医療費が支払えないからすぐにでも退院させてほしい」との訴えがあった。

　ソーシャルワーカーは主治医に退院希望があることを伝え，Eさんに対し，「現在は治療が必要な状況である」旨を説明してもらった。そして，ソーシャルワーカーからは，医療費については健康保険証をすぐに手続きする必要性があること，状況によっては生活保護制度の申請も検討できることを説明し，現在は入院中でEさん自身が福祉事務所に出向くことができないため，ソーシャルワーカーが代理で手続きを行ってい

くことが可能であることを伝えた。Eさんは一連の説明を聞き，ソーシャルワーカーに手続きの代行をお願いしたいと話した。

　ソーシャルワーカーはEさんの居住地の国民健康保険の窓口へ連絡を取り，至急加入の手続きを行うとともに，生活保護担当部署へ本人の状況や申請の意思を伝えた。また，医師に腎臓機能障害による身体障害者手帳の該当の有無を確認し，身体障害者手帳および特定疾病療養受療証の手続きを行った。その結果，医療費は保険適用となり，他の社会保障制度を活用することにより，Eさんの所持金の範囲内で支払い可能となった。Eさんは経済面での不安があり，手続き中も落ち着かない様子であったが，医療費を心配せず治療を受けることができることを知ると安心し，治療の継続を希望した。また，退院時には，今後の通院状況や稼働能力を確認しながら生活保護制度の申請の有無を検討していくこととなった。

ポイント：経済的問題ゆえに必要な医療を拒否している患者に対し，社会保障制度を活用することで，安心して治療に専念できる療養環境を創ることができた事例である。

図11-6　医療と経済的問題の関係

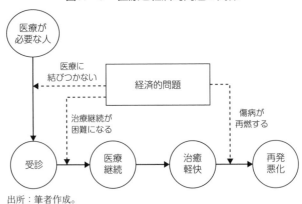

出所：筆者作成。

図11‒7　医療費軽減のための社会保障制度フローチャート

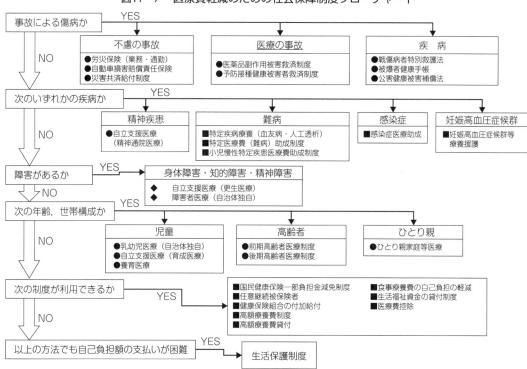

出所：日本医療ソーシャルワーク研究会（2020）『医療福祉総合ガイドブック2020』医学書院，48の図2‒10を一部修正。

図11‒8　医療給付の優先順位

	優先順位	
全額公費優先	A	戦傷病者特別援護法（療養の給付） 戦傷病者特別援護法（更生医療）
	B	業務上の災害による療養補償給付 原子爆弾被爆者に対する援護に関する法律（認定疾病医療）
	C	医療保険（被用者保険） 医療保険（国民健康保険） 後期高齢者医療
保険給付優先	D	感染症の予防及び感染症の患者に対する医療に関する法律（入院医療） 感染症の予防及び感染症の患者に対する医療に関する法律（適正医療） 精神保健及び精神障害者の福祉に関する法律（措置入院）
	E	公害健康被害の補償等に関する法律 学校保健安全法　　療育医療（母子保健法） 自立支援医療（育成医療，更生医療，精神通院医療） 小児特定疾病医療（児童福祉法）　特定疾患治療研究事業 特定医療費（難病の患者に関する医療等に関する法律） 原子爆弾被爆者に対する援護に関する法律（一般疾病医療）ほか

出所：中央法規出版編（2020）『社会保障の手引 2020年版 施策の概要と基礎資料』中央法規出版，721‒728をもとに筆者作成。

まずは事故による傷病か否かを検討し，次いで疾病の種類，障害の有無，年齢・世帯構成と確認を進め，該当する制度ならびにその他の制度の利用の可否を検討し，そしてこれらすべての方法を活用しても自己負担分の支払いが困難な場合は生活保護制度を申請するというフローでスクリーニングを行う。社会保障制度の活用においては，まずは公費負担医療の適用の優先順位を確認することが重要である（第2章参照）。医療保険と公費負担医療には優先順位があり，公費負担医療と医療保険の関係については図11-8・図2-1（31頁）のとおりである。公費負担医療には全額公費優先となるもの，医療保険による保険給付が優先されるものがある。「生活費の確保」では，傷病により減少する収入の補塡のために社会保障制度の活用を行う。

　神経難病の一つである筋萎縮性側索硬化症の患者の場合は，稼働世代での発症で扶養する配偶者がいる場合，「医療費の軽減」においては特定医療費や身体障害者手帳，障害者医療（自治体独自）の申請を行い，「生活費の確保」においては傷病手当金（被用者保険本人の場合）や障害年金，特別障害者手当の申請を，患者が退職した後に支払いが生じることとなる国民年金については保険料免除（患者本人：法定免除，配偶者：申請免除）の申請を行う。これらの各種制度を活用しても最低生活費を維持できない場合は生活保護制度の申請を行うこととなる。

　糖尿病患者の場合，血糖コントロールのための入院治療を行う場合は，「医療費の軽減」では医療保険の高額療養費制度を，「生活費の確保」では傷病手当金（被用者保険本人の場合）を申請する。糖尿病悪化により血液透析導入となった場合の「医療費の軽減」は，医療保険の特定疾病療養受療証や身体障害者手帳，自立支援医療（更生医療）を，「生活費の確保」では障害年金等を申請する。就労制限に対しては，収入源の確保のため，身体障害者手帳を取得し障害者雇用による現職場への継続雇用を検討する。これらの各種制度を活用しても最低生活費を維持できない場合は生活保護制度の申請を行うこととなる。

　このように社会保障制度は，経済的問題を軽減・解決するための有効な社会資源であり，医療ソーシャルワーカーには広範の知識を駆使して問題解決へと導くことが求められる。

☐ 地域活動

　「地域活動」は「患者のニーズに合致したサービスが地域において提供されるよう，関係機関，関係職種等と連携し，地域の保健医療福祉システムづくりに次のような参画を行う」と「医療ソーシャルワーカー業務指針」には記されている。「地域活動」の具体的な内容につ

いては，次の4点が提示されている。

①　他の保健医療機関，保健所，市町村等と連携して地域の患者会，家
　　族会等を育成，支援すること

　患者が傷病やその後遺症とともに人生を歩んでいくためには，保健
医療福祉関係の専門職の援助はもちろんのこと，同病者からの支援も
重要である。それゆえに先述したリースマン（Riessman, F.）のヘルパ
ー・セラピー（Hepler-Therapy）の原則や，ボークマン（Borkman,
T. J.）の体験的知識[27]を手掛かりに，医療ソーシャルワーカーには家族
も含め，セルフヘルプグループの育成，支援が求められる。地域にお
けるセルフヘルプグループの育成においては，患者が受診している医
療機関はさまざまであり，また健康増進等を目的に行政機関が関与し
ている状況を鑑みるならば，その支援は他の医療機関や保健所，市町
村等の行政機関と連携・協働することが重要である。

　地域の患者会や家族会は，医療機関から地域へと移行する患者・家
族の重要な社会資源にもなり得ることから，医療ソーシャルワーカー
は，自院での業務のみならず地域活動にも積極的に関与する必要があ
る。患者や家族がどの場所で療養していても，さまざまな専門機関・
専門職等によって支えられる環境（サポート・ネットワーク）を創るこ
とが重要である。

②　他の保健医療機関，福祉関係機関等と連携し，保健・医療・福祉に
　　かかわる地域のボランティアを育成，支援すること

　地域での患者や家族の療養生活を支えるためには，法制度に基づく
さまざまなサービスの活用が有効である。しかしながら，個別性の高
い患者のニーズに対応できない，いわば制度の狭間には対応が不可能
である。地域のボランティアは，そのような**制度の狭間**を埋めること
のできる重要な人的資源になり得るため，他の保健医療機関や福祉関
係機関等と連携し，育成・支援に協力することが求められる。ただし，
ボランティアは職業として賃金を得てその業務に従事する活動ではな
く，自発性により展開される援助行動であるため，彼らの援助行動の
生起に視点を置くことが重要である。

　過去に援助を受けた経験のある人は，援助を受けたことにより「借
り」があると感じており（不衡平感や心理的負債感），返報行動により
その「借り」を返すことができ，衡平状態となるという衡平理論の考
え方を援用するならば[28]，援助を受けた経験をもつ人（返報行動を起こ
しやすい人）をキーパーソンとして位置づける方法が有効といえる。
また，コーク（Coke, J. S.）らの意思決定モデルでは[29]，援助可能者の被
援助者に対する共感情動反応の高まりが苦境にある相手の苦しさを弱

➡制度の狭間

既存の制度では対象外
となるクライエントの
ニーズをいう。各種の
社会福祉制度は，クラ
イエントの援助に有用
な社会資源となる場合
もあれば，その対象範
囲が限定されているこ
とからクライエントの
ニーズに対応できない
場合もある。これはク
ライエントのニーズが
多様・複雑化しており
個別性が高いこと，制
度は社会問題の解決に
向けて事後に制定され
ることから，現状ニー
ズに即対応できないこ
となどがその理由と考
えられる。

Ｆさん，65歳，女性，ひとり暮らし。

脳梗塞後の経過観察で通院中であったが，夜中に独言があったり，勝手に街路樹の花を持ち帰ったり，登下校を見守りしている小学校教諭と言い争いになることがあり，地域の住民から地域包括支援センターを通じてソーシャルワーカーへ相談があった。

主治医へ報告し，次回の受診時にはソーシャルワーカーが同席し，本人の生活状況などを確認することとなった。診察の結果，血管性認知症の初期の状態であり，感情のコントロールが難しくなってきているとの診断であった。

ソーシャルワーカーがＦさんに話を聞くと，日常生活に困ったことは特にないが，「最近は急にさみしくなることがある。まだまだ役に立ちたいのに，うまくいかない」と話した。病気になるまでは就労していたため，近所での付き合いはなく，どのように地域に馴染んでいけばよいのかわからず，Ｆさんなりに悩んでいた様子がうかがえた。

ソーシャルワーカーは，相談のあった地域包括支援センターへ，Ｆさんの病状とともに本人の悩んでいることを伝え，地域の中での居場所づくりができないかを相談したところ，自宅の近くで認知症カフェが開催されていることがわかった。

ソーシャルワーカーはＦさんにカフェについて情報提供し，一度一緒に参加してみないかと持ち掛けたところ，「ぜひ行ってみたい」との意思表示があり，ソーシャルワーカーと一緒にカフェに参加することになった。Ｆさんの同意を得たうえで，カフェの主催者へＦさんの病状と希望を事前に伝え，理解を求めた。またカフェでは地域包括支援センターの職員との顔合わせも行った。

受診時に話を聞くと，月１回のカフェには欠かさず参加しており，知り合いも何人かできた様子をうれしそうに話した。またＦさんから「できれば何か地域に役に立つことをしたい……」との申し出があった。

ソーシャルワーカーは地区のボランティアセンターへＦさんの意向を伝え，参加できる活動がないか問い合わせたところ，「公園掃除に参加してみてはどうか？」と提案があった。もともとガーデニングが趣味であったＦさんは喜んで参加することとなった。

見守りを続けていた地域包括支援センターより，Ｆさんの近況について，「初めは周りの人も怖い人だというイメージがあり，かかわりにくかったが，カフェや公園掃除に参加してからは，Ｆさん本来の姿をみることもでき，地域から受け入れられつつある。現在は，小学生の登下校の見守りをボランティアで行っており，Ｆさん自身も子どもとかかわることをとても楽しみにしている様子である」と報告があった。

ポイント：本人が住み慣れた地域で安心して生活していけるように，疾病の状態に応じた社会資源を選定し，本人が地域から排除されないように地域のサポート・ネットワークを構築した事例である。

めたい感情を想起させることにより，援助行動が生起するとされている。このモデルを援用するならば，患者や家族への共感性を高めるための情報提供等が重要になると考えられる。このように医療ソーシャルワーカーは，社会心理学等を基礎にサポート・ネットワークの構成員を選定することが必要である。

③　地域ケア会議等を通じて保健医療の場から患者の在宅ケアを支援し，地域ケアシステムづくりへ参画するなど，地域におけるネットワークづくりに貢献すること

医療ソーシャルワーカーは，地域ケア会議等に参加し，地域における在宅ケアを推進するための医療機関の役割を模索することが求められる。そして，地域の実情を理解したうえで自院が協力可能な内容（たとえば高齢者虐待などの緊急性の高い患者の入院受け入れなど）を検討し，院内職員の調整等を行うなど，地域と自院の潤滑油的役割が期待される。

④　関係機関，関係職種等と連携し，高齢者，精神障害者等の在宅ケアや社会復帰について地域の理解を求め，普及を進めること

医療ソーシャルワーカーは，関係機関，関係職種等と連携しながら，高齢者，精神障害者等が地域で孤立することにならないよう，地域住民に対して必要な情報の普及が求められる。地域住民には傍観者効果[30]が起きやすいことに鑑み，傍観者効果が起きにくいと考えられる委嘱ボランティア（**民生委員・児童委員**→，町内会長等の役割を付与されている人々）を地域のキーパーソンとして正しい知識の付与を行い，彼らの援助活動を通して高齢者，精神障害者等への援助の必要性の理解を波及させていく働きかけが有用である。これらの働きかけにおいては，社会福祉協議会など地域の専門機関と協働して進めていくことが重要である。

◯注

(1)　厚生労働省（1948）「第14章　保健所に於ける医療社会事業」厚生省編纂『保健所運営指針』。
(2)　「医療社会事業の振興について」（厚生省事務次官通達）1950年7月19日発衛第139号。
(3)　「医療社会事業の振興について」（厚生省公衆衛生局保健所課長通知）1950年7月19日発衛保第143号。
(4)　"Report on medical Social Service Project in Japan"（日本における医療社会事業視察計画に関する報告書）1956年6月4日〜7月12日，Gwendolyn Beckman。
(5)　「保健所における医療社会事業の業務指針について」（厚生省公衆衛生局長通知）1958年7月28日衛発第700号。

➡民生委員・児童委員

民生委員は厚生労働大臣が委嘱するボランティアであり，民生委員法により規定されている。地域において，常に住民の立場に立って相談に応じ，必要な援助を行い，社会福祉の増進に努めることを業としている。一方，児童委員は児童福祉法により規定され，地域の子どもの見守りや子育ての不安等の相談・支援などを業としており，民生委員がその役割を兼ねている。任期は3年で（再任可），その身分は非常勤の特別職の地方公務員となっている。

⑹　「医療ソーシャルワーカー業務指針」（厚生省健康対策局長通知）1989年3月30日健政発第188号。

⑺　笹岡眞弓（2015）「第2章　医療ソーシャルワーク成立の経過と今後の課題」日本医療社会福祉協会編『保健医療ソーシャルワークの基礎——実践力の構築』相川書房，17-29。

⑻　Germain C. B.（1984）*Social Work Practice in Health Care: An Ecological Perspective*, The Free Press.

⑼　「医療ソーシャルワーカー業務指針」（厚生労働省健康局長通知）2002年11月29日健康発第1129001号。

⑽　Spielberger, C. D.（1966）*Anxiety and Behavior*, Academic Press.

⑾　Epstein, N. B., Bishop, D. S., Levin, S.（1978）The McMaster Model of Family Functioning, *Journal of Marriage and Family Counseling*, 4(4), 19-31.

⑿　倉石哲也（2004）「家族力動をアセスメントしプランニングするためのモデル」『ワークブック社会福祉援助技術演習③　家族ソーシャルワーク』ミネルヴァ書房，31-63。

⒀　Cohn, N.（1961）Understanding the process of adjustment to disability, *Journal of Rehabilitation*, 27, 16-18.

⒁　Fink, S. L.（1967）Crisis and Motivation: A theoretical Model, *Archives Physical Medicine Rehabilitation*, 48, 592-597.

⒂　Aguilera, D. C.（1997）*Crisis Intervention*, 7th ed, Mosby Co.（＝1997，小松源助・荒川義子訳『危機介入の理論と実際——医療・看護・福祉のために』川島書店）

⒃　Moos, R. H., Schaefer, J. A.（1984）The Crisis of Physical Illness, Moos, R. H. eds., *Coping with Physical Illness -2: New Perspectives*, Springer Pub, 3-25.

⒄　Holmes, T. H., Rahe, R. H.（1967）The social readjustment rating scale, *Journal of Psychosomatic Research*, 11(2), 213-218.

⒅　大西秀樹・石田真弓（2014）「家族と遺族のケア」『心身医学』54(1), 45-52。

⒆　中田智恵海（2007）「第8章　社会福祉実践における最近の動向」北島英治・白澤政和・米本秀仁編著『新・社会福祉士養成テキストブック②　社会福祉援助技術論（上）』ミネルヴァ書房，216-224。

⒇　Riessman, F.（1965）The "Helper" Therapy Principle, *Social Work*, 10(2), 27-32.

㉑　Borkman, T. J.（1999）*Understanding Self-Help/Mutual Aid: Experiential learning in the commons*, Rutgers University Press, 24-50.

㉒　Perlman, H.（1957）*Social Casework, a Problem-Solving Process*, University of Chicago Press.（＝1966，松本武子訳『ソーシャル・ケースワーク——問題解決の過程』全国社会福祉協議会）

㉓　厚生労働省「疾患を抱える従業員（がん患者など）の就業継続」（https://www.mhlw.go.jp/stf/seisakunitsuite/bunya/koyou_roudou/koyou/jigyounushi/teichakushien/patient.html）。

㉔　Szasz, T. S., Hollender, M. H.（1956）A Contribution to the Philosophy of Medicine; the Basic Models of the Doctor-Patient Relationship, *A.M.A. Archives of Internal Medicine*, 97(5), 585-592.

㉕　中央法規出版編（2020）「2　医療給付制度一覧」『社会保障の手引　2020年版　施策の概要と基礎資料』中央法規出版，721-723。

㉖　中央法規出版編（2020）「3　医療給付が重複した場合の費用負担関係」

『社会保障の手引　2020年版　施策の概要と基礎資料』中央法規出版，724-728。

(27)　(21)と同じ。

(28)　Adams, J. S. (1965) Inequity in social exchange, *Advances in Experimental Social Psychology*, 2, 267-299.

(29)　Coke, J. S., Batson, C. D., McDavis, K. (1978) Empathic mediation of helping: A two-stage model, *Journal of Personality and Social Psychology*, 36, 752-766.

(30)　Latane, B., Darley, J. M. (1970) *The unresponsive bystander．Why doesn't the help?*, Appleton-Century-Crofts.（＝1997, 竹村研一・杉崎和子訳『冷淡な傍観者——思いやりの社会心理学』ブレーン出版）

◯参考文献 ————

中島さつき（1975）『医療ソーシャルワーク』誠信書房。

50周年記念誌編集委員会（2003）『日本の医療ソーシャルワーク史——日本医療社会事業協会の50年』日本医療社会事業協会。

日本医療社会福祉協会編（2015）『保健医療ソーシャルワークの基礎——実践力の構築』相川書房。

秋山智久（2007）『社会福祉専門職の研究』ミネルヴァ書房。

小山秀夫・笹岡眞弓・堀越由紀子編（2018）『保健医療サービス（第3版）』ミネルヴァ書房。

社会福祉士養成講座編集委員会（2017）『保健医療サービス（第5版）』中央法規出版。

小西加保留・田中千枝子編（2010）『よくわかる医療福祉』ミネルヴァ書房。

日本社会福祉士会・日本医療社会事業協会編（2009）『改訂　保健医療ソーシャルワーク実践1』中央法規出版。

小島操子（2013）『看護における危機理論・危機介入（第3版）』金芳堂。

三沢義一（1985）『リハビリテーション医学講座第9巻　障害と心理』医歯薬出版。

松井豊・浦光博編（1998）『人を支える心の科学』誠信書房。

Biestek, F. P. (1957) *The Casework Relationship*, Loyola University Press.（＝2006, 尾崎新・福田俊子・原田和幸訳『ケースワークの原則（新訳改訂版）援助関係を形成する技法』誠信書房）

■ 第12章 ■

保健医療関係者との
連携と実際

1 保健医療領域における連携，協働の意義

◻ ソーシャルワーカーに求められる連携

連携，協働，チームという言葉がある。医療ソーシャルワークを説明する際，ここでは協働を「同じ目的をもつ複数の人及び機関が，協力関係を構築して目的達成に取り組むこと[(1)]」とし，その協働を実現するための過程を含む手段的概念を連携と考え，その連携するという活動の実態として，チームがあると考える。

医療ソーシャルワーカーは，まずはソーシャルワーカーとしてチーム医療にメンバーとして参加し，共通する目的の達成に向けて活動している（図12-1）。医療チームに社会福祉の価値と倫理をもった社会福祉専門職が参加する理由は，患者の主体的側面に常に立ち，傷病の治療だけに焦点をあてるのではなく，全人的にその人の生活の再構築を支援するという社会福祉の視点をチームメンバーに発信しつづけるという意義があると考える。

そのチーム医療における社会福祉専門職としての参加を基盤として，医療機関という組織に所属している立場として求められるのが，地域医療連携である[(2)]（図12-2）。医療ソーシャルワーカーには，患者を起点に置いた場合に個別支援としてのチーム活動への参加という側面がある一方で，その地域にある組織として担う役割もある。地域における医療・介護のニーズに対応し，その地域における人々の安心安全な暮らしを守り続ける組織としての役割を，地域の中で果たしていくというものである。たとえば，**クリティカルパス**や病診連携業務における前方支援・後方支援といった組織や地域におけるシステムとしての連携活動に関わるのである。

近年，医療と福祉との距離が縮まり，人々の暮らしは傷病の発生により医療機関・施設と地域の間で分断されることなく，連続性をもって支えられることを求めるようになってきた。2000（平成12）年の第四次医療法改正（第6章第1節参照）では，医療が高度化・専門化していく流れの中で，チーム医療の推進が盛り込まれ，医療計画等に連携が組み込まれるようになり，医療機関は地域における社会資源の一つとしてますます認識されるようになっている。医療ソーシャルワーカーは，地域を面にした保健医療福祉のネットワーク構築の中に位置づく専門職として，専門的価値に根ざした活動を営むことが求められる。

➡ **クリティカルパス**
患者の病期（急性期・回復期等）により治療を行う医療機関が替わっても，おのおのの医療機関で診療計画や診療情報を共有しながら早期に在宅療養が可能となるよう，医療連携体制に基づく地域完結型の医療の具現化を目指したものである。

図12 - 1　チーム医療と患者・医療・社会福祉の三角形

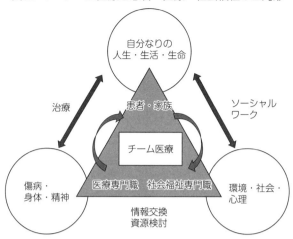

出所：田中千枝子（2017）「チーム医療・地域医療連携と社会福祉士・精神保健福祉士（第1章第4節）」『保健医療サービス（第5版）』（新・社会福祉士養成講座17）中央法規出版，36. 図1 -10。

図12 - 2　地域医療連携と患者システム・医療システム・ソーシャルワークシステムの三角形

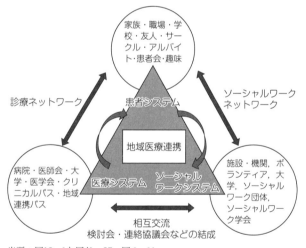

出所：図12 -1と同じ，37. 図1 - 11。

☐ チームで発揮するべきソーシャルワークコンピテンシー

　思わぬ傷病や事故等により，人間としての尊厳を有すること，価値ある存在であること，平等であることが侵害された時，人権と社会正義の原理に則り，サービス利用者本位の質の高い福祉サービスの開発と提供に努めることによって，社会福祉の推進とサービス利用者の自己実現を目指すこととなる。その価値をチームメンバーに発信しつつ，患者や家族がそのような状況に陥っている場面に介入していくのがソーシャルワーカーである。したがって，特に他職種，他機関と接触する場面において，ソーシャルワーカーとして果たさなければならない

役割や任務がある。コンピテンシーを基盤とした教育方法を行っているアメリカの Council on Social Work Education は，2015年版 Education Policy and Accreditation Standards（EPAS）において，ソーシャルワーカーに求められるコンピテンシーは連携する力であると述べている。このコンピテンシーとは，専門職業人が，ある状況で専門職業人として業務を行う能力である。1970年代にハーバード大学のマクレランド（McClelland, D. C.）により提唱された能力評価の概念であるが，知識，技術に加えて倫理観や態度等も含まれる指標となっている。

EPAS で示されている９つのコンピテンシーの中で，ソーシャルワーカーの連携する能力に触れている表記がある。「倫理的かつ専門職としての行動をとれる」ためには，多職種チームで働く際には他の専門職の役割を理解しておくことが求められる。また「個人，家族，グループ，組織，コミュニティにかかわり，アセスメントを行い，介入する」ためには，ソーシャルワーカーは，専門職間のチームワークとコミュニケーションを重視し，よい結果を得るためには，学際的，専門職間，および組織間の協働が必要になる可能性があることを認識しておくことが求められる。

☐ 医療ソーシャルワーカーの連携業務の位置づけ

医療ソーシャルワーカーの連携業務については，役割や果たすべき任務として位置づけられている。1989（平成元）年に新たに作成され，2002（平成14）年に改正された医療ソーシャルワーカー業務指針には，医療機関で行われるソーシャルワーカーの業務が専門職であることを明確に示す必要性から作成されたのである。

連携業務は，保健医療分野で働くソーシャルワーカー業務の標準として位置づけられているが，その「業務の方法等」の中に「(4)他の保健医療スタッフ及び地域の関係機関との連携」と明記されている。「業務の範囲」においても，療養中の心理的・社会的問題の解決，調整援助，退院援助，社会復帰援助，受診・受療援助，経済的問題の解決，調整援助，地域活動の６つの中にも，随所に関係者，関係機関，関係職種等と連携することが盛り込まれている。

また2020（令和２）年に改正されたソーシャルワーカーの倫理綱領においても，新たなソーシャルワーク専門職のグローバル定義に即して，前文に「人々がつながりを実感できる社会への変革と社会的包摂の実現を目指す専門職であり，多様な人々や組織と協働することを言明する」と書かれている。

1987（昭和62）年に公布された社会福祉士及び介護福祉士法は，

2007（平成19）年に改正され，社会福祉士の定義は，「福祉サービスを提供する者又は医師その他の保健医療サービスを提供する者その他の関係者との連絡及び調整」と見直しされた。ジェネラリストとしてのソーシャルワーカー（社会福祉士）の義務規定の見直しの中に，誠実義務・資質向上などに加えて，連携が加わった。社会福祉士は，その実践において多職種と連携できる専門職としての質と責任を明確に問われるようになった。

　以上のように，医療ソーシャルワーカーとしては，コンピテンシーを発揮して，病院から地域へ，地域から病院等へ，多職種多機関連携のスキルを発揮し，連続性をもって患者家族の暮らしをつなぎ，守ることが求められている。

2　医療ソーシャルワーカーと医師・保健師・看護師等との連携の方法と実際

❑ 共通して求められる多職種連携コンピテンシー

　医療チームを構成する保健医療福祉の専門職には，共通して発揮すべき多職種連携コンピテンシーがある（図12-3）。核となるのが患者・利用者・家族・コミュニティに焦点をあて，共通の目標を設定することができることとし，その共通の目標の達成に向かって，職種としての役割，知識，意見，価値観について，コミュニケーションを通じてお互いに伝え得ることが求められている（コア・ドメイン）。さらに，この協働する力の発揮を支えるのが，4つのドメインである（表12-1）。

　多職種連携実践において発生する可能のある，各専門職間に起こる利点と欠点に留意し[(4)]（表12-2），ファシリテーション▶やリフレクション▶の力を発揮して，連携する相手との関係を基盤にパートナーシップを組み，相互理解と職種活用を促進することが求められる。医療ソーシャルワーカーは，連携する他の職種について，以上の点において理解を深めておくこと，さらに，自職種を理解してもらえるように発信することも求められる。

❑ 医師・看護師・保健師との連携

　医師は，1948（昭和23）年に制定された医師法に基づく専門職である。医師法第1条には，医師の任務が示され，「医療及び保健指導を掌ることによつて，公衆衛生の向上及び増進に寄与し，もつて国民の

▶ファシリテーション
さまざまな価値観をもつ専門職等がおのおのの意見等を積極的に発言し，協働した活動が実現するよう，信頼関係の構築や雰囲気づくりも含めて側面から意図的に促進していく技術をいう。

▶リフレクション
よりよい実践を目指し，すでに行った，あるいは現在行っている実践について，その内容や過程を振り返ることで問題・課題等を意識化させ，意図的に省察などを促進する技術である。

図12-3　日本の多職種連携コンピテンシー

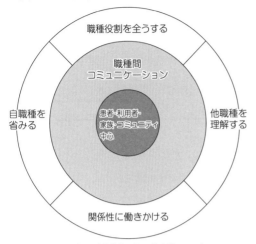

職種役割を全うする

職種間コミュニケーション

患者・利用者・家族・コミュニティ中心

自職種を省みる

他職種を理解する

関係性に働きかける

出所：春田淳志（2016）「特集 専門職連携コンピテンシー1.
多職種連携コンピテンシーの国際比較」『保健医療福祉連携』9(2), 112,【Figure6】。

表12-1　コア・ドメインを支える4つのドメイン

職種としての役割を全うする（role contribution）	互いの役割を理解し，互いの知識・技術を活かしあい，職種としての役割を全うする。
関係性に働きかける（facilitation relationship）	複数の職種との関係性の構築・維持・成長を支援・調整することができる。また，時に生じる職種間の葛藤に，適切に対応することができる。
自職種を省みる（reflection）	自職種の思考，行為，感情，価値観を振り返り，複数の職種との連携協働の経験をより深く理解し，連携協働に活かすことができる。
他職種を理解する（understanding for others）	他の職種の思考，行動，感情，価値観を理解し，連携協働に活かすことができる。

出所：春田淳志（2016）「特集 専門職連携コンピテンシー
1.多職種連携コンピテンシーの国際比較」『保健医療福祉連携』9(2), 113,【Table 2】の一部。

表12-2　専門職間連携の利点と欠点

利点	①利用者の問題解決 ②効率性 ③専門職の利益	適切な計画，迅速な実施，創造的解決，質の向上 より多くの資源を最大限に活用できる 能力向上，人格発達，環境改善，情緒的支援
欠点	①利用者の不利益 ②非効率性 ③専門職の不利益	依存性を増やす可能性，個人情報が漏れやすい 意見調整に時間がかかる 役割混乱や葛藤の出現，意見の斉一性から圧力

出所：野中猛（2014）『多職種連携の技術（アート）』中央法規出版，13をもとに筆者作成。

健康的な生活を確保する」と規定されている。看護師と保健師は，医師法と同年に制定された保健師助産師看護師法に基づく国家資格である。当時は，看護婦という表記であったが，2002（平成14）年より男女ともに看護師という名称に統一された。医師，看護師ともに，医療施設を規定する医療法によりその活動の場である病院，診療所，介護老人保健施設等において役割を果たすことができる。

　医療ソーシャルワーカーが医師や看護師と連携する際に，留意しなければならない点がある。業務内容と権限についてである。医師や看護師は，その国家資格をもつものしかその業務を行うことができない業務独占資格であるが，一方，社会福祉士や精神保健福祉士，保健師は，その資格をもつものしかその資格を名乗れない名称独占という立場である。社会福祉士や精神保健福祉士の仕事については，担当する業務の性質上，資格のない人や他の職種の人でも行うことができる規定となっている。業務としては独占にはできないが，国家資格者として専門性を発揮できるという点はメリットとなる。広く患者とその家

族の地域における生活を支える保健医療福祉の連携においては，それぞれの専門職のあり方を相互補完的にシームレスにつながりあいながら，患者・利用者のさまざまな医療・生活ニーズに対応していくことが求められる。

コラム7　患者の精神的不調への支援における医療ソーシャルワーカーの役割

医療ソーシャルワーカーが，患者の精神的不調の支援にかかわることがある。たとえば，救急医療にかかわるソーシャルワーカーは，自殺未遂者の多くが救急医療を担う医療機関に搬送されている現状では，ソーシャルハイリスクケースとして介入することとなる。入院後に院内で自殺未遂を図る患者もいる。

特に近年では，がん告知後の患者の自殺率が平常よりも高いこともわかってきた。井上の調査*によれば，一般病床での院内自殺患者は，自殺企図もしくは自傷行為を経験している割合は低かったが，自殺前に，何らかの自殺の危険因子・予兆を有していたにもかかわらず，精神科受診をしていなかった割合が高いことが指摘されている。

医療ソーシャルワーカーには，一般診療科（身体科）主治医が直面している患者の精神的不調について，精神科医師などと連携して心理社会的なアセスメントを行い，チームケアにより患者の心と体の回復に寄与することが求められる。

リエゾンチームとは，身体科の患者が抱える精神科的課題の解決について，身体科と精神科が連携して対応するチームである。リエゾンチームでは，精神科医，看護師，臨床心理士に加え，医療ソーシャルワーカー（社会福祉士や精神保健福祉士）も一員となり，多職種による回診やカンファレンスを行い，精神的不調の問題について多角的にアセスメントを行う。チームの目的は，患者やその家族を直接的に支援すること，また，医療スタッフが適切に医療提供できるようにコンサルテーションをすることも大きな目的となる。

医療機関の中には，リエゾンチームのほか，がん患者とその家族のあらゆる苦痛の緩和を図り生活の質の向上を目指す緩和ケアチーム，入院患者の褥瘡予防や治療を行う褥瘡対策チーム，栄養状態の評価やその改善を身体・心理・社会的側面から行う栄養サポートチーム（NST）など，いくつもの機動性のあるチームが編成されており，医療ソーシャルワーカーもそれらのメンバーの一員である。

* Inoue, K., Kawanishi, C., Otsuka, K. et al. (2017) A large-scale survey of inpatient suicides: comparison between medical and psychiatric settings, *Psychiatry Research*, 250, 155-158.

③ 医療チームアプローチの方法と実際

❏ グループとチームのちがい

チームとは何か。グループとチームのちがいについては，篠田が以下のように整理している。[5]

> ① グループ (group)
> 類似した職務を担当する人たちが複数集まっていること。医局，看護部，人事課，総務課などは，似たような仕事をする人たちの集まりである。相乗効果は発揮されず，業績は個々のメンバーの総和になる。
>
> ② チーム (team)
> 目標を達成するために異なる職種の人たちが協働で活動すること。協調を通じてプラスの相乗効果（シナジー）を生むもので，これにより，個々の投入量の総和よりも高い業績水準をもたらすものとしている。

チームを形成するための前提条件として，篠田は，メンバーが集まればいいわけではなく，そこには，リーダーシップやメンバーシップ，メンバー間の信頼関係と円滑なコミュニケーションが揃うことが条件であると述べている。[6]

菊池は，チームを「分野の異なる専門職がクライエントおよびその家族などの持つニーズを明確にした上で共有し，そのニーズを充足するためにそれぞれの専門職に割り当てられた役割を，他の専門職と協働・連携しながら果たしていく少人数の集団」と定義している。[7]

多職種が集まり，そこに共通の目標等があることで，その集団はチームとなっていく。松岡は医療ソーシャルワーカーをはじめとする多職種による専門職間連携を「主体性をもった多様な専門職間にネットワークが存在し，相互作用性，資源交換性を期待して，専門職が共通の目標達成を目指して展開するプロセス」と定義し，さまざまな専門職が学際的に交流する一つの形をチームワークとしている。[8]

❏ チーム機能による分類

この医療チームは，多職種チームワークモデルとして3種類に分類される（表12-3）。[9]

マルチモデルは，医師が中心であり，医学モデルから発展したもので，最終的には医師が意思決定を行う。職種間には階層性が存在する。インターモデルは，多職種が対等な立場から相互に意見交換ができ，全員で意思決定を行う。トランスモデルは，役割を交換したり，役割

表12-3　チームワークの型

チームワークモデル	目　標	役　割	当事者性と専門職の位階	医療の場面（例）
マルチモデル	専門職の各自目標	別々独自役割	専門職中心で位階性強い	急性期
インターモデル	目標のすり合わせ 相互作用での摩擦あり	役割の重なり 機能の重複	当事者ニーズ取り入れ 専門職アプローチの混乱の可能性	リハビリ医療
トランスモデル	目標の統合	役割の交代・開放 同じ業務を異なる職種で	当事者もチームの一員 「医行為」との関係で困難も生ず	地域医療

出所：田中千枝子（2017）「チーム医療・地域医療連携と社会福祉士・精神保健福祉士（第1章第4節）」『保健医療サービス（第5版）』（新・社会福祉士養成講座17）中央法規出版，200，表6-2。

表12-4　ABC概念モデル

要　素		
A　アクティブケア	直接的ケア	医師，薬剤師，臨床検査技師，栄養士，理学療法士，作業療法士，看護師
B　ベースサポート	アクティブケアを効果的にするための支援的ケア	チャプレン，臨床心理士，音楽療法士，芸術療法士，看護師，ソーシャルワーカー，家族，友人，スピリチュアルアドバイザー
C　コミュニティサポート	がん医療を支える社会・経済政策を含むインフラ	患者アドボケイト，製薬会社の従業員，リサーチ・サイエンティスト，公職者，ソーシャルワーカー，家族友人，スピリチュアルアドバイザー

資料：Ueno, N., Ito T. D., Grigsby, R. K., Black, M., Apted, J. (2010) "ABC conceptual model of effective multidisciplinary cancer care," *Nature Reviews Clinical Oncology*, Vol. 7, 544-547.
出所：山本武志（2019）「医療専門職に求められるコンピテンスと専門職連携教育——専門職的自律性，相互依存性，ノットワークの観点からの考察」『社会保障研究』3(4)，540，表1（山本が翻訳したものを野村が一部修正）。

を越えて一部の技術を移転して他の専門職が担当したりするなど，役割の開放性が特徴となる。

　田中の整理を参考にトランスモデルとインターモデルをみてみると，職種の役割を固定せずに互いの役割の不足を補い合えるように役割が開放されているのがトランスモデルとなる。トランスモデルは，職種連携というよりは，地域における在宅療養場面などにおいて活動するチームメンバーが，互いの役割にとらわれず，その状況に応じて必要となるニーズに，流動性をもって臨機応変に柔軟にチームとして機能を果たすことを目指して取り組むことができる機能連携の形であるといえる。チーム間においては，十分なコミュニケーションがあって効果が出るモデルと考える。

　また，多職種によるチーム機能を階層的に区別したものにABC概念モデルというものがある（**表12-4**）。Aアクティブケア，Bベースサポート，Cコミュニティサポートという機能を果たすチームに区分けしたモデルである。がん医療の効果的な多職種協働のために開発されたモデルであるが，チームは同時並行的にさまざまな目的を果たす

ために機能を発揮するものであることをこのモデルからくみ取ることができる。保健医療福祉の現場でも，一人の患者を支えるためにいくつものチームが組まれ，活動している。

コラム8　アルコール依存症治療における SBIRTS

　インターモデル，トランスモデルの例として，一般医療機関におけるアルコール依存症治療における SBIRTS（エスバーツ）を紹介する。医師を中心とした従来の医療においてはあまり考えられなかった，チームメンバー間の階層性がなく，メンバー間の相互作用性が高く，さらに当事者ニーズも取り入れられるモデルである。一般医療機関に，アルコール多量飲酒による肝硬変や消化器がんなど内科系疾患の治療や転倒などによる外科系疾患の治療で受診した患者について，その背景にアルコール依存症が潜んでいる場合，そのニーズを医療職がキャッチできなかったり，院内に精神科医師がいないことで，回復のタイミングを逃すケースも多い。患者本人も否認し，専門治療を受ける動機づけも低いことから，なかなか介入できない。もともとは SBIRT（エスバート）といい，S はスクリーニング，BI はブリーフインターベンション，RT は治療機関への紹介を意味し，スクリーニングテストを実施して，問題飲酒者には簡易介入を行い，依存症の疑いが出てくれば専門治療につなぐという介入技法のことを指す。これに猪野らが，最後に S（自助グループ）への紹介を足して提唱しているのが，SBIRTS である。

　たとえば，外来診療後に断酒会会員や AA メンバー（アルコール依存症当事者の会）に医師や医療ソーシャルワーカーが電話をして患者本人と当事者をつなぐ方式や，一般診療科での入院病棟で退院前の患者のところへ自助グループの当事者が訪問する（アウトリーチ）する方式により，アルコール依存症予備軍や依存症の人々を早期に回復へと導くことが可能となる。

　医療ソーシャルワーカーにとって，自助グループは社会資源であるだけでなく，チームの一員でもある。一般科の医療スタッフ，精神科医師，当事者や家族，自助グループ，医療ソーシャルワーカーが連携することにより，発見から介入までの一連のプロセスをチームアプローチとして取り組み，着実に回復へと導くこととなる。患者の回復の舞台が地域へと移行する時には特に，同じ病の経験者としての自助グループメンバーの支えは意義が大きく，生活の場で具体的に起こることについて専門職・非専門職が連携して患者と共に対処していくことが求められる。

＊猪野亜朗・吉本尚・村上優・宮崎學・皆木裕 (2018)「アルコール依存症者を専門外来から断酒会へ繋げる試みと効果検証──SBIRTS（エスバーツ）と呼称して取り組む」『日本アルコール・薬物医学会雑誌』53(1)，11-24。

医療ソーシャルワーカーと保健医療従事者との
連携の方法と実際

☐ チーム医療と院内連携

① 専門職連携の意義

　保健医療分野では，職種・職域を越えた連携の重要性が認識され，具体的かつ機能的なチーム医療が推進されるようになってきた。その背景を３つあげる。第１に，医療費の適正化政策により，診療報酬が医療機関の機能分化と在院日数の短縮化に影響を与え，医療機関の経営に大きく左右していることがある。そのために，治療に対して，効果的，効率的な医療が求められている。

　第２に，医療の中に患者主体の考え方が浸透するようになったことや，患者を心理・社会的・スピリチュアルを含む全人的視点でとらえる考え方が広がってきたことがあげられる。

　第３に，傷病を機に生じる患者の抱えるニーズが多様化，複雑化してきたことなどがあげられる。

　従来リハビリテーション領域では，医師の指示によって理学療法士，作業療法士，言語聴覚士などの各専門職と医療ソーシャルワーカーが協働し，リハビリテーションチームの一員として支援を提供してきた。近年では，救急医療チーム，糖尿病チーム，緩和ケアチーム，栄養サポートチーム，感染制御チーム（Infection Control Team；ICT），医療安全管理チームなど，さまざまな多職種チームが存在し，異なる職種の専門職者が連携・協働し，それぞれの専門スキルを発揮することで，入院中や外来通院中の患者の生活の質（QOL）の維持・向上，患者の人生観を尊重した療養の実現を目指している。

② 専門職間における連携の方法

　チーム医療を構成する専門職は多岐にわたるが，チームを構成する意義や目的によって構成されるチームメンバーは異なる。また，組織の特性や病院の使命・目的，各職種が所属する部署の方針によっても，構成されるチームメンバーは医療機関によって異なり，画一的ではない。

　たとえば，糖尿病チームの場合，治療や療養にかかわる医師，看護師，栄養指導を実施する管理栄養士，リハビリに関係する理学療法士，作業療法士，歯周や歯科治療にかかわる歯科医師，歯科衛生士，服薬指導など薬学的観点からかかわる薬剤師，専門的な心理的支援を提供

する臨床心理士などがかかわることがある。医療ソーシャルワーカーは糖尿病から派生する生活に関する相談，社会資源やサービス提供の調整，在宅療養生活の支援などを行う。このように多数の職種がかかわる場合，この糖尿病である患者の情報を共有し，治療方針を検討する機会が必要になる。

医療機関では，定期的に**ケースカンファレンス**（カンファレンス）を開催している。各職種が現状を報告し，情報を共有し，患者の病状や状況を確認し，今後の対応を検討する機会である。また，専門職が自らの領域の専門性を補完するために，**コンサルテーション**が実施される。そこでは，他職種のメンバーからの依頼や相談に対して，助言や提案を受ける場合もあるし，逆に求められる場合もある。また，回診に参加することにより，患者の身体状態などをその場で把握し，情報をチームで共有でき，患者と共に治療の進み具合や今後の方針を確認することができる。

多職種で構成される各専門職の専門性を生かすためには，職種間の有機的コミュニケーションが求められる。また，専門職間の記録の共有が重要である。複数の診療科にまたがる治療や各職種の対応が一覧できる電子カルテが普及しているが，他のスタッフが求めている情報を的確に記載することや，クリティカルパス（クリニカルパス）を活用することもチーム医療を推進するうえで役に立つ。

③ 院内連携での診療科間連携

院内連携には，職種間の連携だけではなく，診療科間の連携もある。たとえば，医療機関に摂食嚥下支援チームが設置されている場合，診療科を超えて脳神経外科・呼吸器内科・耳鼻科が連携し，院内に摂食・嚥下障害のある患者のための診療チームが構築されていることがある。各科の担当者が参加する回診では，栄養や食事，口の中の衛生状態を確認し，状況に応じて，歯科医師や歯科衛生士による口腔ケア，必要に応じて医師や歯科医師による嚥下造影・内視鏡検査，さらに，言語聴覚士による機能訓練を行うなど，入院時から診療科が連携し，適切な治療を提供することができる。

医療に直接かかわらない医療ソーシャルワーカーは，患者や家族の相談業務が主となる。チームの中では退院後の生活上で重要になる「食」に対する患者や家族の意思や希望を，医療チームの方針に反映させるための代弁者の役割を担うことや，退院後の療養先の選定を行う。このような取り組みは，高齢患者の入院生活の向上，原疾患の治療の促進および誤嚥性肺炎等の合併症を予防して，栄養状態の改善や早期退院に結びついている。

☐ 医療ソーシャルワーカーと地域連携

① 院内の多職種連携から地域連携へ

　院内の多職種連携から地域連携には，従来の治療の効果性・効率性を追求するミクロレベルから，医療機関におけるコスト効果，医療ケアの質の向上などの組織のメゾレベル，加えて，国民医療費の抑制や地域包括ケアシステム構築の推進などのマクロレベルにおいても，その重要性が指摘されている。

　医療サービスの提供のあり方も，病院完結型医療から地域完結型医療へと変化してきた。また，持続可能な社会保障制度を確立するために，地域での効率的かつ質の高い医療，保健，介護，福祉のサービス提供を総合的に確保する地域包括ケアシステムの推進が求められている。

　このように，保健医療現場と社会福祉や介護現場との地域連携がより重要視されてきた。また，医療機関の機能分化と地域医療の連携，在宅医療の充実が重視されている。

　さらに，地域包括ケア病棟が登場し，在宅復帰率が設定され，在宅復帰を促す方向へと拍車がかかっている。また中小の病院，診療所には，「かかりつけ医」機能が奨励され，地域包括支援料や地域包括診療加算，在宅療養実績加算などが加わり，在宅医療をバックアップする方向で進んでいる。このような現状から，医療ソーシャルワーカーの業務は患者を医療資源や地域の支援機関とつなぐ役割がより一層期待されている。

② 医療ソーシャルワーカーによる地域連携の方法

　第5次医療法改正と社会保障・税一体改革（第6章参照）の影響を受けて，がん，脳卒中，急性心筋梗塞，糖尿病，そして精神疾患などの疾患への対策については，地域医療提供体制が構築されている。さらに，2021（令和3）年より新興感染症がこれらの5事業に加わったため，同様に地域の保健・医療・福祉の連携を考慮する必要がある。発症から入院治療，リハビリテーション，地域での生活までの流れを明確にし，急性期から在宅療養まで切れ目のない医療を提供することを目指し，地域連携クリティカルパスの活用が求められている。これにより，地域における医療資源の効率的利用の促進とともに，連携による地域完結型の実現が求められている。また，近年，地域と病院の確実な連携を推進するために，入退院支援連携が強化されている。

　ソーシャルワーカーは，地域連携クリティカルパスの作成や，入退院連携の基本指針の策定のために地域の各機関が協働してパスや指針を検討する機会に，積極的に参画することが求められる。また，地域

の機関で行われる事例検討会，地域包括ケアセンターなどが主催する地域ケア会議などにも参画し，個別課題解決から地域課題を掘り起こし，関係機関・関係者との連携促進や新たなネットワークの構築に取り組むことも必要になる。場合によっては，不足する社会資源の開発や政策提言など，ソーシャルアクションが求められる。このように医療ソーシャルワーカーには，ミクロの視点だけではなく，メゾやマクロの視点から地域の医療資源，社会資源を分析し，住みよい地域づくりを目指すための強力なサポーター，リーダーとしての期待が高まりつつある。

コラム9　医療ソーシャルワーカーと救急隊員の連携による早期介入システム

　医療ソーシャルワーカーと消防本部に所属する救急隊員（救急救命士）との連携により，地域で暮らす人々のソーシャルハイリスクな状況を発見・共有し，いち早く介入するシステムを構築した取り組みがある。

　愛知県豊田市では，市の最上位計画である第8次豊田市総合計画を踏まえ，市民が安全・安心に暮らせるまちの実現をめざして暮らしを守るための第三次消防整備計画を実行している。各計画に連動性をもたせ，地域共生型社会の実現と深化を目指している。

　たとえば，社会的困難性を抱える利用者の不搬送事例や搬送困難事例などが増加した救急隊員が医療ソーシャルワーカーらに相談を持ち掛けて多職種連携に着手したのが，豊田市アルコール問題消防連携事業である。連携事業としての要綱を作成し，情報共有のためのスクリーニングシート兼情報提供書や，市役所内においても「障がい福祉共有アセスメントシート」や支援経過シートを作成し，気がかりなケースを共有しやすい体制づくりを行ってきた。この中で，救急隊員たちは，気がかりな依存症患者に遭遇した時には，専門医療機関の受診や相談窓口にたどり着けるように，家族向けリーフレット「お酒のことでお困りのことありませんか」をつくり，手渡す取り組みを始めた。また，特別養護老人ホームにおける救急情報シートを作成し，社会福祉法人と連携して運用してきた。

　近年では，社会的な問題を抱えた救急要請者に対して，2020（令和2）年3月から，豊田市救急隊と市内4医療機関で，医療機関への救急搬送時に連携する新たな取り組みをはじめた。救急隊員がキャッチした社会的困難情報を，医療機関にいる社会福祉士等の医療ソーシャルワーカーへ迅速確実に引き継ぎ，早期に必要な病気の治療や福祉の支援介入に結びつけることを目的とした「EM-PASS（イーエムパス）」（E：emergency medical service, M：medical social worker）というしくみである。アルコール依存，自傷行為・自殺未遂，ゴミが散乱する住環境，虐待やネグレクト，DV，地域からの孤立，身寄りがない，経済的に困窮，医療の中断などを医療ソーシャルワーカーにつなぐことで，地域における課題解決へと結びつけていくシステムである。

5　救急・災害医療の現場における連携の方法と実際

☐ 救急医療におけるソーシャルワーク

　日本の救急医療や災害医療において，医療ソーシャルワーカーがおかれている現状についてとりあげる。

　救急医療とは，人間の生体への侵襲（外因）による傷病や急病（急性疾患）に対応する医療であり，生命の危機への対処，苦痛や不快感の解除，傷害された身体機能の修復が主な目標となる。医療が必要な人に適切な場で適切な医療を提供できる体制の整備と，急性期の病態を解明する救急医学の発展が救急医療を推し進めてきた。医療現場では，ソーシャルワーカーには，時間的制約のある中で，救急医療の対象となる人の福祉課題を解決することと，救急医療の円滑な提供体制の確保の両方の成果を達成することが求められることとなる。

　救急医療ソーシャルワークの実践対象には，以下のようなものがある。

小児虐待，DV，高齢者虐待	周産期（飛び込み出産）
キーパーソン不在の高齢者	自殺未遂
アディクション（依存症等）	交通事故
高次脳機能障害	認知症
精神疾患，精神障害合併	重篤な意識障害
熱傷，外傷	路上生活者
外国人等	大規模災害

　以上のような救急医療の対象者（患者や家族）が，自らの身に起こった傷病にかかわる身体的症状に加え，これまで抱えていた生活課題や心理的・社会的問題が複合した状態で医療機関に持ち込まれる。すでに社会的脆弱性を抱えているケースが多く，社会的背景にある課題は多様であり，短期間での解決が難しく，医療のスピード感に反して，場合によってはそもそも問題解決の遡上に上げるのに時間を費やす場合もある。

　傷病とともに持ち込まれる生活課題や心理的・社会的問題の背景には，人々の**ヴァルネラビリティ**による社会的孤立の問題が大きく関与している場合も多く，医療専門職だけではニーズに対応しきれないケースが多いのが現状である。

➡**ヴァルネラビリティ**

脆弱性，傷つきやすさ。さまざまな課題などといったストレス源に対する耐性の弱さにより，心理社会的問題によって生活困難に陥りやすい状態をいう。この状態によって本来尊重されるべきクライエントの権利が侵害されやすいため，権利擁護の観点からもその評価が求められている。

❑ 救急医療にかかわる専門職として求められる責務

　急性期医療の現場では，医師が中心のマルチモデルのチームワークが求められることが多い。ソーシャルワーカーにはどのような自律性を発揮しようとしているのか，瞬時の判断が求められる現場であるため，振り返ることを習慣にし，次なる実践に生かしていくことが求められている。南による自律性を振り返る際のポイントは，以下のとおりである。[(11)]

- ソーシャルワーク倫理が自身の中に内在化されているか
- ソーシャルワーク固有の役割・機能の認識ができているか
- その実践のプロセスでクライエント自身の自律や意思決定を支えているかどうか

　事例の振り返りの中では，価値・倫理の葛藤がみられる場面では特に丁寧に振り返っておく必要がある。ソーシャルワーカーは，その状況に応じて自分は実際どう行動したかを振り返ることで，何が最優先されるべきだと考えるのか，またその根拠について，患者やその家族，チームメンバーの医療スタッフたちに論理的説明ができることが大切である。

❑ 救急医療におけるソーシャルワーカーの連携実践

➡ アセスメント

問題・課題があると推測される事例や事象に関する情報（バイオ・サイコ・ソーシャルに関する情報）等を収集し，事例や事象が抱える問題・課題を抽出すること。ソーシャルワークの展開過程の一つであり，エンゲージメントの次段階として展開される。

　ソーシャルワーカーは，適切な**アセスメント**を行うこと，その時発生している経済的，心理的・社会的な問題に取り組みつつ，患者やその家族が安心して治療や療養ができる体制を整えること，背景にある社会的脆弱性による生活上の課題の解決に向けて介入を行うこと，医療機関を転院・退院後の暮らしを視野にいれながら継続的支援を行い，患者や家族が取り組めるようエンパワーすること，その支援のプロセスが円滑に展開できるように，病院内だけでなく地域のさまざまな関係者との連携により，患者の生活の再構築と次のステージへサポートすることが役割として求められている。

❑ 災害医療チームにおいてソーシャルワーカーが果たす役割

　災害時，医療ソーシャルワーカーは，自身の生命を失った人，家屋を失った人，家族や友人を失った人，けがや障害を負った人，仕事を失った人，生活に必要な物資が入手できない人，電気・ガス・水道・物資が届かない人，被災の恐怖やショックを抱えている人，将来への不安を抱えている人，長期にわたる制限的・禁欲的生活によるバランスの崩壊をきたしている人などに出会うこととなる。
　ヘネシーは，災害医療の現場において，医師や看護師は身体に負っ[(12)]

た外傷等の肉体的トラウマの治療に専念するのが役目である一方，ソーシャルワーカーは，心的トラウマに注目して，そこから受けるストレス症状が悪くならないように，または少しでも軽減できるようにアセスメントしたり具体的な支援活動を行うことが，チームの中での役割であるとしている。

　たとえば，トラウマ・アセスメントである。医療機関や避難所等で出会う被災者に対して，雑談やちょっとした会話の積み重ねの中から，肉体感覚，イメージ，におい，光，音，声に関する聞き取りや観察を行い，同時に過去のトラウマ経験や治療経験，その他の精神疾患歴などと合わせて，心の状態がどのような状況かをアセスメントすることができる。

　また，被災者の心拍を鎮める予防的サポートとして，優しい声かけ

コラム10　災害時における医療ソーシャルワーカーの役割

　日本各地で発生する大規模災害時に際し，発災直後から救命・救護のための医療チームの派遣制度ができた。DMAT（Disaster Medical Assistance team）と呼ばれ，1995（平成7）年の阪神淡路大震災を契機にできたしくみである。その他，広域医療搬送計画や，災害拠点病院などの災害医療提供体制の整備がなされた。

　DMATは，発災直後おおむね48時間以内に医師，看護師，業務調整員という役割のチームで現地に派遣される起動性をもった専門職チームである。社会福祉の専門職としては，医療ソーシャルワーカーが業務調整員として現地に入ることが多くなっている。医療機器を持参したり，通信機器を整えたり，退院の食糧や休憩先を確保するなど現地での調整を担当するが，その経験から今後ソーシャルワークが何ができるのかを考え支援を生み出していくことにつながっている。

　東日本大震災時の多職種が連携しながら医療支援活動に取り組んでいた内容を事後に整理し，チーム医療推進協議会*がハンドブックにまとめた。その中に，医療ソーシャルワーカーの記載があるので紹介する。

　1　病院の医療ソーシャルワーカーの業務のお手伝い，災害地域にある病院のソーシャルワーカーの被災状況を確認し，業務に支障がでていたら，ソーシャルワーカーを派遣

　2　震災時に利用できる災害時に利用できる医療制度・サービスの情報提供

　3　避難所・仮設住宅・在宅被災者への訪問相談およびニーズ把握，相談会の開催

　特に病気・障害を持つ方，生活困窮者に対する相談援助が専門

　4　被災者の心理的問題（孤独など）および生活の相談（虐待予防，要介護者のリスク予防など），グリーフワーク的（悲しみのケア）支援，グループワークの開催など

　5　一時避難所から次の生活の場への移動支援

　6　救命の時期から長期的な復興に向けた数年にわたる生活相談の後方支援（地元の専門職につなぐなどのマネージメント的関わりが得意）

*チーム医療推進協議会（2011）『2011年度災害時におけるメディカルスタッフの役割ハンドブック』（http://www.team-med.jp/img/pdf/team_med_disaster.pdf）。

や，寄り添って手を握ったり，家の人に電話をしてサポートができる人をすぐに呼ぶ，リラクゼーションの方法や飲酒や睡眠剤に関する予防教育などを行い，レジリエンスを高めるかかわりをさまざまに実施し，心的トラウマを軽減するアプローチを担うことができるとしている。

○注 ────────

⑴　吉池毅・栄セツコ（2009）「保健医療福祉領域における「連携」の基本的概念整理──精神保健福祉実践における「連携」に着目して」『桃山学院大学総合研究所紀要』34⑶，116。

⑵　田中千枝子（2017）「チーム医療・地域医療連携と社会福祉士・精神保健福祉士（第1章第4節）」『保健医療サービス（第5版）』（新・社会福祉士養成講座17）中央法規出版，37。

⑶　McClelland, D. C. (1973) "Testing for Competence Rather Than for "Intelligence"," *American Psychologist,* January, 1-14.

⑷　野中猛（2014）『多職種連携の技術（アート）──地域生活支援のための理論と実践』中央法規出版，13。

⑸　篠田道子（2011）『多職種連携を高める　チームマネジメントの知識とスキル』医学書院，11。

⑹　同前書。

⑺　菊池和則（1999）「多職種チームの3つのモデル──チーム研究のための基本的概念整理」『社会福祉学』39⑵，273-290。

⑻　松岡千代（2000）「ヘルスケア領域における専門職間連携：ソーシャルワークの視点からの理論的整理」『社会福祉学』40⑵，18。

⑼　同前，17-38。

⑽　太田裕子（2017）救急認定ソーシャルワーカー認定機構監修・救急認定ソーシャルワーカー認定機構研修・テキスト作成委員会「救急医療の仕組み（第1章第1節）」『救急患者支援　地域につなぐソーシャルワーク　救急認定ソーシャルワーカー標準テキスト』へるす出版，3。

⑾　南彩子（2014）「専門職としてのソーシャルワーク再考：ソーシャルワーク倫理に基づく意思決定とそのプロセスについて」『天理大学社会福祉学研究室紀要』vol. 16，3-12。

⑿　ヘネシー澄子（2013）「記念講演　災害時におけるソーシャルワーカーの役割──トラウマの新知識と新治療」『医療と福祉』No. 93，46⑵，2-16。

○参考文献 ────────

春田淳志（2016）「特集　専門職連携コンピテンシー　1. 多職種連携コンピテンシーの国際比較」『保健医療福祉連携』9⑵，106-129。

山本武志（2019）「医療専門職に求められるコンピテンスと専門職連携教育：専門職的自律性，相互依存性，ノットワークの観点からの考察」『社会保障研究』3⑷，536-545。

野中猛（2014）「多職種連携の技術（アート）──地域生活支援のための理論と実践」中央法規出版。

社会福祉士養成講座編集委員会（2017）『保健医療サービス（第5版）』（新・社会福祉士養成講座17）中央法規出版。

■ 終　章 ■

保健医療における
福祉の未来と展望

1 保健医療における福祉の必要性

　保健医療は，傷病の治癒・寛解，健康の保持，再発の抑制等を目指すアプローチであると認識されがちである。しかしながら，ターゲットとしているのは，「傷病」そのものではなく「患者」であることを忘れてはならない。患者は社会生活者であり，社会生活の中でさまざまな影響を受け，あるいは与えながら日々を送っている。そのようななか，傷病という「雨」が降り注ぎ，患者となった時，生活の変化や揺らぎ等により心理的・社会的・経済的問題が発芽することがある（図11-2を参照）。また，健康管理等が不十分であるなど，生活問題が根底にあり健康の保持ができない状況が傷病の発生に荷担している場合もある（図終-1）。

　このような時，患者は自らの人的・物的資源等を活用しながら，その状況に耐え，あるいは立て直しを試みようとする。しかし，さまざまな努力によっても自らの力で解決・改善・軽減などができなかった場合，患者は他者の助け，「福祉の援助」を必要とするのである。このような傷病と患者（の生活）の関係を鑑みるならば，社会生活者としての患者の治療には**全人的視点**➡が不可欠であるといえる。保健医療に福祉を加えた複合的なアプローチが必要とされるのは，こうしたしくみからも明らかである。

➡**全人的視点**
クライエントを生活者ととらえ，身体・精神的側面のみならず社会的側面等も含めて包括的に把握しようとする見方。全人的な視点を踏まえた医療では，患者の「疾病のみ」に視点を当てるのではなく，患者を「疾病をもつ人」としてとらえ，患者の個別性に留意しながら疾病の予防や治療等を行う。

2 保健医療における医療ソーシャルワーカーの必要性と危機

　近年の日本の医療政策では，入院医療の機能分化の推進とともに在宅医療の充実が急速に進められ，具体的には診療所の機能強化とともに訪問看護ステーションや居宅介護支援事業所等との連携強化が図られるようになった。24時間体制の入院医療から在宅医療への切り替えは，患者本人や家族の心身両面に大きな負担を強いることとなる。そのため，さまざまな社会資源との**リンケージ**➡と緊急時の対応などのコーディネーションが入院医療を担当する医療機関の医療ソーシャルワーカーに求められており，在宅医療移行後の援助（特にモニタリングと再アセスメント）においては，診療所の医療ソーシャルワーカーに

➡**リンケージ**
ケースマネジメントの機能であり，クライエントの参加のもとニーズと社会資源を結びつけていく過程のこと。

図終-1　保健医療と傷病，生活問題，医療ソーシャルワークの関係

出所：筆者作成。

期待されるところである。

　入院医療を有する医療機関に勤務する医療ソーシャルワーカーの業務の中で主流を占めている退院援助は，2008（平成20）年に「退院調整加算」，2016（平成28）年に「退院支援加算1」が新設されるなど，医療ソーシャルワーカーは，社会福祉士として診療報酬制度に位置づけられるようになり，存在意義とその援助の必要性が一層高まってきている。医療ソーシャルワーカーの役割は，従来の「潤滑油」的存在（医療専門職が患者のための医療をスムーズに遂行できるようサポートする）から一転して「歯車」的存在（医療ソーシャルワーカーが主導となり退院援助を行うなど）へと化してきているのである。

　昭和から平成に変わるバブル経済期に，医療機関のケースワーカー（当時の呼称）を「経営すワーカー」と酷評した記事などを目にすることがあった。医療機関という組織の一員として経営の視点は重要であるが，それが強調される中で福祉職のアイデンティティを見失い，離職した医療ソーシャルワーカーが少なくなかった。そして，診療報酬制度の改正のたびに退院援助が重視されてきている今日，特に若年層（経験3年未満）の離職が著しくなってきている。今後，量的にもますます必要とされてくる医療ソーシャルワーカーにとっては「危機」ともいえる現象である。

　退院援助は，医療機関の機能分化の推進の中で政策的にも重視されている。そして退院援助により，在院日数の短縮化で医療機関の収入増にもつながるしくみとなっているため，組織からの期待も大きい業務である。しかしながら，早期退院の準備の整っていない患者や家族にとって退院勧告は寝耳に水であり，医療ソーシャルワーカーは，**インボランタリー**なクライエントたちに対し，矢面に立って対応を行っている実情もある。このことにより医療ソーシャルワーカーは，組織

➡ インボランタリー
クライエントが援助を受けることに対して自発的でない，あるいは援助を受けなければならないことを認識できていない状況のこと。インボランタリーなクライエントとは，援助を受ける意味や目的を理解していない，あるいは援助を受けることに拒否や反発などマイナスの感情をもったワーカビリティの低いクライエントを指す。

からの要請や期待のために患者や家族が望まない退院援助をさせられているとの認識をもちやすく，医療ソーシャルワーカーは患者家族のために存在するのか，それとも組織のための歯車なのかといった気持ちの狭間で自らの福祉職としての存在意義を見失っているのである。すなわち，役割ストレスが生じているのである。

カーン（Kahn, R. L.）ら[(1)]は，役割ストレスとは，職務における役割義務を充足させようとする時に感じる困難や矛盾であり，役割への要求で生じた矛盾・不一致や圧迫・不明瞭性を個人が知覚し，それが累積することにより心理的な不均衡の状態を生じさせ，職務遂行や離職意向，離職などに重大な影響を及ぼすと述べている。カーン（Kahn, R. L.）らの考えをモデル化して実証を試みたベディアン（Bedeian, A. G.）とアルメナキス（Armenakis, A. A.）のB&Aモデル[(2)]を基礎とした佐藤[(3)]らの仮説を**図終 - 2**に示す。

この仮説モデルは，介護福祉士を対象とした検討がなされているものの，現在の医療ソーシャルワーカーの現状に照らし，合目的的なモデルと考える。負の転帰である離職を回避するために，それに至る過程を理論から援用・構築したモデルであり，介入ポイントを見定めるのに有用である。役割ストレス以外にもラザルス（Lazarus, R. S.）らの**心理学的ストレスモデル**[➡4)]などの心理的要因に焦点を当てた理論モデルも離職への過程を理解する指標となる。また，近年の若年層の離職増加にともなう中間年代層の空洞化によるロールモデルの不在なども離職を促進している要因の一つと考えられる。さらには，支持的スーパービジョンは，ポジティブな効果のみならずバーンアウトなどのネガティブな影響を抑制する効果も報告されており，スーパービジョンのあり方が離職回避に有用であるかもしれない証拠が数多く示されてきている。

大学等の養成教育では，主に考え方やソーシャルワークの価値等を伝えることに，職場や職能団体の現任教育では，主に技術や実務の習得を目指すところに重きを置く傾向がみられる。医療ソーシャルワーカーの職場定着のための対策においては，退院援助が「**歯車的役割**」➡なのか否かを根本的に整理する必要がある。

退院援助には，①最終的な生活の場を想定し（長期目標），それに向かう過程（たとえば自宅退院を目指すならば，「一般病棟」→「地域包括ケア病棟」→「自宅」といった過程など）を設定して転院する医療機関等を選定する（短期目標）といった役割と，②急性期を脱した患者の継続入院により，急性期医療が機能不全とならないよう患者の病期に合った医療機関の利用を促進する役割の2つがある。

➡ 心理学的ストレスモデル

潜在ストレッサー（ストレスの源となる出来事など）がストレス反応（バーンアウトや抑うつ状態など）を引き起こすのではなく，潜在的ストレッサーを認知（主観的な評定）することによりストレス反応に至るという理論モデル。

➡ 歯車的役割

医療ソーシャルワーカーの役割は，医療機関を機械にたとえるならば，直接治療に携わる医療専門職が歯車であるならば，歯車を円滑に稼働させる潤滑油であるといわれてきた。医療機関の機能分化が進み，在院日数の制限が厳しくなった今日，退院援助は医療機関の経営的側面に大きく影響を及ぼすことから，医療ソーシャルワーカーの役割は公私ともに歯車的役割をもっていると認識されることも少なくない。

図終 - 2　役割ストレスと離職意向の関係

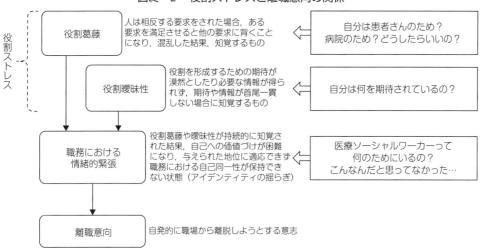

出所：佐藤ゆかり・澁谷久美・中嶋和夫ほか（2003）「介護福祉士における離職意向と役割ストレスに関する検討」
　　　『社会福祉学』44(1)，67-78を参考に筆者作成。

　退院援助は「歯車」的役割の印象が強いものの，その根拠を深く考
察すれば「潤滑油」的役割であることが理解できる。患者や家族の心
情に寄り添い，将来の生活を共に描きながらゴールへ向かうための道
標を立て，転院後は次の医療機関の医療ソーシャルワーカーへ援助の
バトンを渡すのである。

　大学等の養成教育では，退院援助における医療ソーシャルワーカー
の役割（実践の根拠としての理論）を明確に教授し，また職場では，退
院援助における医療ソーシャルワーカーの意味についてスーパービジ
ョンを通して確認し（理論の確認），さらに職能団体の現任教育では理
論と実践の関係を繰り返し確認すること（理論と実践の関係の再確認）
ができれば，役割ストレスによる離職は回避できるものと考える。医
療ソーシャルワーカーは，患者や家族にかかわる行為の一つひとつの
意味について熟考し，実践の根拠を問いながら援助を遂行していくこ
とが求められているといえる。

　一方，在宅医療を担当する診療所の医療ソーシャルワーカーについ
ては，配置数の増加に伴い，現在職能団体において業務内容の収集等
が行われ，整理が進められているところである。在宅死を望む人の増
加に伴い，在宅ターミナルケア，すなわち在宅での看取りの増加が予
測されており，**アドバンス・ケア・プランニング**➡（Advance Care
Planning）において，医療ソーシャルワーカーはどのように貢献でき
るかが課題となっている。

　また，患者の死後の遺族のケアについては，第11章でも述べたよう
に，死別ストレスがもたらすさまざまな問題には，遺族の死亡率の上

➡**アドバンス・ケ
ア・プランニング**
年齢や病期にかかわら
ず，患者の価値観や希
望・目標などを家族や
医療従事者と共有し，
患者の意思決定を支え
ながら，終末期を含め
た今後の治療や介護に
ついて話し合う過程の
こと。この過程には，
患者が意思決定できな
くなった際の代理人の
選定も含まれる。これ
らの取り組みは繰り返
し行われ，文書として
残される。

昇や身体疾患の罹患，うつ病有病率の上昇などがあるといわれている。遺族が生きていく意味を見出し，新たな人生の一歩を踏み出すまでの過程はさまざまである。まずは遺族に対して面接を中心とするアウトリーチ活動が重要であり，次いで心理的段階を鑑みたピアカウンセリングの導入，さらにはグループワークを用いた悲しみの吐露による浄化（カタルシス）など，医療ソーシャルワーカーがかかわるべき場面は多いといえる。遺族の人生の再設計には新たな生活の基盤を創ることが先決であり，経済的・社会的問題の解決等に対応できる点については，医療ソーシャルワーカーは他職種がもち得ない「強み」をもっている。

　具体的な生活問題の解決等を基盤に置きながら，心理面のケアについては他職種を巻き込みながら，多職種協働による相乗効果を創り出すところに医療ソーシャルワーカーの存在意義がある。役割ストレスによる負の転帰（存続の危機）を迎えることのないよう，医療ソーシャルワーカーは自らの学問基盤を意識した援助展開を行う必要がある。

　遺族のケアは一例であるが，診療報酬制度上には規定されていないものの介入が必要となる現象・事象は多々見受けられる。入院医療に比べて在宅医療では，療養の場が居宅であるがゆえに患者や家族との対話時間が短いこと等により，生活背景・状況や変化を把握しにくい現状がある。診療所の医療ソーシャルワーカーには，広い視野と見識を身につける努力とアセスメント力の向上等が求められる。

　ブラッドショウ（Bradshaw, J.）は，ニーズキャッチに必要な考え方として，ノーマティブニード（Normative Need：専門家や行政職員，研究者等が判断するニード），フェルトニード（Felt Need：サービスの必要性を個人が自覚したニード），エクスプレスニード（Expressed Need：実際にサービスの利用を表明したニード），コンパラティブニード（Comparative Need：利用している人と比較してニードがあると判断されたニード）の４つのソーシャル・ニードを提示している。自ら援助を求めるには勇気が必要であることから，フェルトニードは表明されにくく，また，在宅医療により患者や家族のソーシャルネットワークが縮小されることから，コンパラティブニードも表明されにくくなるものと考えられる。

　医療ソーシャルワーカーには，社会科学を基盤とする専門職である「強み」を発揮し，４つのソーシャル・ニードにも着目したアセスメントが求められる。

保健医療における医療ソーシャルワーカーへの期待

　社会情勢の変化等に伴い，医療ソーシャルワーカーは，今後もさらなる複雑化・多様化する生活問題や課題を抱える患者や家族の援助を行っていくことが予想される。医療ソーシャルワーカーの援助活動に危惧することは，理論から離れた経験則での実践，つまり我流に依存した実践を行うことである。

　福祉分野の専門職には「経験主義」といった根強い考え方がある。これは，長期間の実践による経験のみで対応できるという考え方（教育訓練や知識が不足している部分を経験で補おうとする考え方）である。言い換えれば，「大学等の授業で習ったことは役に立たない」という養成教育に対する「怒り」ともいえる。

　大学等の授業で習う理論は，その時点までに援助効果が検証され，一般化されてきたものである。大学等を修了し，臨床現場において経験を重ねる中で，大学等の授業で習った理論（モデルやアプローチを含む）では援助効果が上がらない事例（特異例）に出合うことがある。そのような特異例に多く出合う中で医療ソーシャルワーカーは，「理論は空論であり，実践との距離がある」「複雑・多様なニーズをもつ事例に通用する理論などない」などと感じるようになる。その感覚が高まるにつれ，「大学等で習った理論は使えない」となり，経験主義の下に対応しようと試みるようになると考えられる。

　社会心理学者のレヴィン（Lewin, K.）は ⁽⁶⁾ "Nothing is so practical as a good theory"（良い理論ほど実践的なものはない）と述べている。つまり，実践に役立つ理論は，実践と研究を繰り返す中で修正・補正・創生されるということである。既存の理論は，開発された時代までの事例に対してその有用性が確認されている。その後時間が経過し，複雑で多様なニーズをもつ特異例が増加するに従い，既存の理論では対応が困難となるのは当然のことである。

　たとえば医学の分野では，症例研究を基礎に，傷病に対して最新の治療法を継続的に開発してきている。生活問題や課題を抱える患者や家族が安心して療養に専念できるよう，医療ソーシャルワーカーは研究者と協働しながら，特異例に対応できる理論の改良と開発に積極的に参画することが課題である。

◯注 ──────

⑴　Kahn, R. L., Wolfe, D. M., Quinn, R. P., et al.（1964）*Organizational stress : Studies in role conflict and ambiguity*, John Wiley.

⑵　Bedeian, A. G. and Armenkis, A. A.（1981）A Path-Analytic Study of the Consequences of Role Conflict and Ambiguity, *Academy of Management Journal*, 24（2）, 417-424.

⑶　佐藤ゆかり・澁谷久美・中嶋和夫ほか（2003）「介護福祉士における離職意向と役割ストレスに関する検討」『社会福祉学』44（1）, 67-78。

⑷　Lazarus, R. S, Folkman, S.（1984）*Stress, Appraisal, and Coping*, Springer Publishing Company.（＝1991, 本明寛・春木豊・織田正美監訳『ストレスの心理学』実務教育出版）

⑸　Bradshaw, J.（1972）The Concept of Social Need, *New Society*, 30, 640-643.

⑹　Lewin, K.（1951）*Field Theory in Social Science : Selected Theoretical Papers*, Cartwright, D. ed., Harper & Row, New York.

◯参考文献 ──────

中島さつき（1975）『医療ソーシャルワーク』誠信書房。

Kadushin, A., Harkness, D.（2009）*Supervision in Social Work*, 5th ed., Columbia University Press.（＝2016, 福山一女監修『スーパービジョン　イン　ソーシャルワーク（第5版）』中央法規出版）

八木亜紀子編著（2019）『事例で理解する相談援助のキーワード──現場実践への手引き』中央法規出版。

大西秀樹・石田真弓（2014）「家族と遺族のケア」『心身医学』54（1）, 45-52。

日本地域福祉研究所監修／中島修・菱沼幹男共編（2015）『コミュニティソーシャルワークの理論と実践』中央法規出版。

秋山智久（2007）『社会福祉専門職の研究』ミネルヴァ書房。

資料1　医療政策動向の年表

1874（明治7）	恤救規則，医制制定
1880（　　13）	伝染病予防規則公布
1897（　　30）	伝染病予防法制定
1904（　　37）	内務省令「肺結核予防二関スル件」制定
1906（　　39）	医師法（旧法）指定，歯科医師法（旧法）制定
1909（　　42）	種痘法制定
1911（　　44）	工場法制定
1919（大正8）	結核予防法（旧法）制定
1922（　　11）	健康保険法制定
1927（昭和2）	健康保険法施行
1929（　　4）	救護法制定
1937（　　12）	保健所法（旧法）制定；結核予防法改正
1938（　　13）	国民健康保険法（旧法）制定；厚生省設置
1940（　　15）	国民体力法制定
1942（　　17）	国民医療法制定
1946（　　21）	生活保護法（旧法）制定
1947（　　22）	労働基準法，児童福祉法，保健所法制定；健康保険法改正（労働者災害補償保険法制定に伴い業務上の傷病に対する給付の廃止）；労働省設置
1948（　　23）	医療法，予防接種法，優生保護法，性病予防法，薬事法，医師法（新法），歯科医師法（新法），保健婦助産婦看護婦法制定；国民健康保険法改正（市町村公営原則）
1949（　　24）	身体障害者福祉法制定
1950（　　25）	生活保護法（新法），精神衛生法制定
1951（　　26）	社会福祉事業法（現・社会福祉法），医薬分業法，結核予防法（新法），検疫法制定
1953（　　28）	健康保険法改正〔療養の給付期間を3年に延長〕
1958（　　33）	学校保健法制定；国民健康保険法（新法）〔国民健康保険法全面改正：国民皆保険の推進，被保険者5割給付〕
1959（　　34）	国民年金法制定
1960（　　35）	精神薄弱者福祉法制定
1961（　　36）	国民皆保険・国民皆年金体制の実現
1962（　　37）	社会保険庁設置
1963（　　38）	国民健康保険法改正〔療養の給付期間の撤廃，世帯主の7割給付実施〕；老人福祉法制定
1965（　　40）	母子保健法制定
1968（　　43）	国民健康保険の7割給付完全実施
1972（　　47）	労働安全衛生法，難病対策要綱制定
1973（　　48）	福祉元年；公害健康被害補償法制定；健康保険法改正〔被扶養者7割給付の実現，高額療養費制度の創設〕；老人福祉法改正〔老人医療費無料化〕
1974（　　49）	雇用保険法制定；小児慢性特定疾患治療研究事業創設
1981（　　56）	健康保険法改正〔被扶養者の入院時8割給付〕
1982（　　57）	老人保健法制定
1983（　　58）	老人保健法施行〔老人医療費に自己負担導入，老人保健拠出金の導入〕
1984（　　59）	健康保険法等改正〔被用者本人9割給付，国保に退職者医療制度の創設，特定療養費制度の創設〕

1985 （　60）	第一次医療法改正〔医療圏の設定，地域医療計画策定の義務化等〕
1986 （　61）	老人保健法改正〔老人保健施設の創設，老人医療費の一部負担金の引き上げ，加入者按分率の引き上げ〕
1987 （　62）	社会福祉士及び介護福祉士法，精神保健法（旧・精神衛生法の改正）制定
1988 （　63）	国民健康保険法改正〔保険基盤安定制度の創設〕
1989 （平成元）	後天性免疫不全症候群の予防に関する法律制定；高齢者保健福祉推進十カ年戦略（ゴールドプラン）策定
1990 （　2）	福祉関係八法改正；国民健康保険法改正〔保険基盤安定制度の確立，国庫助成の拡充〕
1991 （　3）	老人保健法改正〔老人訪問看護制度の創設，公費負担割合の引き上げ，一部負担金の見直し〕
1992 （　4）	福祉人材法制定，看護職員人材確保法制定；第二次医療法改正〔医療施設機能の体系化（特定機能病院・療養型病床群の制度化）等〕；健康保険法改正〔事業運営安定資金の創設〕
1993 （　5）	国民健康保険法改正〔国保財政安定化支援事業の制度化〕
1994 （　6）	地域保健法制定；健康保険法等改正〔付添看護・介護にかかる給付の改革，在宅医療の推進，入院時食事療養費の創設，出産育児一時金の創設〕
1995 （　7）	地域保健及び精神障害者福祉に関する法律（精神保健法）制定；国民健康保険法改正〔保険料軽減制度の拡充〕，老人保健法改正〔老人加入率の上下限引き上げ〕；精神保健福祉法（旧・精神保健法）の改正
1997 （　9）	介護保険法制定（2000（平成12）年施行）；第三次医療法改正〔地域医療支援病院の創設等〕；健康保険法等改正〔被用者本人8割給付，外来薬剤に対する一部負担の導入，老人保健の一部負担の見直し〕
1998 （　10）	感染症の予防及び感染症の患者に対する医療に関する法律（感染症法）制定；診療報酬改定〔薬価の引き下げ，一般病棟における長期入院の包括評価，検査・処置等の包括化〕；国民健康保険法等改正〔退職者の老人医療費拠出金負担の見直し〕
1999 （　11）	老人の薬剤一部負担に係る臨時特例措置〔老人の薬剤一部負担を全額国費により免除〕
2000 （　12）	社会福祉法制定（旧・社会福祉事業法の改正）；第四次医療法改正〔病院の病床を療養病床と一般病床に区分等〕；診療報酬改定（医療機関の機能分担の促進を図る基本料などの見直し，老人の包括払い拡大）；介護保険法施行
2001 （　13）	医療制度改革大綱策定；健康保険法等改正（老人の一部負担に上限付き定率1割負担を導入，高額療養費の自己負担限度額の見直し）；厚生労働省発足
2002 （　14）	診療報酬改定〔長期入院にかかる保険給付の特定療養費化等〕；健康保険法等改正〔老人医療の対象年齢と公費負担割合の段階的引き上げ（70歳から75歳，3割から5割），3歳未満の乳幼児の2割負担，一定以上の所得の高齢者の2割負担〕
2003 （　15）	健康保険法等改正〔3〜69歳について原則的に給付率を7割に統一，被用者保険における総報酬制導入，外来薬剤一部負担の廃止〕
2004 （　16）	診療報酬改定〔薬価の引き下げ，医療技術の適正な評価，医療機関のコスト等の適切な反映，患者の視点の重視〕
2005 （　17）	介護保険法改正〔予防重視型システムへの転換，地域密着型サービス・地域包括支援センターの創設等〕
2006 （　18）	がん対策基本法制定；第五次医療法改正〔医療機能の分化・連携の推進，患者等への医療に関する情報提供の推進等〕，診療報酬改定〔医療の質の確保，急性期医療の実態に即した看護配置，レセプトIT化の推進〕；健康保険法等改正〔現役並み所得の高齢者の3割負担，療養病床に入院する高齢者の食費・居住費の負担引き上げ，高額医療・高額介護合算制度の創設等〕；障害者自立支援法施行
2008 （　20）	特定フィブリノゲン製剤及び特定血液凝固第Ⅸ因子製剤によるC型肝炎感染被害者を救済するための給付金の支給に関する特別措置法（薬害肝炎救済法）制定；診療報酬改定〔病院勤務医の負担軽減，産科・小児科への重点評価，診療科・病院の役割分担等，救急医療対策〕；健康保険法等改正〔未就学児の2割負担，老人保健法の高齢者の医療の確保に関する法律（高齢者医療確保法）への改正に伴う後期高齢者医療制度の施行〕；全国健康保険協会管掌健康保険（協会けんぽ）発足
2009 （　21）	学校保健安全法施行
2010 （　22）	診療報酬改定〔後期高齢者という年齢に着目した診療報酬体系の廃止等〕；国民健康保険等改正〔市町村国保，協会けんぽ，後期高齢者医療制度における保険料の引き上げ抑制等のための所要の改正〕
2011 （　23）	介護保険法改正〔地域包括ケアシステムの推進〕
2012 （　24）	医療法施行規則の改正〔医療計画において定める疾病に精神疾患が追加〕；診療報酬改定〔医療と介護の機能分化，在宅医療の充実等〕；国民健康保険法改正〔財政基盤強化策の恒久化等〕

2013 （ 25）	健康保険法等改正〔協会けんぽの財政支援に対する措置等〕；障害者の日常生活及び社会生活を総合的に支援するための法律（障害者総合支援法）施行
2014 （ 26）	地域における医療及び介護の総合的な確保を推進するための関係法律の整備等に関する法律（医療介護総合確保推進法）制定；難病の患者に対する医療等に関する法律制定；第六次医療法改正；介護保険法等改正〔病床機能報告制度の創設，地域医療構想の策定等〕；診療報酬改定（医療機関の機能分化・強化と連携等）
2015 （ 27）	持続可能な医療保険制度を構築するための国民健康保険法等の一部を改正する法律（医療保険制度改革法）制定〔医療保険制度の財政基盤の安定化，紹介状なしの大病院診療時の定額負担引き上げ，患者申出療養の創設等の措置〕；第七次医療法改正〔地域医療連携推進法人制度の創設，医療法人制度の見直し〕
2016 （ 28）	診療報酬改定〔地域包括ケアシステム推進と医療機能分化等〕；社会福祉法改正〔経営組織のガバナンス強化，事業運営の透明性の向上等，財務規律の強化〕
2017 （ 29）	第八次医療法改正〔特定機能病院のガバナンス体制の強化等〕；介護保険法等改正〔地域包括ケアシステムの強化〕
2018 （ 30）	第九次医療法改正〔地域医療構想にかかる都道府県知事の権限の追加等〕；診療報酬改定〔地域包括ケアシステムの構築と医療機能の分化・強化・連携の推進等〕
2019 （令和元）	診療報酬改定〔消費税率引き上げに伴う改定〕；健康保険法等改正〔高齢者の保健事業と介護予防の一体的実施等〕
2020 （ 2）	診療報酬改定〔医療機能の分化・強化・連携と地域包括ケアシステムの推進等〕
2021 （ 3）	医療法改正〔地域の実情に応じた医療提供体制の確保等〕
2022 （ 4）	診療報酬改定〔新興感染症等にも対応できる医療提供体制の構築など医療を取り巻く課題への対応等〕

資料2　医療ソーシャルワーカー業務指針

〔厚生労働省健康局長通知　平成14年11月29日健康発第1129001号〕

一　趣旨

　少子・高齢化の進展，疾病構造の変化，一般的な国民生活水準の向上や意識の変化に伴い，国民の医療ニーズは高度化，多様化してきている。また，科学技術の進歩により，医療技術も，ますます高度化し，専門化してきている。このような医療をめぐる環境の変化を踏まえ，健康管理や健康増進から，疾病予防，治療，リハビリテーションに至る包括的，継続的医療の必要性が指摘されるとともに，高度化し，専門化する医療の中で患者や家族の不安感を除去する等心理的問題の解決を援助するサービスが求められている。

　近年においては，高齢者の自立支援をその理念として介護保険制度が創設され，制度の定着・普及が進められている。また，老人訪問看護サービスの制度化，在宅医療・訪問看護を医療保険のサービスと位置づける健康保険法の改正等や医療法改正による病床区分の見直し，病院施設の機能分化も行われた。さらに，民法の改正等による成年後見制度の見直しや社会福祉法における福祉サービス利用援助事業の創設に加え，平成15年度より障害者福祉制度が，支援費制度に移行するなどの動きの下，高齢者や精神障害者，難病患者等が，疾病をもちながらもできる限り地域や家庭において自立した生活を送るために，医療・保健・福祉のそれぞれのサービスが十分な連携の下に，総合的に提供されることが重要となってきている。また，児童虐待や配偶者からの暴力が社会問題となる中で，保健医療機関がこうしたケースに関わることも決してまれではなくなっている。

　このような状況の下，病院等の保健医療の場において，社会福祉の立場から患者のかかえる経済的，心理的・社会的問題の解決，調整を援助し，社会復帰の促進を図る医療ソーシャルワーカーの果たす役割に対する期待は，ますます大きくなってきている。

　しかしながら，医療ソーシャルワーカーは，近年，その業務の範囲が一定程度明確となったものの，一方で，患者や家族のニーズは多様化しており，医療ソーシャルワーカーは，このような期待に十分応えているとはいい難い。精神保健福祉士については，すでに精神保健福祉士法によって資格が法制化され，同法に基づき業務が行われているが，医療ソーシャルワーカー全体の業務の内容について規定したものではない。

　この業務指針は，このような実情に鑑み，医療ソーシャルワーカー全体の業務の範囲，方法等について指針を定め，資質の向上を図るとともに，医療ソーシャルワーカーが社会福祉学を基にした専門性を十分発揮し業務を適正に行うことができるよう，関係者の理解の促進に資することを目的とするものである。

　本指針は病院を始めとし，診療所，介護老人保健施設，精神障害者社会復帰施設，保健所，精神保健福祉センター等様々な保健医療機関に配置されている医療ソーシャルワーカーについて標準的業務を定めたものであるので，実際の業務を行うに当たっては，他の医療スタッフ等と連携し，それぞれの機関の特性や実情に応じた業務のウェート付けを行うべきことはもちろんであり，また，学生の実習への協力等指針に盛り込まれていない業務を行うことを妨げるものではない。

二　業務の範囲

　医療ソーシャルワーカーは，病院等において管理者の監督の下に次のような業務を行う。

(1)　療養中の心理的・社会的問題の解決，調整援助

　入院，入院外を問わず，生活と傷病の状況から生ずる心理的・社会的問題の予防や早期の対応を行うため，社会福祉の専門的知識及び技術に基づき，これらの諸問題を予測し，患者やその家族からの相談に応じ，次のような解決，調整に必要な援助を行う。

①　受診や入院，在宅医療に伴う不安等の問題の解決を援助し，心理的に支援すること。

②　患者が安心して療養できるよう，多様な社会資源の活用を念頭に置いて，療養中の家事，育児，教育就労等の問題の解決を援助すること。

③　高齢者等の在宅療養環境を整備するため，在宅ケア諸サービス，介護保険給付等についての情報を整備し，関係機関，関係職種等との連携の下に患者の生活と傷病の状況に応じたサービスの活用を援助すること。

④　傷病や療養に伴って生じる家族関係の葛藤や家族内の暴力に対応し，その緩和を図るなど家族関係の調整を援助すること。

⑤　患者同士や職員との人間関係の調整を援助すること。

⑥　学校，職場，近隣等地域での人間関係の調整を援助すること。

⑦　がん，エイズ，難病等傷病の受容が困難な場合に，その問題の解決を援助すること。

⑧　患者の死による家族の精神的苦痛の軽減・克服，生活の再設計を援助すること。

⑨　療養中の患者や家族の心理的・社会的問題の解決援助のために患者会，家族会等を育成，支援すること。

(2)　退院援助

　生活と傷病や障害の状況から退院・退所に伴い生ずる心理的・社会的問題の予防や早期の対応を行うため，社会福祉の専門的知識及び技術に基づき，これらの諸問題を予測し，退院・退所後の選択肢を説明し，相談に応じ，次のような解決，調整に必要な援助を行う。

①　地域における在宅ケア諸サービス等についての情報を整備し，関係機関，関係職種等との連携の下に，退院・退所する患者の生活及び療養の場の確保について話し合いを行うとともに，傷病や障害の状況に応じたサービスの利用の方向性を検討し，これに基づいた援助を行うこと。

②　介護保険制度の利用が予想される場合，制度の説明を行い，その利用の支援を行うこと。また，この場合，介護支援専門員等と連携を図り，患者，家族の了解を得た上で入院中に訪問調査を依頼するなど，退院準備について関係者に相談・協議すること。

③　退院・退所後においても引き続き必要な医療を受け，地域の中で生活をすることができるよう，患者の多様なニーズを把握し，転院のための医療機関，退院・退所後の介護保険施設，社会福祉施設等利用可能な地域の社会資源の選定を援助すること。なお，その際には，患者の傷病・障害の状況に十分留意すること。

④　転院，在宅医療等に伴う患者，家族の不安等の問題の解決を援助すること。

⑤　住居の確保，傷病や障害に適した改修等住居問題の解決を援助すること。

(3)　社会復帰援助

　退院・退所後において，社会復帰が円滑に進むように，社会福祉の専門的知識及び技術に基づき，次のような援助を行う。

① 患者の職場や学校と調整を行い，復職，復学を援助すること。

② 関係機関，関係職種との連携や訪問活動等により，社会復帰が円滑に進むように転院，退院・退所後の心理的・社会的問題の解決を援助すること。

(4) 受診・受療援助

入院，入院外を問わず，患者やその家族等に対する次のような受診，受療の援助を行う。

① 生活と傷病の状況に適切に対応した医療の受け方，病院・診療所の機能等の情報提供等を行うこと。

② 診断，治療を拒否するなど医師等の医療上の指導を受け入れない場合に，その理由となっている心理的・社会的問題について情報を収集し，問題の解決を援助すること。

③ 診断，治療内容に関する不安がある場合に，患者，家族の心理的・社会的状況を踏まえて，その理解を援助すること。

④ 心理的・社会的原因で症状の出る患者について情報を収集し，医師等へ提供するとともに，人間関係の調整，社会資源の活用等による問題の解決を援助すること。

⑤ 入退院・入退所の判定に関する委員会が設けられている場合には，これに参加し，経済的，心理的・社会的観点から必要な情報の提供を行うこと。

⑥ その他診療に参考となる情報を収集し，医師，看護師等へ提供すること。

⑦ 通所リハビリテーション等の支援，集団療法のためのアルコール依存症者の会等の育成，支援を行うこと。

(5) 経済的問題の解決，調整援助

入院，入院外を問わず，患者が医療費，生活費に困っている場合に，社会福祉，社会保険等の機関と連携を図りながら，福祉，保険等関係諸制度を活用できるように援助する。

(6) 地域活動

患者のニーズに合致したサービスが地域において提供されるよう，関係機関，関係職種等と連携し，地域の保健医療福祉システムづくりに次のような参画を行う。

① 他の保健医療機関，保健所，市町村等と連携して地域の患者会，家族会等を育成，支援すること。

② 他の保健医療機関，福祉関係機関等と連携し，保健・医療・福祉に係る地域のボランティアを育成，支援すること。

③ 地域ケア会議等を通じて保健医療の場から患者の在宅ケアを支援し，地域ケアシステムづくりへ参画するなど，地域におけるネットワークづくりに貢献すること。

④ 関係機関，関係職種等と連携し，高齢者，精神障害者等の在宅ケアや社会復帰について地域の理解を求め，普及を進めること。

三　業務の方法等

保健医療の場において患者やその家族を対象としてソーシャルワークを行う場合に採るべき方法・留意点は次のとおりである。

(1) 個別援助に係る業務の具体的展開

患者，家族への直接的な個別援助では，面接を重視するとともに，患者，家族との信頼関係を基盤としつつ，医療ソーシャルワーカーの認識やそれに基づく援助が患者，家族の意思を適切に反映するものであるかについて，継続的なアセスメントが必要である。

　　具体的展開としては，まず，患者，家族や他の保健医療スタッフ等から相談依頼を受理した後の初期の面接では，患者，家族の感情を率直に受け止め，信頼関係を形成するとともに，主訴等を聴取して問題を把握し，課題を整理・検討する。次に，患者及び家族から得た情報に，他の保健医療スタッフ等からの情報を加え，整理，分析して課題を明らかにする。援助の方向性や内容を検討した上で，援助の目標を設定し，課題の優先順位に応じて，援助の実施方法の選定や計画の作成を行う。援助の実施に際しては，面接やグループワークを通じた心理面での支援，社会資源に関する情報提供と活用の調整等の方法が用いられるが，その有効性について，絶えず確認を行い，有効な場合には，患者，家族と合意の上で終結の段階に入る。また，モニタリングの結果によっては，問題解決により適した援助の方法へ変更する。

(2)　患者の主体性の尊重

　　保健医療の場においては，患者が自らの健康を自らが守ろうとする主体性をもって予防や治療及び社会復帰に取り組むことが重要である。したがって，次の点に留意することが必要である。

①　業務に当たっては，傷病に加えて経済的，心理的・社会的問題を抱えた患者が，適切に判断ができるよう，患者の積極的な関わりの下，患者自身の状況把握や問題整理を援助し，解決方策の選択肢の提示等を行うこと。

②　問題解決のための代行等は，必要な場合に限るものとし，患者の自律性，主体性を尊重するようにすること。

(3)　プライバシーの保護

　　一般に，保健医療の場においては，患者の傷病に関する個人情報に係るので，プライバシーの保護は当然であり，医療ソーシャルワーカーは，社会的に求められる守秘義務を遵守し，高い倫理性を保持する必要がある。また，傷病に関する情報に加えて，経済的，心理的・社会的な個人情報にも係ること，また，援助のために患者以外の第三者との連絡調整等を行うことから，次の点に特に留意することが必要である。

①　個人情報の収集は援助に必要な範囲に限ること。

②　面接や電話は，独立した相談室で行う等第三者に内容が聞こえないようにすること。

③　記録等は，個人情報を第三者が了解なく入手できないように保管すること。

④　第三者との連絡調整を行うために本人の状況を説明する場合も含め，本人の了解なしに個人情報を漏らさないこと。

⑤　第三者からの情報の収集自体がその第三者に患者の個人情報を把握させてしまうこともあるので十分留意すること。

⑥　患者からの求めがあった場合には，できる限り患者についての情報を説明すること。ただし，医療に関する情報については，説明の可否を含め，医師の指示を受けること。

(4)　他の保健医療スタッフ及び地域の関係機関との連携

　　保健医療の場においては，患者に対し様々な職種の者が，病院内あるいは地域において，チームを組んで関わっており，また，患者の経済的，心理的・社会的問題と傷病の状況が密接に関連していることも多いので，医師の医学的判断を踏まえ，また，他の保健医療スタッフと常に連携を密にすることが重要である。したがって，次の点に留意が必要である。

①　他の保健医療スタッフからの依頼や情報により，医療ソーシャルワーカーが係るべきケースについて把握すること。

②　対象患者について，他の保健医療スタッフから必要な情報提供を受けると同時に，診療や看護，

保健指導等に参考となる経済的，心理的・社会的側面の情報を提供する等相互に情報や意見の交換をすること。

③ ケース・カンファレンスや入退院・入退所の判定に関する委員会が設けられている場合にはこれへの参加等により，他の保健医療スタッフと共同で検討するとともに，保健医療状況についての一般的な理解を深めること。

④ 必要に応じ，他の保健医療スタッフと共同で業務を行うこと。

⑤ 医療ソーシャルワーカーは，地域の社会資源との接点として，広範で多様なネットワークを構築し，地域の関係機関，関係職種，患者の家族，友人，患者会，家族会等と十分な連携・協力を図ること。

⑥ 地域の関係機関の提供しているサービスを十分把握し，患者に対し，医療，保健，福祉，教育，就労等のサービスが総合的に提供されるよう，また，必要に応じて新たな社会資源の開発が図られるよう，十分連携をとること。

⑦ ニーズに基づいたケア計画に沿って，様々なサービスを一体的・総合的に提供する支援方法として，近年，ケアマネジメントの手法が広く普及しているが，高齢者や精神障害者，難病患者等が，できる限り地域や家庭において自立した生活を送ることができるよう，地域においてケアマネジメントに携わる関係機関，関係職種等と十分に連携・協力を図りながら業務を行うこと。

(5) 受診・受療援助と医師の指示

医療ソーシャルワーカーが業務を行うに当たっては，(4)で述べたとおり，チームの一員として，医師の医学的判断を踏まえ，また，他の保健医療スタッフとの連携を密にすることが重要であるが，なかでも二の(4)に掲げる受診・受療援助は，医療と特に密接な関連があるので，医師の指示を受けて行うことが必要である。特に，次の点に留意が必要である。

① 医師からの指示により援助を行う場合はもとより，患者，家族から直接に受診・受療についての相談を受けた場合及び医療ソーシャルワーカーが自分で問題を発見した場合等も，医師に相談し，医師の指示を受けて援助を行うこと。

② 受診・受療援助の過程においても，適宜医師に報告し，指示を受けること。

③ 医師の指示を受けるに際して，必要に応じ，経済的，心理的・社会的観点から意見を述べること。

(6) 問題の予測と計画的対応

① 実際に問題が生じ，相談を受けてから業務を開始するのではなく，社会福祉の専門的知識及び技術を駆使して生活と傷病の状況から生ずる問題を予測し，予防的，計画的な対応を行うこと。

② 特に退院援助，社会復帰援助には時間を要するものが多いので入院，受療開始のできるかぎり早い時期から問題を予測し，患者の総合的なニーズを把握し，病院内あるいは地域の関係機関，関係職種等との連携の下に，具体的な目標を設定するなど，計画的，継続的な対応を行うこと。

(7) 記録の作成等

① 問題点を明確にし，専門的援助を行うために患者ごとに記録を作成すること。

② 記録をもとに医師等への報告，連絡を行うとともに，必要に応じ，在宅ケア，社会復帰の支援等のため，地域の関係機関，関係職種等への情報提供を行うこと。その場合，(3)で述べたとおり，プライバシーの保護に十分留意する必要がある。

③ 記録をもとに，業務分析，業務評価を行うこと。

四　その他

　医療ソーシャルワーカーがその業務を適切に果たすために次のような環境整備が望まれる。

(1)　組織上の位置付け

　　保健医療機関の規模等にもよるが，できれば組織内に医療ソーシャルワークの部門を設けることが望ましい。医療ソーシャルワークの部門を設けられない場合には，診療部，地域医療部，保健指導部等他の保健医療スタッフと連携を採りやすい部門に位置付けることが望ましい。事務部門に位置付ける場合にも，診療部門等の諸会議のメンバーにする等日常的に他の保健医療スタッフと連携を採れるような位置付けを行うこと。

(2)　患者，家族等からの理解

　　病院案内パンフレット，院内掲示等により医療ソーシャルワーカーの存在，業務，利用のしかた等について患者，家族等からの理解を得るように努め，患者，家族が必要に応じ安心して適切にサービスを利用できるようにすること。また，地域社会からも，医療ソーシャルワーカーの存在，業務内容について理解を得るよう努力すること。医療ソーシャルワーカーが十分に活用されるためには，相談することのできる時間帯や場所等について患者の利便性を考慮する，関連機関との密接な連絡体制を整備する等の対応が必要である。

(3)　研修等

　　医療・保健・福祉をめぐる諸制度の変化，諸科学の進歩に対応した業務の適正な遂行，多様化する患者のニーズに的確に対応する観点から，社会福祉等に関する専門的知識及び技術の向上を図ること等を目的とする研修及び調査，研究を行うこと。なお，三(3)プライバシーの保護に係る留意事項や一定の医学的知識の習得についても配慮する必要があること。

　　また，経験年数や職責に応じた体系的な研修を行うことにより，効率的に資質の向上を図るよう努めることが必要である。

さくいん

監修者 (50音順)

岩崎　晋也 (法政大学現代福祉学部教授)
_{いわさき　しんや}

白澤　政和 (国際医療福祉大学大学院教授)
_{しらさわ　まさかず}

和気　純子 (東京都立大学人文社会学部教授)
_{わけ　じゅんこ}

執筆者紹介 (所属：分担，執筆順，＊印は編著者)

＊小原眞知子 (編著者紹介参照：序章，第12章第4節)
_{おはらまちこ}

＊今野　広紀 (編著者紹介参照：第1～4章)
_{こんの　ひろき}

杉山　　京 (大阪公立大学大学院生活科学研究科講師：第5章，資料1 (共著))
_{すぎやま　けい}

仲井　達哉 (川崎医療福祉大学医療福祉学部准教授：第6章)
_{なかい　たつや}

会田　薫子 (東京大学大学院人文社会系研究科特任教授：第7章)
_{あいた　かおるこ}

鶴岡　浩樹 (日本社会事業大学専門職大学院教授：第8章)
_{つるおか　こうき}

竹中麻由美 (川崎医療福祉大学医療福祉学部教授：第9章)
_{たけなかまゆみ}

髙橋　恭子 (神奈川県立保健福祉大学保健福祉学部教授：第10章)
_{たかはし　やすこ}

＊竹本与志人 (編著者紹介参照：第11章，終章)
_{たけもとよしひと}

木村亜紀子 (兵庫医科大学病院医療社会福祉部ソーシャルワーカー：第11章コラム)
_{きむらあきこ}

野村　裕美 (同志社大学社会学部教授：第12章第1～3・5節)
_{のむら　ゆみ}

菱ヶ江惠子 (山口県立大学社会福祉学部講師：資料1 (共著))
_{ひしがえけいこ}

編著者紹介 (50音順)

小原　眞知子（おはら・まちこ）
2005年　日本女子大学大学院人間社会学専攻社会福祉学研究科博士後期課程修了。
現　在　日本社会事業大学社会福祉学部教授。博士（社会福祉学）。
主　著　『ソーシャルワーク論』〔共著〕（2019）ミネルヴァ書房。

今野　広紀（こんの・ひろき）
2008年　一橋大学大学院経済学研究科博士後期課程単位修得満期退学。
現　在　日本大学経済学部教授。
主　著　『長期療養ケアに対する質の規制――国際比較研究』〔訳〕（2018）現代図書。

竹本　与志人（たけもと・よしひと）
2010年　大阪市立大学大学院生活科学研究科後期博士課程生活科学専攻修了。
現　在　岡山県立大学保健福祉学部教授。博士（生活科学）。大阪公立大学客員教授。
　　　　日本学術会議連携会員。社会福祉士・精神保健福祉士。
主　著　『認知症のある人への経済支援――介護支援専門員への期待』〔単著〕（2022）
　　　　法律文化社。

新・MINERVA 社会福祉士養成テキストブック⑭
保健医療と福祉　第2版

2021年5月20日　初　版第1刷発行　　〈検印省略〉
2023年4月30日　第2版第1刷発行
定価はカバーに
表示しています

監　修　者　　岩　崎　晋　也
　　　　　　　白　澤　政　和
　　　　　　　和　気　純　子

編　著　者　　小　原　眞知子
　　　　　　　今　野　広　紀
　　　　　　　竹　本　与志人

発　行　者　　杉　田　啓　三
印　刷　者　　田　中　雅　博

発行所　株式会社　ミネルヴァ書房
607-8494　京都市山科区日ノ岡堤谷町1
電話代表　(075)581-5191
振替口座　01020-0-8076

ISBN978-4-623-09572-8
Printed in Japan

岩崎晋也・白澤政和・和気純子 監修

新・MINERVA 社会福祉士養成テキストブック

全18巻

B5判・各巻220〜280頁

順次刊行予定

① 社会福祉の原理と政策
岩崎晋也・金子光一・木原活信 編著

② 権利擁護を支える法制度
秋元美世・西田和弘・平野隆之 編著

③ 社会保障
木下武徳・嵯峨嘉子・所道彦 編著

④ ソーシャルワークの基盤と専門職
空閑浩人・白澤政和・和気純子 編著

⑤ ソーシャルワークの理論と方法Ⅰ
空閑浩人・白澤政和・和気純子 編著

⑥ ソーシャルワークの理論と方法Ⅱ
空閑浩人・白澤政和・和気純子 編著

⑦ 社会福祉調査の基礎
潮谷有二・杉澤秀博・武田丈 編著

⑧ 福祉サービスの組織と経営
千葉正展・早瀬昇 編著

⑨ 地域福祉と包括的支援体制
川島ゆり子・小松理佐子・原田正樹・藤井博志 編著

⑩ 高齢者福祉
大和三重・岡田進一・斉藤雅茂 編著

⑪ 障害者福祉
岩崎香・小澤温・與那嶺司 編著

⑫ 児童・家庭福祉
林浩康・山本真実・湯澤直美 編著

⑬ 貧困に対する支援
岩永理恵・後藤広史・山田壮志郎 編著

⑭ 保健医療と福祉
小原眞知子・今野広紀・竹本与志人 編著

⑮ 刑事司法と福祉
蛯原正敏・清水義惠・羽間京子 編著

⑯ 医学概論
黒田研二・鶴岡浩樹 編著

⑰ 心理学と心理的支援
加藤伸司・松田修 編著

⑱ 社会学と社会システム
高野和良・武川正吾・田渕六郎 編著

＊編著者名50音順

━━ミネルヴァ書房━━

https://www.minervashobo.co.jp/